H. Holtmann

BASICS Medizinische Mikrobiologie, Virologie und Hygiene

Henrik Holtmann

BASICS

Medizinische Mikrobiologie, Virologie und Hygiene

2. Auflage

ELSEVIER
URBAN & FISCHER

URBAN & FISCHER München

Zuschriften an:
Elsevier GmbH, Urban & Fischer Verlag, Hackerbrücke 6, 80335 München

Wichtiger Hinweis für den Benutzer
Die Erkenntnisse in der Medizin unterliegen laufendem Wandel durch Forschung und klinische Erfahrungen. Der Autor dieses Werkes hat große Sorgfalt darauf verwendet, dass die in diesem Werk gemachten therapeutischen Angaben (insbesondere hinsichtlich Indikation, Dosierung und unerwünschter Wirkungen) dem derzeitigen Wissensstand entsprechen. Das entbindet den Nutzer dieses Werkes aber nicht von der Verpflichtung, anhand weiterer schriftlicher Informationsquellen zu überprüfen, ob die dort gemachten Angaben von denen in diesem Werk abweichen und seine Verordnung in eigener Verantwortung zu treffen.
Für die Vollständigkeit und Auswahl der aufgeführten Medikamente übernimmt der Verlag keine Gewähr.
Geschützte Warennamen (Warenzeichen) werden in der Regel besonders kenntlich gemacht (®). Aus dem Fehlen eines solchen Hinweises kann jedoch nicht automatisch geschlossen werden, dass es sich um einen freien Warennamen handelt.

Bibliografische Information der Deutschen Nationalbibliothek
Die Deutsche Nationalbibliothek verzeichnet diese Publikation in der Deutschen Nationalbibliografie; detaillierte bibliografische Daten sind im Internet über http://www.d-nb.de/ abrufbar.

2. Auflage 2012

Der Urban & Fischer Verlag ist ein Imprint der Elsevier GmbH.

12 13 14 15 16 5 4 3 2

Um den Textfluss nicht zu stören, wurde bei Patienten und Berufsbezeichnungen die grammatikalisch maskuline Form gewählt. Selbstverständlich sind in diesen Fällen immer Frauen und Männer gemeint.

Planung: Dr. Konstanze Knies
Lektorat: Alexander Gattnarzik
Redaktion und Register: Dr. Nikola Schmidt
Gestaltungskonzept: Rainald Schwarz, Andrea Mogwitz, München
Herstellung: Elisabeth Märtz, Andrea Mogwitz, München
Satz: abavo GmbH, Buchloe/Deutschland; TnQ, Chennai/Indien
Druck und Bindung: Printer Trento, Trient, Italien
Umschlaggestaltung: SpieszDesign, Neu-Ulm

ISBN 978-3-437-42417-5

Aktuelle Informationen finden Sie im Internet unter **www.elsevier.de** und **www.elsevier.com**

VORWORT ZUR 2. AUFLAGE

Was bewegt einen Studenten, ein Buch der BASICS-Reihe zu den Themen Mikrobiologie, Virologie und Hygiene zu lesen? Nun, zunächst bietet es einen knappen, aber dennoch umfassenden Überblick über die genannten Fächer. Daneben vermittelt es Grundlagenwissen zur Funktionsweise des menschlichen Immunsystems, das nicht nur sinnvoll, sondern streckenweise auch absolut notwendig ist, um mikrobiologische und virologische Krankheitsbilder zu verstehen. Das Buch soll den Besuch einer Vorlesung oder das Nachschlagen in einem der großen Standardlehrbücher nicht ersetzen, aber dennoch den Einstieg und das Lernen dieser komplexen Fächer erleichtern. Weiterhin hebt es sich von anderen Kurzlehrbüchern durch die reiche, mehrfarbige Bebilderung und die bei den einzelnen Erregern durchgehende Gliederung in die Abschnitte Reservoir, Pathogenese, Typische Krankheitsbilder, Diagnostik, Prophylaxe und Therapie ab.

Neu in der zweiten Auflage sind die Kapitel zu Schutzimpfungen im Allgemeinen und zu humanmedizinisch relevanten Arthropoden (Flöhe, Läuse, Milben, Wanzen und Zecken). Außerdem enthält die Neuauflage eine weitere Fallgeschichte (zu Tropeninfektionen) sowie Lerntabellen zur Meldepflicht nach dem Infektionsschutzgesetz. Darüber hinaus wurden alle Kapitel auf Fehler hin durchforstet und alle eingehenden Verbesserungsvorschläge der Leser eingearbeitet. Wie bereits in der Vorauflage wurde auf unnötige Länge im Text verzichtet. Sollten Sie, lieber Leser, erneut auf Verbesserungswürdiges stoßen oder andere Anregungen haben, dann lassen Sie mich als Autor bzw. den Verlag dies wissen. Über konstruktive Kritik freue ich mich jederzeit!

Mein ganz besonderer Dank gilt Frau Monika Bobkowski, meiner Koautorin aus der ersten Auflage dieses Buches. Darüber hinaus bin ich dem Elsevier Urban & Fischer Verlag im Allgemeinen zu Dank verpflichtet, insbesondere jedoch Frau Christina Nussbaum, die unser Projekt bereits 2007 initiierte, und Frau Dr. Konstanze Knies, die mir bei der Erstellung der zweiten Auflage zur Seite stand. Mein weiterer Dank gilt Frau Dr. Nikola Schmidt vom Lektorat seitenspiel, die das Buch für die zweite Auflage bezüglich Text und Bild in Form gebracht hat.

Viel Freude und Erfolg beim Arbeiten und Lernen mit dem vorliegenden Band der BASICS-Reihe!

Homburg/Saar, im Sommer 2011
Dr. med. Henrik Holtmann

VORWORT ZUR 1. AUFLAGE

Das vorliegende Lehrbuch gibt einen knappen, aber dennoch umfassenden Überblick über die Fächer Medizinische Mikrobiologie, Virologie und Hygiene. Es soll den Besuch einer Vorlesung oder das Nachschlagen in einem der großen Standardlehrbücher nicht ersetzen, aber dennoch den Einstieg und das Lernen dieser komplexen Fächer erleichtern. Das Buch hebt sich von anderen Kurzlehrbüchern durch die reiche, mehrfarbige Bebilderung und die bei den einzelnen Erregern durchgehende Gliederung in die folgenden Bereiche ab: Reservoir, Pathogenese, Typische Krankheitsbilder, Diagnostik, Prophylaxe, Therapie.

Außerdem ist es von Studenten für Studenten geschrieben, sodass insbesondere hinsichtlich des leidigen Lernens auf Redundanz und Länge verzichtet wurde. Darüber hinaus bietet die BASICS-Reihe einige weitere Vorteile:

- Jeder Themenbereich wird auf einer Doppelseite abgehandelt.
- Die Zusammenfassungskästen rekapitulieren die Themen der vorangegangenen Doppelseite(n).
- Die Merkekästen innerhalb der Doppelseiten heben wirklich wichtige „merkenswerte" Inhalte hervor.
- Abbildungen und Tabellen sollen das Gelesene verdeutlichen und das Lernen erleichtern.
- Die Fallbeispiele am Ende dieses Buchs sollen das Gelesene verdeutlichen und anwenden helfen.
- Der Anhang fasst noch einmal tabellarisch wichtige Lerninhalte zusammen.

Unser ganz besonderer Dank gilt Herrn Dr. med. Andreas Kreft, der uns mit Rat und Tat und natürlich mit viel Geduld zur Seite stand, sowie dem ganzen Elsevier Urban & Fischer Verlag, insbesondere jedoch Frau Christina Nussbaum, die unser Projekt initiierte, Frau Veronika Sonnleitner, unserer Lektorin, und Frau Gabriele Bäuml, welche die Redaktion übernahm.

Viel Freude und Erfolg mit dem vorliegenden Band der BASICS-Reihe!

Mainz, im Frühjahr 2008
Henrik Holtmann und Monika Bobkowski

ABKÜRZUNGSVERZEICHNIS

a	Jahr (*lat.* annus)
A.	*Actinomyces, Amoeba, Ancylostoma, Ascaris, Aspergillus*
Abb.	Abbildung
ADCC	Antibody-dependent cellular cytotoxicity
ADP	Adenosintriphosphat
Ag	Antigen
AIDS	Acquired immunodeficiency syndrome
Ak	Antikörper
ALS	Antilymphozytenserum
ANA	antinukleäre Antikörper
aP	azelluläre Pertussisvakzine
APZ	antigenpräsentierende Zelle
ARDS	akutes respiratorisches Distress-Syndrom
ASA	American Society of Anesthesiology
B.	*Bacillus, Bacteroides, Bartonella, Bordetella, Borrelia, Brucella, Burkholderia*
BAL	bronchoalveoläre Lavage
BCG	Bacille Calmette-Guérin
bes.	besonders
bFGF	Basic fibroblast growth factor
BfArM	Bundesinstitut für Arzneimittel und Medizinprodukte
BGV	Berufsgenossenschaftliche Verordnung
BSE	bovine spongiforme Enzephalopathie
BSG	Blutsenkungsgeschwindigkeit
bzw.	beziehungsweise
C	Constant
C.	*Campylobacter, Candida, Chlamydia, Clostridium, Corynebacterium, Coxiella, Cryptococcus, Cryptosporidium*
ca.	circa
CAG	zytotoxisches Antigen
cAMP	zyklisches Adenosinmonophosphat
CCT	kraniale(s) Computertomogramm, -grafie
CD	Cluster of differentiation
CDC	Centers for Disease Control and Prevention
CF	zystische Fibrose
CJD	Creutzfeldt-Jakob disease
CMV	Zytomegalievirus
CPE	zytopathischer Effekt
CR	Komplementrezeptor
CRP	C-reaktives Protein
CT	Computertomogramm, -grafie
D	Dalton, Diphterie, Diversity
DD	Differenzialdiagnose
DDT	Dichlordiphenyltrichlorethan
DEC	Diethylcarbamazin
DGHM	Deutsche Gesellschaft für Hygiene und Mikrobiologie
d.h.	das heißt
D-H-S-System	Dermatophyten-Hefen-Schimmelpilze-System
DIC	disseminierte intravasale Koagulation
DIN	Deutsches Institut für Normung
DNA	Desoxyribonukleinsäure
DRG	Diagnosis-related group
E.	*Echinococcus, Entamoeba, Enterobius, Enterococcus, Epidermophyton, Ehrlichia, Escherichia*
EA	Early antigen
EBNA	Epstein-Barr nuclear antigen
EBV	Epstein-Barr-Virus
ECHO	Enteric cytopathogenic human orphan
ECP	Eosinophil cationic protein
EDN	Eosinophil-derived neurotoxin
EEG	Elektroenzephalogramm, -grafie
EGF	Epidermal growth factor
EHEC	enterohämorrhagische *E. coli*
EIA	Enzymimmunoassay
EIEC	enteroinvasive *E. coli*
einschl.	einschließlich
EK	Erythrozytenkonzentrat
EKG	Elektrokardiogramm, -grafie
EL	Elongationsfaktor
ELISA	Enzyme-linked immunosorbent assay
EM	Elektronenmikroskop
ENG	Elektroneurogramm, -grafie
engl.	englisch
EPEC	enteropathogene *E. coli*
ER	endoplasmatisches Retikulum
ESBL	Extended-spectrum beta lactamases
etc.	et cetera
ETEC	enterotoxische *E. coli*
evtl.	eventuell
F.	*Fasciola, Filaria*
Fab	Fragment antigen binding
Fc	Fragment crystallizable
FcγR	Fcγ-Rezeptor
FcεR	Fcε-Rezeptor
ff.	folgende
FFI	fatale familiäre Insomnie
FSME	Frühsommer-Meningoenzephalitis
FTA-Abs-Test	Fluoreszenz-*Treponema*-Antikörper-Absorptionstest
FVT	freies fäkales Verotoxin
G.	*Giardia*
GAS	Gruppe-A-Streptokokken
GBS	Gruppe-B-Streptokokken
GDS	Gruppe-D-Streptokokken
ggf.	gegebenenfalls
GISA	Glykopeptid-intermediärsensibler *Staphylococcus aureus*
GIT	Gastrointestinaltrakt
GM-CSF	Granulozyten-Monozyten-koloniestimulierender Faktor
gp	Glykoprotein
griech.	griechisch
GSSS	Gerstmann-Sträussler-Scheinker-Syndrom

GvHD Graft-versus-host disease

h Stunde (*lat.* hora)
H. *Haemophilus, Helicobacter, Histoplasma*
HA Hämagglutinin
HAART Highly active antiretroviral treatment
HACCP Hazard analysis and critical control points
HAV Hepatitis-A-Virus
Hb Hämoglobin
HB Hepatitis B
HBV Hepatitis-B-Virus
HCC hepatozelluläres Karzinom
HCV Hepatitis-C-Virus
HDC Human diploid cell
HDV Hepatitis-D-Virus
HE Hämatoxylin-Eosin
HEV Hepatitis-E-Virus
HF Herzfrequenz
HHT Hämagglutinationshemmtest
HHV humane Herpesviren
Hib Haemophilus influenzae Typ b
HIV humanes Immundefizienzvirus
H-Kette schwere Kette
HLA Human leukocyte antigen
HPS hantavirusbedingtes pulmonales Syndrom
HPV humane Papillomaviren
HSP Hitzeschockproteine
HSV Herpes-simplex-Virus
HTLV humanes T-Zell-Leukämie-Virus
HUS hämolytisch-urämisches Syndrom
HWI Harnwegsinfekt(ion)
HWZ Halbwertszeit

i. Allg. im Allgemeinen
ICAM interzelluläres Adhäsionsmolekül
i. d. R. in der Regel
IE internationale Einheiten
IFN Interferon
IfSG Infektionsschutzgesetz
IFT Immunfluoreszenztest
Ig Immunglobulin
IL Interleukin
INH Isoniazid
insb. insbesondere
IPV inaktivierte Poliovakzine
IRES interne ribosomale Eintrittsstelle
i. v. intravenös

J Joining

KBE koloniebildende Einheiten
KBR Komplementbindungsreaktion
Kg Kilogramm
KG Körpergewicht
KM Knochenmark
KNS koagulasenegative Staphylokokken

L. *Legionella, Leishmania, Leptospira, Listeria*
LANA latenzassoziiertes nukleäres Antigen
LAS Lymphadenopathiesyndrom
lat. lateinisch
Lj. Lebensjahr
L-Kette leichte Kette
LMBG Lebensmittel- und Bedarfsgegenständegesetz
LMHV Lebensmittelhygieneverordnung
LPS Lipopolysaccharid

M Masern, Mumps
M. *Microsporum, Moraxella, Mycobacterium, Mycoplasma*
MAC Membrane attack complex
MALT Mucosa-associated lymphoid tissue
MAPK mitogenaktivierte Proteinkinase
max. maximal
MBK minimale bakterizide Konzentration
MBP Major basic protein
MCP Makrophagen-chemotaktisches Protein
MDT Magen-Darm-Trakt
MG Molekulargewicht
MHC Major histocompatibility complex
MIK minimale inhibitorische Konzentration
min Minute
Mio. Million
MMR Masern-Mumps-Röteln
MOMPs Major outer membrane proteins
MOTT Mycobacteria other than tuberculosis
MOV Multiorganversagen
MPS Makrophagen-Phagozyten-System
Mrd. Milliarde
mRNA Messenger-Ribonukleinsäure
MRSA methicillinresistenter *Staphylococcus aureus*
MRSE methicillinresistenter *Staphylococcus epidermidis*
MRT Magnetresonanztomogramm, -grafie

N. *Neisseria, Nocardia*
NA Neuraminidase
NADPH Nikotinamid-Adenin-Dinukleotid-Phosphat-Wasserstoff
NAM N-Acetylmuramin
NAT Nukleinsäurennachweis-Test
NCAM neuronales zelluläres Adhäsionsmolekül
NF-κB Nuclear factor κB
NGU nichtgonorrhoische Urethritis
NK-Zellen natürliche Killerzellen
nm Nanometer
NNRTI nichtnukleosidische Reverse-Transkriptase-Inhibitoren
NO Stickstoffmonoxid
NRTI Nukleosid- und Nukleotidanaloga
NSAR nichtsteroidale Antirheumatika
NTM nichttuberkulöse Mykobakterien

O. *Onchocerca, Orienta*
o. Ä. oder Ähnliches

O-Antigen	Oberflächenantigen
o. g.	oben genannt
OP	Operation
OPSI	Overwhelming post splenectomy infection syndrome
ORSA	oxacillinresistenter *Staphylococcus aureus*
p	Protein
P	Pneumokokken
P.	*Pasteurella, Plasmodium, Pneumocystis, Propionibacterium, Pseudomonas*
p. a.	posteroanterior
PAF	plättchenaktivierender Faktor
PAK	polyzyklischer aromatischer Kohlenwasserstoff
PAS	Periodic acid Schiff
PBP	penicillinbindendes Protein
PcP	*Pneumocystis-carinii*-Pneumonie
PCR	Polymerase-Kettenreaktion
PCT	Prokalzitonin
PDGF	Plateled-derived growth factor
PG	Prostaglandin
pH	pondus hydrogenii
PI	Protease-Inhibitoren
PLO	Pneumolysin O
PML	progressive multifokale Leukoenzephalopathie
PMN	Polymorphonuclear cells
PNS	peripheres Nervensystem
PPI	Protonenpumpeninhibitoren
PrP^{c}	physiologisches Prionprotein
PrP^{sc}	pathologisches Prionprotein
®	Handelsname (eines Arzneimittels)
R.	*Rickettsia*, Röteln
RES	retikuloendotheliales System
RFLP	Restriktionsfragmentlängenpolymorphismus
Rh	Rhesus
RKI	Robert-Koch-Institut
RLT-Anlage	raumlufttechnische Anlage
RNA	Ribonukleinsäure
RR	Blutdruck
RSV	Respiratory-syncytial-Virus
RT-PCR	reverse Transkription-Polymerase-Kettenreaktion
s	Sekunde
S.	*Salmonella, Schistosoma*, Seite, *Shigella*
s.	siehe
s. a.	siehe auch
SARS	Severe acute respiratory syndrome
SCID	Severe combined immunodeficiency
SEPEC	septikämische *E. coli*
SIRS	Systemic inflammatory response syndrome
SLE	systemischer Lupus erythematodes
s. o.	siehe oben
sog.	sogenannt
sp.	Spezies
SPECT	Single-photon emission computed tomography
spp.	Subspezies
SRS-A	Slow-reacting substance of anaphylaxis
SSPE	subakut sklerosierende Panenzephalitis
SSS	Scalded skin syndrome
SSST	Scalded skin syndrome toxin
SSW	Schwangerschaftswoche
St.	*Staphylococcus*
STIKO	Ständige Impfkommission
Str.	*Streptococcus*
STSS	Streptokokken-Toxin-Schock-Syndrom
s. u.	siehe unten
Syn.	Synonym
T	Tetanus
T.	*Taenia, Toxoplasma, Treponema, Trichinella, Trichomonas, Trichophyton, Trypanosoma, Tropheryma*
Tab.	Tabelle
TAP	Transporter assoziiert mit Antigenprozessierung
TEE	transösophageale(s) Echokardiogramm, -grafie
TEP	Totalendoprothese
TGF-β	Transforming growth factor-β
TH-Zelle	T-Helferzelle
TIN	tubulointerstitielle Nephritis
TLR	Toll-like-Rezeptor
TNF-α	Tumor-Nekrose-Faktor-α
TPHA-Test	*Treponema-pallidum*-Hämagglutinationstest
TRALI	Transfusion-related acute lung injury
TRBA	Technische Regeln für Biologische Arbeitsstoffe
TSE	transmissible spongiforme Enzephalopathie
TSH	thyroideastimulierendes Hormon
TSS	Toxic shock syndrome
TSST	Toxic shock syndrome toxin
TTP	thrombotisch-thrombozytopenische Purpura
TZR	T-Zell-Rezeptor
U.	*Ureaplasma*
u. a.	unter anderem
u. Ä.	und Ähnliches
UPEC	uropathogene *Escherichia coli*
UV	ultraviolett
UVV	Unfallverhütungsvorschrift
V	Variable, Varizellen
V.	*Vibrio*
v. a.	vor allem
VAC	vakuolisierendes Toxin
var.	Variante
VCA	Viruskapsidantigen
vCJD	variant Creutzfeldt-Jakob disease
VDRL	Venereal disease research laboratory
vgl.	vergleiche
VRE	vancomycinresistente Enterokokken
VZV	Varicella-Zoster-Virus
W.	*Wuchereria*
Y.	*Yersinia*
z. B.	zum Beispiel
ZNS	zentrales Nervensystem
z. T.	zum Teil
ZVK	zentraler Venenkatheter

INHALTSVERZEICHNIS

Allgemeiner Teil

Immunologie

Allgemeine Erregerlehre

1 ORGANE UND ZELLEN DES IMMUNSYSTEMS

Organe des Immunsystems

Primäre lymphatische Organe

In den primären Organen reifen die Lymphozyten Antigen-(Ag-)unabhängig heran.

Bursaäquivalent: Das Bursaäquivalent erhielt seinen Namen in Anlehnung an die Bursa fabricii, die bei Vögeln der B-Lymphozyten-Bildung dient. Beim Menschen sind dies pränatal Leber und Milz sowie postnatal das Knochenmark (KM). Es dient der B-Zell-Differenzierung, der Ausprägung des Ag-Repertoires der B-Zellen und der Bildung der übrigen myeloischen Zellreihen (Granulozyten, Monozyten, Thrombozyten und Erythrozyten).

Thymus: Dies ist der Ort der T-Zell-Reifung: Die T-Lymphozyten-Vorläufer wandern vom KM über das Blut in die kortikalen Thymusbereiche und von dort in das Mark des Thymus. Im Thymus vermehren und differenzieren sich die T-Zellen in ihre verschiedenen Unterpopulationen (TH1-, TH2-, zytotoxische und T-Suppressorzellen). Der Großteil dieser Zellen stirbt (ca. 90 %). Der Rest verlässt den Thymus als reife, immunologisch kompetente T-Zelle, die Antigene erkennen kann.

> Der Thymus ist der Ort der T-Zell-Reifung, die T-Vorläuferzellen stammen allerdings aus dem Knochenmark.

Sekundäre lymphatische Organe

In den sekundären Organen kommt es zum Ag-Kontakt sowie zur Ag-spezifischen Lymphozytenaktivierung, -differenzierung und -proliferation.

Lymphknoten: In den Lymphknoten befinden sich die B-Lymphozyten in den kortikalen Primärfollikeln. Nach einem Ag-Reiz entwickeln sich aus den Primärfollikeln die aktivierten Sekundärfollikel, die aus einem Lymphozytenmantel und einem Keimzentrum bestehen, in dem sich die Ag-stimulierten B-Zellen zu Antikörper-(Ak-)produzierenden Plasmazellen entwickeln. Im interfollikulären Gebiet befinden sich hauptsächlich T-Zellen.

Milz: Die Aufgabe der Milz besteht im Abfangen von Antigenen aus dem Blutkreislauf und im Abbau gealterter Erythrozyten.

Mukosaassoziiertes lymphatisches Gewebe (MALT): Das MALT befindet sich in der Lamina propria aller Schleimhäute des Menschen. Es ist von einem follikelassoziierten Epithel überzogen und beinhaltet Lymphfollikel (B-Zell-Zone) und dazwischenliegende T-Zellen. Seine hauptsächliche Aufgabe besteht in der IgA-Produktion und -Sekretion. Zum MALT zählen Tonsillen, Appendix und Peyer-Plaques.

Lymphozytenzirkulation: Durch die T-Lymphozyten-Zirkulation hat das Immunsystem die Möglichkeit, die Antigene eingedrungener Krankheitserreger mit einem Großteil der reifen Lymphozyten in Berührung zu bringen. Die Lymphozyten wandern von den unterschiedlichsten Geweben über afferente Lymphgefäße in die Lymphknoten, von da über efferente Lymphbahnen und den Ductus thoracicus in die Blutbahn, von der sie über das spezialisierte Endothel der postkapillären Venolen (**High endothelial venules**) wieder in die Lymphknoten gelangen. Dabei binden sie spezifisch über sog. **Homing-Rezeptoren** an die Adressine des Endothels, um in die Lymphknoten ihrer Bestimmung zu gelangen. Die Anwesenheit eines Antigens, gegen welches das Individuum bereits immunisiert ist, bewirkt eine Verzögerung bei der Durchwanderung des lymphatischen Gewebes. Dadurch verweilen die Lymphozyten länger im lymphatischen Gewebe (**Trapping**). Dies ermöglicht die Ausbildung einer effektiven Immunantwort gegen das eingedrungene Antigen und führt häufig zu einer Hyperplasie des betroffenen lymphatischen Gewebes.

Zellen des Immunsystems

▸ Abbildung 1.1

Polymorphkernige Granulozyten

Die Lebensdauer dieser Zellen liegt bei ca. 2–3 Tagen. Sie machen 60–70 % aller weißen Blutkörperchen aus, besitzen einen gelappten Kern und sind reich an Granula. Der Inhalt der Granula lässt sich mit der Giemsa-Färbung differenzieren:

- **Saurer Inhalt:** Er reagiert mit basischem Methylenblau (blaue Färbung): Nachweis basophiler Granulozyten
- **Basischer Inhalt:** Er reagiert mit saurem Eosin (rote Färbung): Nachweis eosinophiler Granulozyten
- **Gemischter Inhalt:** Er reagiert mit Methylenblau und Eosin (schwach rosa Färbung): Nachweis neutrophiler Granulozyten

Neutrophile Granulozyten: (Syn. Polymorphonuclear cells, PMN, Mikrophagen) Sie machen ca. 90 % aller Granulozyten aus. 10 % dieser Zellen zirkulieren im Blut, 90 % befinden sich im KM (**Knochenmarkreserve**). Sie machen eine Wandlung von Stabkernigen in Segmentkernige durch. Man kann sie als Allroundzellen der akuten Entzündung bezeichnen, die in der Lage sind, die verschiedensten Arten von Mikroorganismen zu phagozytieren und anschließend abzutöten. Sie verfügen über zwei Typen von Granula:

- **Primäre (azurophile) Granula** (20 % der Granula): enthalten u. a. verschiedene Hydrolasen, Lysozym, Myeloperoxidase, Elastase und kationische Proteine
- **Sekundäre Granula:** enthalten hauptsächlich Lysozym und Laktoferrin

Wenn die Mikroorganismen durch die neutrophilen Granulozyten phagozytiert werden, gelangen sie in die Phagosomen, die anschließend mit den o. g. Granula (**= Lysosomen**) verschmelzen. Es entstehen die sog. **Phagolysosomen,** in denen dann die Inhaltsstoffe der ehemaligen Granula ihre volle Wirkung auf die Mikroorganismen (Bakterien etc.) entfalten können. Bei Entzündungsreaktionen vermehren sich diese Zellen erheblich.

Eosinophile Granulozyten: Sie bilden einen Anteil von ca. 3 % an allen Granulozyten beim gesunden Menschen und sind in der Lage zu phagozytieren, neigen aber eher zur Degranulation. Dabei setzen sie folgende Stoffe frei:

- Major basic protein (MBP), Eosinophil cationic protein (ECP) und Eosinophil-derived neurotoxin (EDN)
- Lysosomale Enzyme

Neben der Parasitenabwehr spielen die eosinophilen Granulozyten eine Rolle bei der Sofortallergie und damit auch bei Erkrankungen aus dem atopischen Formenkreis.

Basophile Granulozyten: Sie bilden einen Anteil von weniger als 1 % der Granulozyten. Ihre Granula enthalten v. a. Heparin, Histamin und Leukotriene. Nach Stimulation geben sie ihre Inhaltsstoffe nach außen ab (Degranulation), wodurch sie die typischen Reaktionen der Sofortallergie auslösen. Angestoßen wird die Degranulation durch Bindung und Kreuzvernetzung von IgE-Antikörpern. Marginal sind sie an der Helminthenabwehr beteiligt. Sie müssen von den Mastzellen abgegrenzt werden.

Lymphozyten

Insgesamt verfügt der Körper des Menschen über 10^{12} Lymphozyten, von denen rund 10^9 tgl. neu gebildet werden. Im peripheren Blut machen sie rund 30 % aller Leukozyten aus. Sie besitzen die Fähigkeit zur spezifischen Ag-Erkennung, jedoch ist die Art der Ag-Erkennung bei T- und B-Lymphozyten völlig verschieden.

B-Lymphozyten: Sie sind für die spezifische humorale Immunität verantwortlich. Auf ihrer Oberfläche befinden sich Immunglobuline, anhand deren sie sich differenzieren lassen. Der B-Lymphozyt differenziert sich zur Plasmazelle, die Antikörper sezerniert.

T-Lymphozyten: Sie dienen der spezifischen zellulären Immunität und sind die zentrale Schaltstelle der erworbenen Immunität. Der wichtigste T-Zell-Marker ist das CD3-Molekül, das sich auf allen peripheren T-Zellen befindet. Die Gruppe der T-Lymphozyten untergliedert sich in T-Helferzellen (TH-Zellen) und zytotoxische T-Zellen.

Große granuläre Lymphozyten: Sie sind größer als B- und T-Lymphozyten, besitzen zahlreiche Granula und sind positiv für die Oberflächenmoleküle CD16 und CD56. Ihre Funktion ist die Produktion löslicher Botenstoffe, die Zellen des Makrophagen-Phagozyten-Systems **(MPS)** aktivieren, des Weiteren die Abtötung von malignen bzw. virusinfizierten Zellen des eigenen Organismus. Dies funktioniert über zwei verschiedene Erkennungsmechanismen:

- Sie besitzen einen Rezeptor zur Tumorzellerkennung. Dann werden sie als natürliche Killerzellen **(NK-Zellen)** bezeichnet.
- Durch Vermittlung von Antikörpern der IgG-Klasse (Fc-Rezeptoren) können sie mit Ak-markierten Zellen reagieren, ohne die Zellantigene direkt zu erkennen (Antibody-dependent cellular cytotoxicity, **ADCC**).

Zellen des Makrophagen-Phagozyten-Systems (MPS)

Unter dem MPS (Syn. retikuloendotheliales System, RES) werden alle im menschlichen Körper vorkommenden Gewebemakrophagen (Histiozyten) subsumiert, die folgende gemeinsame Merkmale besitzen:

- Abstammung von Blutmonozyten
- Aufnahme, Verarbeitung (Prozessierung) und Präsentation von Proteinantigenen für T-Zellen

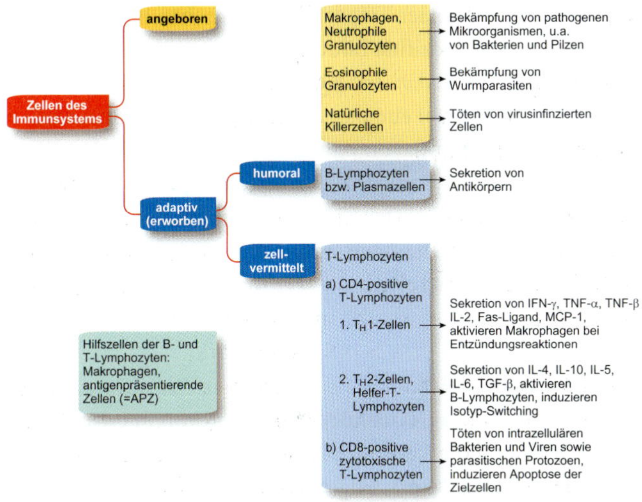

Abb. 1.1: Das Immunsystem und seine Protagonisten im Überblick. [1]

- Phagozytose, Abtötung und Verdauung von Krankheitserregern, z. B. Bakterien

Was die Phagozytose von pathogenen Agenzien angeht, so bilden sie neben den neutrophilen Granulozyten die zweite Säule. Im Vergleich zu diesen leben sie allerdings wesentlich länger (bis zu einigen Monaten im Vergleich zu wenigen Tagen bei den PMN) und bleiben weiterhin teilungsfähig. Bei bestimmten Entzündungsreizen können sie sich in **mehrkernige Riesenzellen** verwandeln. Einige Beispiele für Zellen des MPS sind Kupffer-**Sternzellen** in der Leber, **Alveolarmakrophagen** in der Lunge und **Hortega-(Mikro-)Glia** im Gehirn. Prinzipiell gehören auch die antigenpräsentierenden Zellen **(APZ)** zum MPS. Was APZ im engeren Sinne auszeichnet, ist aber die Tatsache, dass sie eine ausgeprägtere Präsentationsfähigkeit besitzen als Gewebemakrophagen und im Gegenzug ihre Fähigkeit als Phagozyten geringer ist. Ihre wesentliche Aufgabe besteht in der Ag-Präsentation für T-Zellen.

- Neutrophile Granulozyten haben eine wichtige Aufgabe als Phagozyten, Eosinophile bei der Wurmabwehr und Basophile bei der Sofortallergie.
- T- und B-Lymphozyten sind die Träger der spezifischen Immunität.

Eine zusammenfassende Übersicht des Immunsystems findet sich in ▶ Abbildung 1.1.

ZUSAMMENFASSUNG

Der B-Lymphozyt ist der Träger der spezifischen humoralen Immunität. Seine Spezifität bildet er in einer frühen Phase seiner Entwicklung aus, d. h. vor Kontakt mit einem Antigen. Sie beschränkt sich auf ein einziges Antigen. Als Oberflächenrezeptor trägt der B-Lymphozyt membranständige Immunglobuline. Wird er durch „sein“ Antigen stimuliert, kommt es zur **klonalen Expansion** dieser Zelle. Der Klon differenziert sich weiter zu **Plasmazellen,** die in der Lage sind, Antikörper zu sezernieren, und zu **B-Gedächtniszellen.**

Immunglobuline

Immunglobuline (Syn. **Antikörper**) werden von Plasmazellen gebildet und sind die Vermittler der erworbenen humoralen Immunantwort. Sie bilden ungefähr 20 % aller Plasmaproteine.

Aufbau

Die Erläuterung des Aufbaus der Antikörper erfolgt am Beispiel des IgG-Antikörpers. Er hat die Form eines Y. Je zwei identische schwere (H) und leichte (L) Ketten sind über Disulfidbrücken verbunden. Von den L-Ketten existieren zwei (κ, λ), von den H-Ketten fünf Formen (γ, μ, α, ε, δ), welche dann letztlich auch die Ak-Klasse bestimmen.

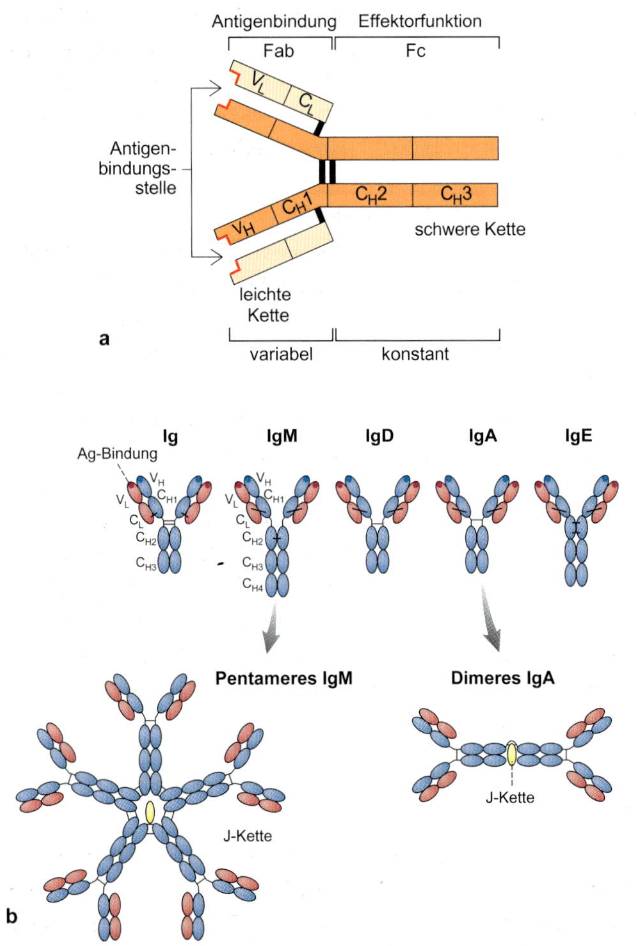

Abb. 2.1: Der Antikörperaufbau (a) und die verschiedenen Antikörperklassen (b) im Überblick. Fab = antigenbindendes Fragment, Fc = kristallisierbares Fragment, V_H = variable Domäne der schweren Kette, V_L = variable Domäne der leichten Kette, $C_{H/l}$ = konstante Domäne der schweren/leichten Kette. [2/3]

> In einem Antikörper kommen immer nur zwei gleiche L-Ketten vor. Analoges gilt für die H-Ketten. Die konstante Region der H-Ketten bestimmt die Antikörperklasse (z. B. $C_H\mu$ für IgM).

H- und L-Ketten bestehen je aus einem konstanten und einem variablen Teil. Der variable Anteil der H- und L-Ketten bildet zusammen die Ag-Bindungsstelle (Fab, Fragment antigen binding), die sich noch einmal in konstante, geringgradig variable und hypervariable Strukturbereiche untergliedert. Konstante und geringgradig variable Bereiche werden gemeinsam als **Rahmenbezirke** bezeichnet. Das Fc-Stück (Fc, Fragment crystallizable) vermittelt beim intakten Antikörper verschiedene biologische Funktionen, z. B. aktiviert das Fc-Stück des IgG oder IgM das Komplementsystem (▸ Abb. 2.1).

Antikörperbildung

Für die genetische Vielfalt an Antikörpern sind Genrekombinationen **(Genrearrangements)** verantwortlich. Die Gene für die L-Ketten bestehen aus drei verschiedenen Regionen: V (Variable), J (Joining) und C (Constant). Die Genregionen für die κ-Kette befinden sich auf Chromosom 2, die für die λ-Kette auf Chromosom 22. Ein V-Gensegment verbindet sich mit einem J-Gensegment durch Rekombination. Das VJ-Gensegment wird anschließend mit dem C-Gen transkribiert. Für die H-Ketten-Bildung gilt: Aus einem V-, D- (Diversity), J-Gensegment entsteht das VDJ-Gen, welches anschließend mit dem C-Gen transkribiert wird (Genort für die H-Kette: Chromosom 14). Die C-Region der H-Kette bestimmt die Ak-Klasse. Insgesamt existieren ca. 40 verschiedene V- und fünf J-Transkripte sowohl für die κ- als auch für die κ-Kette. Am Genlokus für die H-Ketten existieren 50 V-, 27 D- und sechs J-Transkripte. Rechnet man alle Kombinationsmöglichkeiten, die sich hieraus ergeben, zusammen, so kommt man auf einen Wert von $1{,}6 \times 10^6$. Zusammen mit weiteren Variationsmöglichkeiten (Mutationen) ergibt sich ein Wert von ca. 10^{10}. Theoretisch sind also 10^{10} verschiedene B-Lymphozyten in unserem Körper vorhanden, da jede einzelne Zelle nur einen von den insgesamt 10^{10} verschiedenen Antikörpern bilden kann. Die Fähigkeit, einen weiteren Antikörper anderer Spezifität zu bilden, hat die B-Zelle dann durch das Genrearrangement verloren. Die Ak-Spezifität entwickelt sich vor dem Erstkontakt mit dem Antigen. Jede entstandene Zelle exprimiert Rezeptoren einer einzigen Spezifität. Der spätere Ag-Erstkontakt führt zur selektiven Vermehrung **(klonale Expansion)** und Differenzierung der Zellen **(klonale Selektionstheorie).** In jeder Zelle kommen nur ein einziges H-Ketten-Chromosom und ein einziges L-Ketten-Chromosom zum Rearrangement **(Allelenausschluss).** Die anderen Allele sind davon ausgeschlossen.

Immunglobulin M

Das IgM ist ein Pentamer aus fünf IgG-ähnlichen Untereinheiten, die durch eine J-Kette miteinander verbunden sind. Seine H-Kette ist das μ. Es besitzt 10 Valenzen zur Ag-Bindung, von denen aus sterischen Gründen aber nicht alle gleichzeitig besetzt werden können. Es hat einen Anteil von ca. 5–15 % an allen Immunglobulinen und ist mit folgenden Aufgaben betraut:

- Primärantwort und Rezeptor auf naiven B-Zellen
- Ag-Neutralisierung (Verhinderung der schädlichen Wirkung des Antigens)
- Ag-Präzipitation (Vernetzung des löslichen Antigens)
- Ag-Agglutination (Vernetzung mehrerer Ag-Ak-Komplexe)
- Aktivierung des Komplementsystems über den klassischen Weg

Immunglobulin G

Das IgG ist der Prototyp eines Antikörpers. Es ist das Immunglobulin der Sekundärantwort und taucht nach dem ersten Kontakt mit einem neuen Antigen etwa nach 10–14 Tagen im Serum auf. Es hat einen Anteil von ca. 75–80 % an allen Immunglobulinen. Es besitzt zwei Ag-Bindungsstellen und kommt in vier verschiedenen Allotypen vor: IgG_1–IgG_4. Das IgG hat folgende Funktionen:

- Alle IgG wirken neutralisierend, präzipitierend, agglutinierend und aktivieren das Komplementsystem über den klassischen Weg.
- IgG_1 und IgG_3 wirken opsonisierend: Neutrophile Granulozyten und Gewebemakrophagen besitzen Rezeptoren (Fc-Rezeptoren) zur Bindung der Ag-$IgG_{1,3}$-Komplexe.
- IgG_2 und IgG_4 sind plazentagängig. Sie verleihen dem Ungeborenen Schutz, insb. gegenüber viralen Infekten, und darüber hinaus schützen sie das Neugeborene/den Säugling aufgrund ihrer 3-monatigen Halbwertszeit (HWZ) auch postpartal.

> Opsonine binden ein Antigen und präsentieren es neutrophilen Granulozyten und Makrophagen, die dafür Rezeptoren besitzen. Opsonine erhöhen die phagozytäre Aktivität. Die wichtigsten Opsonine sind das IgG und der Komplementfaktor C3b.

Immunglobulin A

Das IgA-Molekül kommt in den Allotypen IgA_1 und IgA_2 vor. Es existiert sowohl als Monomer wie auch als Dimer. Das Dimer besteht aus zwei IgG-ähnlichen Untereinheiten, die durch eine J-Kette und eine sekretorische Komponente miteinander verbunden sind. Es hat einen Anteil von ca. 15 % an allen Immunglobulinen im Serum und besitzt folgende Funktionen:

- Alle IgA wirken neutralisierend, präzipitierend und agglutinierend und aktivieren das Komplementsystem über den alternativen Weg.
- Das sekretorische IgA, also das Dimer, bietet Schutz in den externen Körperflüssigkeiten (Tränenflüssigkeit, Tracheobronchialsekret, Muttermilch etc.).

Immunglobulin E

Das IgE ist ein Monomer, das im Serum einen Anteil von 0,003 % ausmacht. Basophile, Mastzellen und Eosinophile besitzen einen Rezeptor (Fc-Rezeptor) für das IgE. Kommt es zur Bindung und anschließenden Kreuzvernetzung dieser Antikörper auf der Oberfläche der genannten Zellen, degranulieren diese, wodurch sich auch die Funktionen des IgE erklären lassen:

- Es spielt eine Rolle bei der Sofortallergie (über Histamin und Heparin).
- Es dient der Abwehr von Würmern (durch ECP, MCP und EDN aus Eosinophilen).

Immunglobulin D

Es hat einen Anteil von 0,3 % an allen Immunglobulinen im Serum und spielt lediglich eine Rolle als Rezeptor auf naiven B-Zellen. Plasmazellen sezernieren allerdings **kein** IgD.

Klonalität von Antikörpern

Die Ak-Antwort gegen ein bestimmtes Antigen ist so gut wie immer **polyklonal,** da ein Antigen normalerweise viele Determinanten unterschiedlicher Struktur trägt und für jede Determinante Antikörper unterschiedlich großer Affinität von verschiedenen Plasmazellen gebildet werden. Trägt das Antigen nur wenige Determinantentypen oder nur einen einzigen Strukturtyp, so fällt die Ak-Antwort **oligoklonal** aus. Antikörper, die von den Nachkommen einer einzigen B-Zelle produziert werden, sind völlig identisch, d. h. **monoklonal.**

Der Verlauf der Antikörperantwort

Wenn ein Individuum erstmals mit einem Antigen konfrontiert wird, kommt es nach einiger Zeit unter geeigneten Bedingungen zu einer messbaren Ak-Produktion durch die Plasmazellen **(Primärantwort).** Die Ak-Konzentration im Blut steigt nach einer Latenzzeit von ca. 8 Tagen exponentiell an, erreicht dann ein Plateau und fällt anschließend wieder ab. Der Antikörper der Primärantwort ist das IgM. Bei einem Zweitkontakt mit demselben Antigen kommt es nach einer kurzen Latenzzeit zu einem stärkeren und länger dauernden Anstieg des Ak-Titers im Blut **(Sekundärantwort).** Der Antikörper der Sekundärantwort ist überwiegend das IgG. Die ursprüngliche Spezifität des IgM-Antikörpers bleibt auch beim IgG-Antikörper unabhängig vom Ig-Klassen-Wechsel erhalten (► Abb. 2.2). Der **Ig-Klassen-Switch** (vom IgM zum IgG, IgA oder IgE) kommt durch Interaktion mit TH-Zellen zustande.

Antigene

Antigene sind Moleküle, die mit den Trägern der Immunantwort (T-Zellen, B-Zellen bzw. Antikörper) biologisch wirksam reagieren können. Antigene sind meist Proteine und Kohlenhydrate. Lipide und Nukleinsäuren besitzen nur eine schwache Antigenität. Antikörper erkennen auf Antigenen kleine Abschnitte, die als **Epitope** oder **Determinanten** bezeichnet werden. Diese bestehen aus sechs bis acht Aminosäuren. Freie Epi-

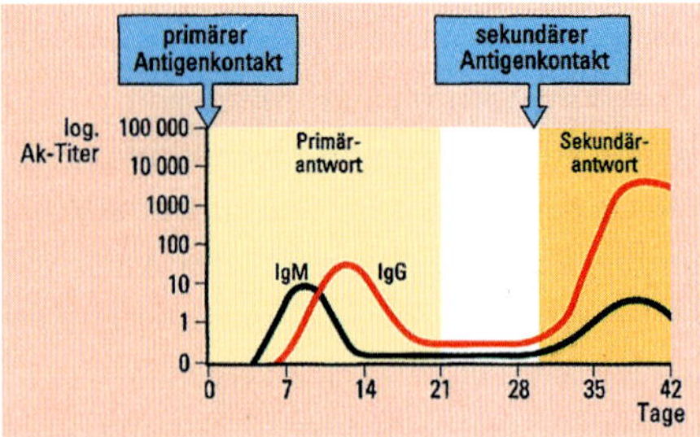

Abb. 2.2: Verlauf der Antikörperantwort. [4]

tope werden als **Haptene** bezeichnet, die mit Antikörpern reagieren, aber keine Immunantwort hervorrufen. Es handelt sich um niedermolekulare Stoffe, die erst durch Fusion mit einem Proteinträger zum Vollantigen werden. Man unterscheidet:

- **Autoantigene:** Antikörper und Antigen entstammen dem gleichen Individuum. Autologe Antigene können eine Immunreaktion hervorrufen und dadurch zur **Autoimmunerkrankung** führen.
- **Isoantigene:** Antigen und Antikörper stammen aus genetisch identischen Individuen. Dies beschreibt die Situation eineiiger Zwillinge. Aus immunologischer Sicht entsprechen sie den Autoantigenen.
- **Alloantigene:** Dabei handelt es sich um Antigene, die bei Individuen einer Art in unterschiedlicher Form vorkommen.
- **Xenoantigene:** Die Antigene entstammen einem Individuum einer anderen Art als die Antikörper. Xenoantigene (heterologe Antigene, Heteroantigene) stellen die stärksten Antigene dar.
- **Heterogenetische** (heterophile) **Antigene:** Dies sind kreuzreaktive Antigene, die bei verschiedenen Spezies vorkommen, jedoch immunologisch ähnlich bzw. sogar identisch sind. Für die Entstehung der natürlichen Antikörper gegen die Blutgruppenantigene des AB0-Systems werden heterogenetische Antigene von Darmbakterien verantwortlich gemacht. Daneben können heterophile Antigene mikrobieller Herkunft zur Entstehung von Autoimmunerkrankungen führen.

In einen fremden Organismus wirken auch die Antikörper eines anderen Individuums als Antigene. Die hierfür maßgeblichen Epitope sind:

- **Isotypen:** Merkmale im konstanten Teil der L- und H-Ketten, welche für den jeweiligen Kettentyp charakteristisch sind. Sie sind bei allen Individuen einer Spezies gleich.
- **Allotypen:** Merkmale, die in den schweren γ- oder α-Ketten bzw. in den L-Ketten bei einigen Individuen unterschiedlich vorkommen.
- **Idiotypen:** Merkmale in den variablen Bereichen der H- und L-Ketten. Sie sind ausschlaggebend für die Ag-Bindung.

Es gibt Stoffe **(Adjuvanzien),** welche die Antigenität eines Antigens verstärken können (z. B. Aluminiumhydroxid, dessen Wirkung man sich bei einigen aktiven Impfungen bedient).

Der Antigen-Antikörper-Komplex

Der Ag-Ak-Komplex beruht auf nichtkovalenten Wechselwirkungen. Er ist daher reversibel. Die Bindungsstärke eines Antikörpers an eine bestimmte Determinante wird als **Antikörperaffinität** bezeichnet. Gegenüber verschiedenen, aber ähnlichen Determinanten kann ein und derselbe Antikörper eine hohe oder niedrige Affinität besitzen.

Ergebnisse der Bildung des Antigen-Antikörper-Komplexes

Die Verklumpung kleiner Ag-Moleküle durch Antikörper bezeichnet man als Präzipitation, die mittelgroßer als Flockungsreaktion und die großer als Agglutination.

Toxin- und Virusneutralisierung

Antikörper werden spezifisch an bakterielle Toxine (z. B. Diphtherietoxin) gebunden. Damit wird die Bindung des Toxins an die zellulären Rezeptoren verhindert, was dessen Wirkung blockiert. Bei bestimmten Viren führt die Reaktion mit Antikörpern ebenfalls zur Neutralisation, da die Bindung der Viren an ihre Zielzellen verhindert wird (► Abb. 2.3).

Antikörperabhängige zellvermittelte Zytotoxizität (ADCC):

Da die großen granulären Lymphozyten Rezeptoren für den Fc-Teil des IgG-Antikörpers besitzen, können sie Ak-beladene Zellen über das Fc-Stück des gebundenen Immunglobulins erkennen. Dies bewirkt beim erkennenden Lymphozyten die Sekretion zytotoxischer Moleküle, welche die Ak-beladenen Zellen abtöten. Die ADCC ist bei der Tumor- und Virusabwehr sowie

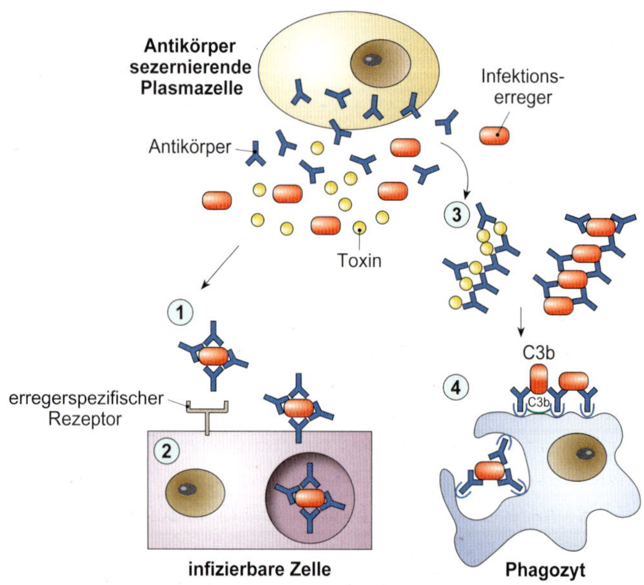

Abb. 2.3: Neutralisation von Infektionserregern und Toxinen: Durch die Bildung des Ag-Ak-Komplexes verliert das Virus die Fähigkeit, in die Zelle einzudringen (1), oder schafft es, zu adsorbieren und zu penetrieren, kann aber durch die Besetzung mit Antikörpern seine Nukleinsäure nicht freisetzen (2). Entstehung von Ag-Ak-Komplexen (3), die über den Fc-Rezeptor von Phagozyten eliminiert werden (4). [5]

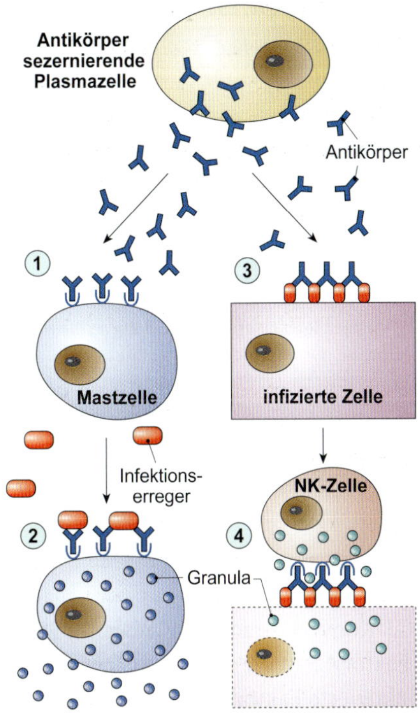

Abb. 2.4: ADCC und allergische Sofortreaktion. Links: Eine Mastzelle wird mit IgE-Antikörpern beladen (1). Nach Bindung und Kreuzvernetzung der Antikörper durch ein Antigen kommt es zur Degranulation der Zelle (2). Rechts: Eine mit behüllten Viren infizierte Zelle, die im Zuge der Virusreplikation virale Proteine in ihrer Hülle aufweist, wird mit Antikörpern beladen, die an die viralen Hüllproteine binden (3). Ein großer granulierter Lymphozyt bindet mit seinem Fc-Rezeptor an die Antikörper und degranuliert daraufhin (4). [5]

bei bestimmten Parasitenerkrankungen wichtig (► Abb. 2.4, rechter Teil).

Allergische Sofortreaktion

IgE-Moleküle, die über ihren Fc-Teil an Eosinophile, Basophile oder Mastzellen gebunden sind, werden durch Antigene kreuzvernetzt. Dies führt zur Ausschüttung von Histamin, Heparin und anderen biogenen Aminen, die das Vollbild der allergischen Sofortreaktion auslösen (► Abb. 2.4, linker Teil).

Opsonierung

Da Mikrophagen und Makrophagen Rezeptoren für das Fc-Stück der IgG-Antikörper besitzen, erleichtert die Bindung des Antikörpers an das Antigen dessen Phagozytose (z. B. von kapseltragenden Bakterien wie Pneumokokken).

Komplementaktivierung

Die Ag-Ak-Reaktion führt zur Aktivierung des klassischen Weges des Komplementsystems (► Abb. 2.5). Die Folgen der Komplementaktivierung wiederum sind:

- Bakteriolyse (über den Membrane attack complex, MAC)
- Chemotaxis
- Opsonierung (über C3b),
- Anlockung von Entzündungszellen

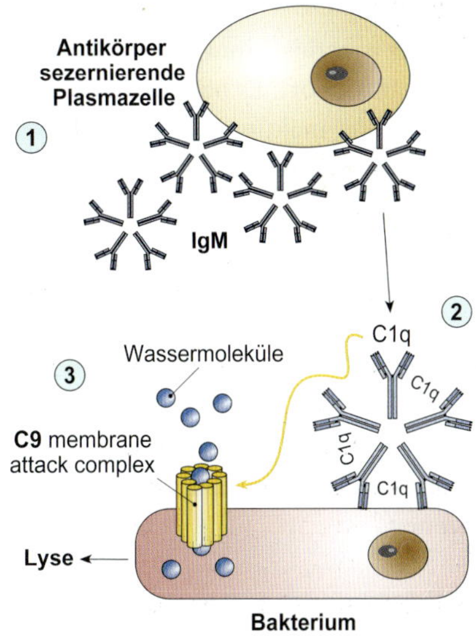

Abb. 2.5: Komplementaktivierung durch Ag-Ak-Komplexe: Die Plasmazelle sezerniert zunächst Antikörper der IgM-Klasse (1), diese binden an ein Antigen (hier ein Bakterium, 2), was wiederum zur Aktivierung des klassischen Wegs der Komplementkaskade führt und in der Lyse des Bakteriums durch den MAC mündet (3). [5]

Klonale Selektionstheorie

B-Lymphozyten mit unterschiedlicher Spezifität entwickeln sich vor dem Erstkontakt mit einem Antigen. Jede entstandene Zelle exprimiert Rezeptoren (membranständige IgM und IgD) einer einzigen Spezifität. Der spätere Ag-Kontakt führt zur selektiven Vermehrung (klonale Expansion) und Differenzierung der Zelle mit der passenden Spezifität zu B-Gedächtniszellen und Plasmazellen. Da beim Zweitkontakt mit einem Antigen mehr spezifische Zellen (B-Gedächtniszellen) zur Verfügung stehen, fällt die Immunantwort nun deutlich schneller und stärker aus. Umgekehrt führt der Kontakt zwischen autoreaktiven B-Zell-Vorläufern und dem Autoantigen während einer frühen Phase der Embryonalentwicklung zur funktionellen Inaktivierung der erkennenden Zellen und damit zur Toleranz gegen das „Selbst“. Der Erstbeschreiber dieses Sachverhalts war **Burnet.**

- Immunglobuline sind die Vermittler der spezifischen humoralen Immunität.
- IgM und IgG sind in der Lage, den klassischen Weg des Komplementsystems zu aktivieren.
- IgG_2 und IgG_4 können die Plazenta passieren und verleihen dem Ungeborenen Schutz vor pränatalen viralen Infektionen.
- IgE spielen eine wichtige Rolle bei der allergischen Sofortreaktion und der Abwehr pathogener Würmer.

ZUSAMMENFASSUNG

3 KOMPLEMENTSYSTEM UND MHC-KOMPLEX

Das Komplementsystem

Das Komplementsystem ist das wichtigste humorale Effektorsystem der angeborenen Immunantwort. Es besteht aus 20 Serumproteinen, die zunächst in ihrer inaktiven Form im Blut vorliegen. Aktiviert wird das System durch:

- Den Ag-Ak-Komplex **(klassischer Weg)**
- Bestimmte Erreger **(alternativer Weg)**
- Lektinweg

Kommt es auf einem der Wege zur Aktivierung des Systems, so führt dies zur:

- Direkten Lyse des Antigens
- Anlockung und Aktivierung von Entzündungszellen
- Opsonierung von Antigenen

Die Komplementkaskade läuft folgendermaßen ab:

- **Klassischer Weg:** Zunächst bindet der Faktor Cl an einen Ag-Ak-Komplex. Die Bindungsstelle hierfür befindet sich an der Fc-Region von IgM- und IgG-Antikörpern (IgG_1–IgG_3, aber nicht IgG_4). Jetzt kommt es zur Spaltung des Faktors Cl, wobei die Bruchstücke kaskadenartig die Faktoren C4 und C2 spalten. Aus den beiden Bruchstücken von C4 und C2 entstehen die Faktoren C4b und C2b, die sich zur C3-Konvertase, einem Enzym, zusammenlagern. Diese spaltet den Faktor C3 in die Faktoren C3a und C3b. Damit endet der klassische Weg der Komplementaktivierung.
- **Alternativer Weg:** Er beginnt damit, dass das immer auch frei vorkommende C3b an die o. g. Erregerbestandteile bindet. Das C3b des alternativen Wegs entsteht spontan. Der durch den Faktor D gespaltene Faktor B kann sich nun an das veränderte C3b auf der Erregeroberfläche binden und es stabilisieren ($C3b^+Bb$-Komplex). Dieser $C3b^+Bb$-Komplex entsteht immer auch spontan im Blut, ohne dass Antigene zugegen sind. Um zu verhindern, dass dies regellos geschieht, wird der nicht an Antigen gebundene Komplex durch den Faktor H präsentiert und durch den Faktor I (C3b-Inaktivator) gespalten. Der an Antigen gebundene Komplex ändert allerdings seine Form so, dass er nicht durch Faktor I gespalten werden kann. Der $C3b^+Bb$-Komplex spaltet nun seinerseits die Faktoren C3 und C5 in ihre aktiven Komponenten. Damit endet der alternative Weg. Verschiedene „Stoffe" sind in der Lage, die Komplementkaskade direkt ohne Ausbildung eines Ag-Ak-Komplexes zu aktivieren:
  - Bakterielles Endotoxin
  - Die Oberfläche von Viren und Pilzen (Zymosan aus den Zellwänden)
  - Dextran (ein Speicherkohlenhydrat von Pilzen und grampositiven Bakterien) und Heparin
  - Kunststoffmembranen (z. B. von Hämodialyseschläuchen)
- **Lektinweg:** Mannanbindendes Lektin bindet an Mannose, die sich in der Zellwand von Bakterien befindet. Dies führt zur Spaltung der Komplementfaktoren C4 und C2. Aus den beiden Bruchstücken von C4 und C2 entstehen die Faktoren C4b und C2b, die sich zur C3-Konvertase zusammenlagern. Diese wiederum spaltet den Faktor C3 in die Faktoren C3a und C3b.
- **Terminaler Weg:** Der aktivierte Faktor C3b aus den o. g. Wegen aktiviert jetzt den Faktor C5. Der Reihe nach werden nun die Faktoren C6 bis C9 aktiviert und der Faktor C9 zum MAC geformt, der sich in die Zielmembran einlagert und zur Lyse der angegriffenen Zelle führt (wirkt nur bei gramnegativen Bakterien und behüllten Viren; grampositive Bakterien und Pilze sind aufgrund ihrer Außenwand resistent gegen den MAC).

Tab. 3.1 Aufgaben der Komplementfaktoren C3a, C3b, C5a.

Komplementfaktor	Funktion(en)
C3a	Vasodilatation ↑↑, Gefäßpermeabilität ↑↑ (durch Induktion der Mastzelldegranulation bei Bindung an die Mastzellmembran: Ausschüttung von Chemotaxinen, Histamin, Leukotrienen und Prostaglandinen)
C3b	Phagozytosefähigkeit ↑↑ von neutrophilen Granulozyten/Makrophagen bei Opsonierung von Erregern mit diesem Komplementfaktor (► Kap. 5)
5a	Vasodilatation ↑↑, Gefäßpermeabilität ↑↑ (durch Induktion der Mastzelldegranulation bei Bindung an die Mastzellmembran: Ausschüttung von Chemotaxinen, Histamin, Leukotrienen und Prostaglandinen) Bei Bindung vermehrte Lipoxygenaseaktivierung in neutrophilen Granulozyten: Vasodilatation ↑↑, Gefäßpermeabilität ↑↑ Chemotaxis ↑↑, Leukozytenaktivierung ↑↑ (z. B. über vermehrte Expression von C3b-Rezeptoren und leukozytären Adhäsionsmolekülen nach Bindung)

C3a und C4a aus dem klassischen Aktivierungsweg und C5a aus dem terminalen Weg fungieren als Anaphylatoxine (sorgen für die Freisetzung von Histamin und Heparin aus Mastzellen und Basophilen). Dabei ist C5a das stärkste Anaphylatoxin und wirkt zusätzlich als Leukotaxin (lockt Neutrophile an). Der Faktor C3b ist ein starkes Opsonin (weitere Eigenschaften ► Tab. 3.1).

Der Haupthistokompatibilitätskomplex

Der Haupthistokompatibilitätskomplex (Major histocompatibility complex, MHC, Human-leukocyte-antigen-System, HLA-System, Transplantationsantigene) spielt eine wichtige Rolle bei der Ag-Präsentation für Abwehrzellen. Die Gene für den MHC befinden sich auf dem kurzen Arm des Chromosoms 6. Man unterscheidet beim MHC die Klassen I – III:

- Die Klasse-I-Antigene werden von einer A-, B- und C-Region kodiert. Sie werden von fast allen kernhaltigen Zellen und Thrombozyten exprimiert. Das MHC-I-Molekül interagiert mit dem T-Zell-Rezeptor von CD8-T-Zellen. Es dient überwiegend der Präsentation von endogen, d. h. in der menschlichen Zelle produzierten Proteinen (physiologisch vorkommende körpereigene Proteine, aber auch virale Proteine und Tumorantigene).

- Die Klasse-II-Antigene werden von einer D-Region kodiert. Innerhalb der D-Genregion unterscheidet man noch die Subregionen DP, DQ und DR. MHC-II-Moleküle werden von APZ exprimiert und interagieren mit dem T-Zell-Rezeptor von CD4-TH-Zellen. Sie dienen der Präsentation exogener Proteinantigene von Bakterien, Pilzen und Protozoen.
- Zwischen der Genregion für die MHC-I- und der MHC-II-Moleküle befindet sich noch die MHC-III-Region (S-Region). Sie kodiert für einige Hitzeschockproteine (HSP) und Komplementfaktoren.

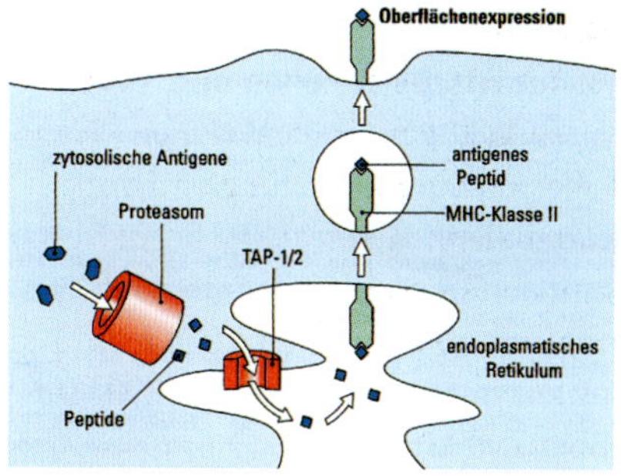

Abb. 3.1: Präsentation mittels MHC-I-Molekülen. [4]

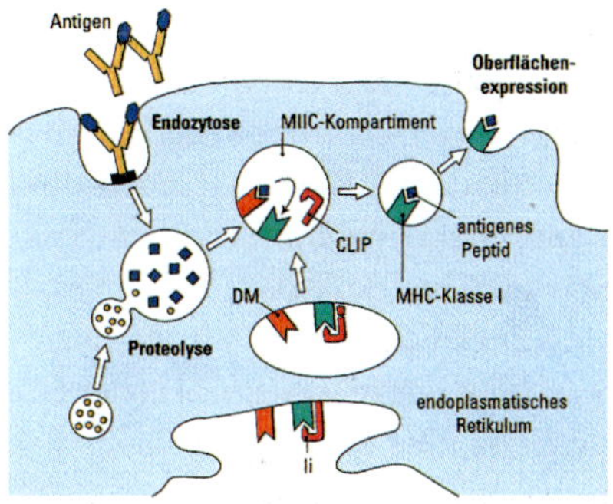

Abb. 3.2: Präsentation mittels MHC-II-Molekülen. [4]

Aufbau der MHC-Moleküle

Das MHC-I-Molekül besteht aus drei MHC-eigenen Domänen (α_1, α_2, α_3) und dem MHC-fremden β_2-Mikroglobulin, das auf Chromosom 15 kodiert wird. Seine α_1- und α_2-Domäne bilden gemeinsam einen Spalt, in dem ein Peptidantigen mit einer Größe von acht bis 10 Aminosäuren präsentiert werden kann. Das MHC-II-Molekül besteht aus einer α- und einer β-Kette, die beide ausschließlich von Genen des MHC kodiert werden. Die α_1- und die β_1-Domäne des Klasse-II-Moleküls bilden gemeinsam einen Spalt, in dem ein Proteinantigen mit einer Länge von 10–20 Aminosäuren präsentiert werden kann.

> Mittels MHC werden nur Proteinantigene präsentiert, und da TH-Zellen und zytotoxische T-Zellen Antigen nur in Verbindung mit einem MHC-Molekül erkennen können, bedeutet das auch, dass die Präsentation von Kohlenhydratantigenen T-Zell-unabhängig verläuft.

Ablauf der Antigenpräsentation durch MHC-Moleküle

Präsentation mittels MHC-I-Molekülen

Endogene Proteine werden nach Zerlegung im Proteasom zu Peptidfragmenten mittels des **TAP** (Transporter assoziiert mit Ag-Prozessierung) in das endoplasmatische Retikulum (ER) geschafft. Dort trifft das Peptidantigen auf das unbeladene MHC-Klasse-I-Molekül. Das Antigen wird auf das MHC-Molekül „gepackt". Durch die Beladung kommt es zur Umstrukturierung des MHC-Moleküls und zu dessen Transport an die Zelloberfläche (► Abb. 3.1).

Präsentation mittels MHC-II-Molekülen

Nach Phagozytose des Antigens und anschließender Fragmentierung im Phagolysosom werden die Ag-Fragmente mit den MHC-II-Molekülen zusammengebracht, die im ER synthetisiert wurden. MHC-II-Moleküle sind zunächst mit invariaten Ketten blockiert, welche die Beladung mit körpereigenen Proteinen verhindern und gleichzeitig den Transport der Klasse-II-Moleküle zu den exogenen Antigenen in die Phagolysosomen begünstigen. Im sauren Milieu des Phagolysosoms werden die invariate Kette aus dem MHC-II-Molekül gelöst, das Klasse-II-Molekül mit dem Proteinantigen beladen und der gesamte Komplex an die Zelloberfläche verbracht (► Abb. 3.2). Zur Präsentation mittels MHC-II-Molekül sind die Zellen des MPS, B-Lymphozyten, einige wenige T-Zellen und die Endothelzellen der Gefäße fähig.

- Die Faktoren C3a und C5a sind wichtige Anaphylatoxine. C5a ist zusätzlich ein starkes Leukotaxin und der Faktor C3b ein starkes Opsonin.
- MHC-I-Moleküle finden sich auf fast allen kernhaltigen Zellen und Thrombozyten und präsentieren ihr Antigen den zytotoxischen T-Zellen.
- MHC-II-Moleküle finden sich auf Zellen des MPS, B-Zellen, Endothelzellen, einigen T-Zellen und Endothelzellen und präsentieren ihr Antigen den TH-Zellen.

ZUSAMMENFASSUNG

4 DIE T-ZELLE

Unter dem Oberbegriff T-Zellen verbergen sich verschiedene Subgruppen **(TH-Zellen, zytotoxische T-Zellen und T-Suppressorzellen)** mit den unterschiedlichsten Funktionen (Transplantatabstoßung, Tumorüberwachung, Abtötung virusinfizierter Zellen, Abwehr intrazellulärer Keime, Hilfe bei der verzögerten Allergie und humoralen Immunität, Suppression von Immunantworten und Apoptoseeinleitung etc.), aber auch Gemeinsamkeiten (Reifung zur immunkompetenten Zelle im Thymus und Interaktion über Zytokine).

Der T-Zell-Rezeptor

Allen T-Zellen, egal welcher Subpopulation, ist das Tragen eines T-Zell-Rezeptors (TZR) gemeinsam. Mehr als 90 % aller peripheren T-Zellen des Menschen tragen einen TZR, der aus einer α- und einer β-Kette besteht. Mit dem TZR ist das CD3-Molekül assoziiert, das der Signaltransduktion in die T-Zelle dient, des Weiteren das CD4- oder das CD8-Molekül. Daneben gibt es eine kleine Population von T-Zellen, die einen TZR aus einer γ- und δ-Kette tragen. Dieser TZR ist nicht mit CD4- oder CD8-Molekülen assoziiert. Das Wissen über diese T-Zell-Population ist noch lückenhaft.

Antigenerkennung durch T-Zellen

Proteinerge Antigene werden durch APZ prozessiert und anschließend auf ihrer Oberfläche exprimiert (▸ Kap. 3). T-Zellen erkennen über ihren TZR das fremde Peptid plus körpereigenes MHC-Molekül. CD4-T-Zellen erkennen ein Antigen in Verbindung mit einem MHC-Klasse-II-Molekül, CD8-positive T-Zellen hingegen in Kombination mit einem MHC-Klasse-I-Molekül. Die Ag-Erkennung durch den TZR vermittelt das 1. Signal bei der T-Zell-Aktivierung. Kostimulierende Moleküle (▸ Tab. 4.1) vermitteln zusammen mit Zytokinen (s. Anhang) das zweite Signal bei der T-Zell-Aktivierung.

Es gibt Antigene, die ohne Prozessierung in einer Zelle das MHC-II-Molekül der APZ mit dem TZR (β-Kette) der T-Zelle verbinden können und so zu einer Aktivierung der TH-Zellen führen **(Superantigene).** Ein Superantigen reicht aus, um bis zu 20 % aller TH-Zellen zu aktivieren und zu einem Zytokin-Overload zu führen. Dabei werden immer viele verschiedene Zellklone gleichzeitig aktiviert.

T-Helferzellen

TH-Zellen tragen auf ihrer Oberfläche einen mit den Molekülen CD3 und CD4 assoziierten TZR. Sie sind negativ für das CD8-Molekül. Ihre Aufgabe ist v. a. die Regulation und Aktivierung der spezifischen Immunantwort (und z. T. auch der unspezifischen Immunität), was sie im Wesentlichen durch die Sekretion bestimmter Zytokine erreichen, die in ihren Zielzellen bestimmte Funktionen aktivieren (▸ Abb. 4.1). Die TH-Zellen werden in zwei Untergruppen unterteilt:

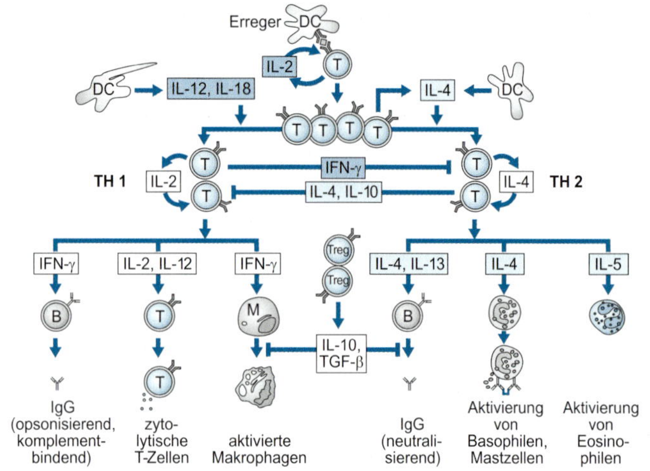

Abb. 4.1: Die Aufgaben der TH1- und TH2-Zellen in der Übersicht. DC = dentritische Zellen, T = T-Lymphozyt, B = B-Lymphozyt, M = Makrophage, IL = Interleukin, IFN = Interferon, TGF = Transforming growth factor, T_{reg} = regulatorische T-Zelle. [6]

- ▸ **TH1-Zellen:** Sie sind für die funktionelle Reifung zytolytischer T-Zellen und die Aktivierung von Makrophagen zuständig. Sie produzieren und sezernieren IL-2 **(Aktivierung von CD8-T-Zellen)** und IFN-γ **(Aktivierung von Makrophagen).** Um sekretorisch aktiv zu werden, müssen der TH1-Zelle Antigene mittels MHC-II und kostimulatorische Moleküle dargeboten werden. Daneben aktiviert **IL-12** aus Makrophagen die TH1-Zellen, während IL-4 und IL-10 aus TH2-Zellen die TH1-Zellen blocken.
- ▸ **TH2-Zellen:** Ihre Aufgabe besteht in der Kontrolle der Differenzierung von B-Zellen in Ak-bildende Plasmazellen und der Aktivierung von Eosinophilen. Für diese Zwecke sezernieren sie IL-4 und IL-5. IL-4 stimuliert die Produktion von IgG_1 und IgE in Plasmazellen. IgE wiederum stimuliert Mastzellen und Basophile. IL-5 aktiviert Eosinophile. Um sekretorisch aktiv zu werden, müssen der TH2-Zelle lösliche und helminthische Antigene mittels MHC-II und kostimulatorischer Moleküle dargeboten werden. TH2-Zellen werden durch IFN-γ aus TH1-Zellen in ihrer Tätigkeit gehemmt.

T-Suppressorzellen

Eine Subpopulation von CD4- und zusätzlich CD25-positiven T-Zellen scheint in der Lage zu sein, die Immunantwort zu beschränken bzw. regulierend in sie einzugreifen. Die Suppressor-T-Zellen (besser: regulatorische T-Zellen) sind nicht gleichzusetzen mit anderen T-Zell-Populationen. Sie üben ihre Funktion über die Sekretion von IL-10 und TGF-β aus.

Stimulation von zytotoxischen T-Zellen

Um CD8-positive T-Zellen zu „aktivieren“, müssen zwei Dinge geschehen:

Tab. 4.1 Aktivierung von Th1- und Th2-Zellen als Antwort auf unterschiedliche Krankheitserreger.

Exprimiertes kostimulatorisches Molekül auf APZ	Damit interagierender Ligand auf T-Zellen
CD40	CD40L
B7 (entspricht CD80 und CD86)	CD28

- Zunächst wird den CD8-positiven T-Zellen Antigen über das MHC-I-Molekül präsentiert **(1. Signal).**
- Dann präsentieren APZ über MHC-II den CD4-positiven TH-Zellen Antigene (virale, körpereigene und Tumorantigene, die von abgestorbenen Körperzellen freigesetzt wurden). Gleichzeitig schütten sie IL-12 aus und leisten so der Aktivierung von TH1-Zellen Vorschub. Diese wiederum sezernieren IL-2, das einerseits stimulierend auf die Vermehrung von TH-Zellen und andererseits auf die CD8-positiven T-Zellen als Wachstums- und Differenzierungsfaktor wirkt **(2. Signal).** CD8-positive T-Zellen sind nun in der Lage, über die Ausschüttung von **Perforinen** und **Granzymen** Zellen zu zerstören, die fremde Antigene in Verbindung mit MHC-I präsentieren. Perforine und Granzyme wirken lochbildend und apoptoseauslösend.

Die Abwehr über zytotoxische T-Zellen ist für die Bekämpfung von Viren, intrazellulären Erregern (Parasiten, Bakterien), fremden Geweben (Transplantate) und körpereigenen Tumoren entscheidend.

> Um eine suffiziente zytotoxische Antwort hervorzurufen, müssen den CD8-positiven T-Zellen sowohl über MHC-I als auch über MHC-II Antigene präsentiert werden.

Aktivierung von Makrophagen

Auch zur Aktivierung von Makrophagen bedarf es zweier Signale:

- Zunächst präsentieren APZ den TH-Zellen Antigene über MHC-II. Als Nächstes schütten sie IL-12 aus, was der Aktivierung von TH1-Zellen dient. Diese wiederum sezernieren IFN-γ, was zu einer Ag-unspezifischen Aktivierung von Makrophagen führt **(1. Signal).**
- Als **2. Signal** können bakterielle Bestandteile wie z. B. Lipopolysaccharide (LPS) von gramnegativen Bakterien an die Makrophagen binden, was zur Ausschüttung von TNF-α führt. TNF-α wirkt auf die umliegenden Makrophagen aktivitätsverstärkend.

Daneben sind auch aktivierte CD8-positive T-Zellen in der Lage, IFN-γ zu sezernieren und somit Makrophagen zu aktivieren. Die Makrophagenaktivierung kann durch die Zytokine IL-10 und TGF-β begrenzt werden, die von umliegenden Zellen (z. B. auch Makrophagen) gebildet werden können.

Stimulation von B-Zellen

Auch B-Zellen werden durch eine Sequenz aus zwei Signalen aktiviert:

- Zunächst präsentieren APZ (auch B-Zellen können den TH-Zellen nicht nur über MHC-I, sondern auch über MHC-II Antigene präsentieren) den TH-Zellen lösliche Antigene mittels MHC-II. Des Weiteren schütten sie IL-4 aus, was insb. der Aktivierung von TH2-Zellen dient. TH2-Zellen wiederum sezernieren ebenfalls IL-4, was ruhende B-Zellen aktiviert **(1. Signal).**
- Daneben werden B-Zellen durch freies Antigen selbst aktiviert **(2. Signal).**

Neben der Aktivierung ruhender B-Zellen dienen die Zytokine der TH2-Zellen auch dem Ak-Klassen-Wechsel:

- IL-4: Switch von IgM zu IgE und IgG_1
- IL-5: Switch zu IgA

Daneben führen IFN-γ aus TH1-Zellen zum Switch zu IgG_2 und IgG_3 und TGF-β zum Klassenwechsel zu IgA.

Aktivierung von Mastzellen, Basophilen und eosinophilen Granulozyten

Das sezernierte IL-4 aus TH2-Zellen stimuliert die IgE-Synthese in Plasmazellen. Daneben führt IL-4 zur Voraktivierung von Mastzellen und Basophilen. IL-5 aus den TH2-Zellen aktiviert die Eosinophilen vor, was der Abwehr pathogener Würmer dient. Das freigesetzte IgE bindet an die Fcε-Rezeptoren (FcεR) aller drei voraktivierten Zellklassen mit der Folge von:

- Sekretion von Histamin, Heparin und Prostaglandinen (PG) durch Mastzellen und Basophile (Typ-I-Hypersensitivitätsreaktion)
- Sekretion von MBP, ECP, EDN etc. aus Eosinophilen (Abwehr pathogener Würmer)

> - T-Zellen dienen der Transplantatabstoßung, Tumorüberwachung, Abtötung virusinfizierter Zellen, Abwehr intrazellulärer Keime, Hilfe bei der verzögerten Allergie und der humoralen Immunität sowie der Suppression von Immunantworten und Apoptoseeinleitung.
> - TH1-Zellen sezernieren IL-2, das der Aktivierung zytotoxischer T-Zellen dient, und IFN-γ, das wiederum zur Aktivierung von Makrophagen und einem Ig-Klassen-Switch zu IgG_2 und IgG_3 führt.
> - TH2-Zellen sezernieren IL-4, das der Aktivierung von ruhenden B-Zellen, Basophilen, Mastzellen und einem Ig-Klassen-Switch zu IgG_1 und IgE dient, sowie IL-5, welches Eosinophile aktiviert und einen Ig-Klassen-Switch zu IgA bedingt.
> - Zytotoxische Zellen zerstören Zellen mithilfe von Granzymen und Perforinen.
>
> **ZUSAMMENFASSUNG**

5 DIE PHAGOZYTOSE

Die Phagozytose bezeichnet eine Form der rezeptorvermittelten Endozytose mit intrazellulärem Abbau, d. h., insb. große Partikel binden an Rezeptoren von Phagozyten (Fresszellen), die an bestimmten Bereichen der Phagozytenmembran konzentriert sind. Daraufhin wird das Partikel internalisiert und abgebaut (► Abb. 5.1). Zur Phagozytose sind insb. neutrophile Granulozyten und Gewebemakrophagen fähig.

Blutstromemigration der Phagozyten

Bevor eine Fresszelle phagozytotisch tätig wird, muss sie zunächst den Blutstrom verlassen. Dies geschieht v. a. an den postkapillären Venolen. Das durch antigene Bestandteile, körpereigene Zellbruchstücke und Zytokine aktivierte Endothel dieser Venolen präsentiert hierzu an seiner Oberfläche **P- und E-Selektine**. An diese binden die **Integrine** und andere **Selektinliganden** auf den Oberflächen der Phagozyten, wodurch diese zunächst locker an das Endothel gebunden werden und auf ihm **rollen**. Unter dem Einfluss weiterer Zytokine und antigener Bestandteile kommt es zur weiteren Expression von Adhäsionsmolekülen auf dem Endothel (z. B. Intercellular adhesion molecule-1, **ICAM-1**). Außerdem werden verstärkt spezifische Integrine an der Oberfläche der Fresszelle exprimiert, wodurch diese fest an das Endothel binden **(Adhäsion)**, durch das Endothel hindurchwandern **(Diapedese)** und zum Ort der Entzündung migrieren können.

Die Oberflächenrezeptoren der Phagozyten

Im Folgenden sollen die wichtigsten Ag-Rezeptoren der Phagozyten besprochen werden, die eine Kaskade aus Ag-Aufnahme und -Abbau, Ag-Prozessierung und -Präsentation (Makrophagen über MHC-II) und Aktivitätszunahme (vermehrte Produktion von Sauerstoff- und Stickstoffradikalen, lysosomalen Enzymen, Zytokinen etc.) einleiten:

- **Mannose-Fukose-Rezeptor:** bindet Zuckerbestandteile auf der Oberfläche von Mikroorganismen und leitet deren Phagozytose ein
- **Fc-Rezeptoren:** Drei verschiedene Rezeptoren für das Fc-Stück von Ag-beladenen IgG-Molekülen sind bekannt:
  - FcγRI kommt auf unreifen Blutmonozyten vor und bindet unbeladenes IgG_1.
  - FcγRII findet sich auf neutrophilen Granulozyten und Monozyten und bindet IgG_1 und IgG_3.
  - FcγRIII kommt auf neutrophilen Granulozyten vor und bindet IgG aus Immunkomplexen.
- **Komplementrezeptoren:** erkennen opsonisierende Bestandteile der Komplementkaskade, die auf Antigenen gebunden sind:
  - CR1: bindet C3b und befindet sich an der Oberfläche von neutrophilen Granulozyten, Monozyten und Makrophagen und z. T. auf dendritischen Zellen
  - CR2: bindet C3d und findet sich auf B-Zellen und z. T. auf dendritischen Zellen
  - CR3: bindet C3b und kommt auf neutrophilen Granulozyten, Monozyten und Makrophagen vor
- **Toll-like-Rezeptoren** (TLR; s. a. Anhang): Diese auf Monozyten, Makrophagen und dendritischen Zellen vorkommenden Rezeptoren erkennen spezifisch Ag-Bestandteile. Derzeit sind 10 verschiedene TLR bekannt, die nach Bindung eines Antigens alle einen gemeinsamen Transduktionsmechanismus benutzen, in dessen Zentrum die Phosphorylierung des Transkriptionsfaktors **NF-κB** steht. Dieser reguliert die Produktion und Sekretion proinflammatorischer Zytokine (insb. TNF-α, IL-1 und IL-6) heraus.
- IFN-γ- und TNF-α-Rezeptoren: sorgen für die Aktivierung von Monozyten und Makrophagen.
- **Chemokinrezeptoren:** finden sich auf Phagozyten, auf anderen Leukozytenpopulationen sowie auf Endothelzellen. Sie werden durch Chemokine aktiviert, die von Gewebe- und Endothelzellen im entzündeten Gewebe, aber auch von Mastzellen und sämtlichen Leukozyten produziert und sezerniert werden. Die Bindung von Chemokinen an ihren Rezeptor wirkt in der betroffenen Zelle chemotaktisch und aktivitätsanregend (z. B. Produktion lysosomaler Enzyme oder Sauerstoff- und Stickstoffmetaboliten ↑ ↑).

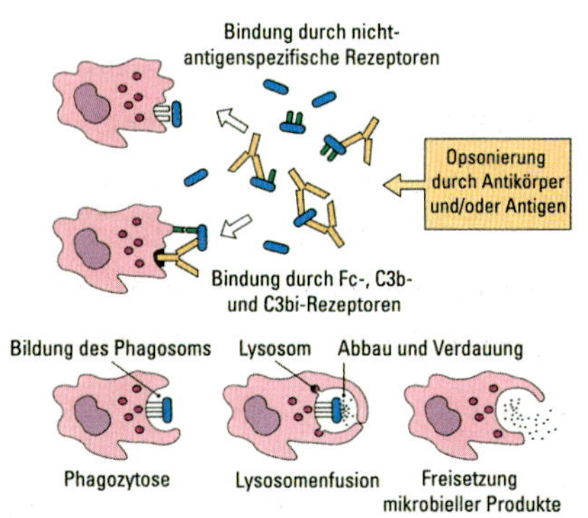

Abb. 5.1: Der Ablauf der Phagozytose im Überblick. [4]

Abtötung und Verdauung im Rahmen der Phagozytose

Nachdem Mikroben über die o. g. Rezeptoren gebunden und internalisiert wurden, folgt die Abtötung der Keime durch reaktive Sauerstoff- **(Respiratory burst)** und Stickstoffmetaboliten im Phagozytosevesikel:

- **Bildung reaktiver Sauerstoffmetaboliten:** Durch die Vernetzung von Fc- und C3-Rezeptoren in der Membran des Phagosoms kommt es zur Aktivierung der NADPH-Oxidase, die in die Membran des Phagosoms eingebaut wird und mithilfe von NADPH (aus dem Hexosemonophosphatweg) Superoxidanionen entstehen lässt. Mithilfe der Superoxiddismutase entsteht aus dem Superoxidanion Wasserstoffperoxid, das wiederum durch die Myeloperoxidase (nur in den primären Granula von Neutrophilen und Monozyten vorkommend) in Hydrochlorid umgesetzt wird. Daneben entstehen aus Wasserstoffperoxid Singulettsauerstoff und Hydroxylradikale, die in den phagozytierten Erregern zur Zerstörung von Nuklein- und Fettsäuren führen. Da die reaktiven Sauerstoffmetaboliten auch nach außen „lecken" können, müssen sich umliegende körpereigene Zellen durch das Glutathion- und das Katalasesystem vor deren toxischer Wirkung schützen.

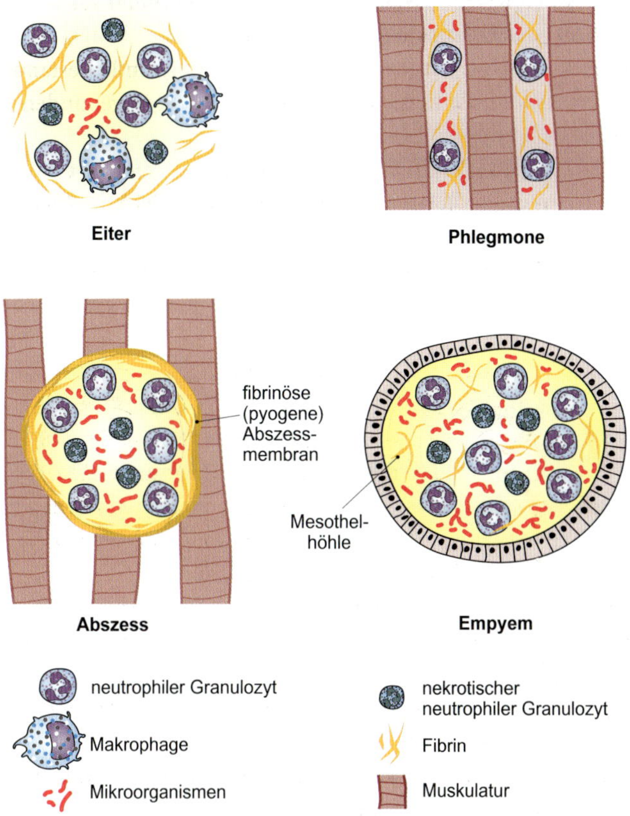

Abb. 5.2: Formen eitriger Entzündungen. [7]

- **Bildung reaktiver Stickstoffmetaboliten:** Aus der Reaktion von L-Arginin mit der NO-Synthetase entstehen letztendlich reaktive Stickstoffmetaboliten, die zur Inaktivierung zahlreicher Enzyme in den Erregern führen.

> Die Wirkung reaktiver Sauerstoff- und Stickstoffmetaboliten findet innerhalb des Phagosoms und nicht im Zytoplasma der Phagozyten statt.

Anschließend folgt die Fusion der Phagozytosevesikel (**Phagosom**) mit den Lysosomen zum **Phagolysosom.** Zu Beginn der Phagozytose sinkt der pH-Wert innerhalb des Phagosoms auf saure Werte, um dann kurzfristig auf einen pH von 7,8 anzusteigen und erneut auf pH 5 abzufallen. Der pH-Sprung dient einerseits der Aktivierung der lysosomalen Enzyme, und andererseits wirkt der pH-Abfall auf saure Werte wachstumshemmend auf viele Mikroben. Jetzt können die verschiedenen lysosomalen Enzyme die Mikroben abbauen:

- Saure Hydrolasen (► Tab. 5.1): Ihr pH-Optimum liegt bei 5.
- Neutrale Proteasen (► Tab. 5.2): Ihr pH-Optimum liegt bei 7.
- Basische (kationische) Proteine: Ihr pH-Optimum liegt über 7. Beispiele: die antimikrobiellen Phagozytine und Defensine

Tab. 5.1 Saure Hydrolasen.

Lysosomale Enzyme	Umgesetzte Substrate
Kathepsine (Kathepsin K)	Proteine
Peptidasen	Peptide
α-Glukosidasen, α-Mannosidasen, β-Galaktosidasen	Polysaccharide
Lipidesterasen	Lipide
Phosphatasen	Phosphorester, z. B. Oligonukleotide
Nukleasen	DNA, RNA
Hyaluronidasen	Hyaluronsäuren
Phospholipasen	Phospholipide

Tab. 5.2 Neutrale Proteasen.

Lysosomale Enzyme	Umgesetzte Substrate
Peroxidasen	H_2O_2
Kathepsine (Kathepsin G)	Knorpelgewebe
Kollagenasen	Kollagenes Bindegewebe
Elastasen	Elastisches Bindegewebe
Lysozym	Spaltet das Murein der Bakterienzellwand zwischen N-Acetylmuramylsäure und N-Acetylgucosamin
Laktoferrin	Bindet Eisen und wirkt so antimikrobiell (viele Mikroben brauchen Eisen für ihr Wachstum)
Plasminogenaktivator	Plasminogen

Ein neutrophiler Granulozyt ist in der Lage, bis zu 100 Bakterien und etwa 10 Pilze (je nach deren Größe und Beschaffenheit) zu phagozytieren, ein Makrophage noch weitaus mehr.

> Eine umschriebene Ansammlung aus toten neutrophilen Granulozyten, Erregerbestandteilen und Gewebetrümmern bezeichnet man als Eiter (Formen eitriger Entzündungen ► Abb. 5.2).

Nach Abtötung und Verdauung kommt es in den Makrophagen noch zur Präsentation der abgebauten antigenen Strukturen über MHC-II-Moleküle. Außerdem führt der Kontakt zu antigenen Bestandteilen und geschädigten körpereigenen Geweben zur Produktion und Sekretion einer Fülle von Metaboliten in den Makrophagen (Arachidonsäuremetaboliten, bFGF, Chemokine, EGF, IFN-α, Interleukine, Komplementfaktoren, PDGF, reaktive O_2- und N_2-Metaboliten).

- Die Effektorzellen der Phagozytose sind die mononukleären Phagozyten und die neutrophilen Granulozyten.
- Antigene Partikel werden über den Mannose-Fukose-Rezeptor, Fc-Rezeptoren, CR und TLR an Phagozyten gebunden, anschließend internalisiert und über lysosomale Enzyme abgebaut.

ZUSAMMENFASSUNG

Entzündung

Als Nebenerscheinung einer Immunantwort kommt es zu den im Folgenden aufgelisteten Vorgängen, die man gemeinsam als Entzündung bezeichnet:

- Verstärkte Durchblutung (**Rubor** und **Calor**).
- Erhöhte Kapillarpermeabilität mit Exsudation von Fibrin, Erythrozyten und Thrombozyten **(Tumor).**
- Durch die lokale Schwellung im entzündeten Gewebe kommt es zur Erregung von Nozizeptoren **(Dolor),** was zur Funktionseinschränkung **(Functio laesa)** führen kann.
- Auswanderung von Leukozyten aus den Gefäßen in das entzündete Gewebe.
- Im späteren Verlauf kommt es zur Fibroblastenproliferation am Ort der Entzündung und in dessen näherer Umgebung.

Die geschilderten Vorgänge werden durch Entzündungsmediatoren ausgelöst, die sich in ► Tabelle 6.1 finden.

Tab. 6.1 Entzündungsmediatoren.

Entzündungsmediator	Wirkweise	Produzenten
Aktive Sauerstoffspezies	► Zerstörung von Bakterien und des eigenen Gewebes im Entzündungsgebiet	► Granulozyten ► Makrophagen
Arachidonsäureprodukte	► ► Abbildung 6.1	► Granulozyten ► Makrophagen
Bradykinin	► Vasodilatation ► Steigerung der Gefäßpermeabilität	► Basophile Granulozyten ► Mastzellen
C3a, C5a	► Histaminfreisetzung aus Mastzellen und Basophilen ► Chemotaxis ► Steigerung der Gefäßpermeabilität	► Spaltprodukte des Komplementsystems
Chemokine	► Chemotaxis ► Aktivitätssteigerung von Leukozyten	► Fibroblasten ► Endothelzellen ► Leukozyten
Heparin	► Hemmung der Blutgerinnung und damit Verstärkung des Einstroms von Entzündungszellen ► Hemmung der Komplementaktivierung ► Verstärkung der Histaminaktivierung	► Megakaryozyten (Produktion) ► Thrombozyten (Speicherung)
Histamin	► Vasodilatation ► Steigerung der Gefäßpermeabilität	► Basophile Granulozyten ► Mastzellen
Plättchenaktivierender Faktor (PAF)	► Aktivierung von Thrombozyten und Granulozyten ► Steigerung der Gefäßpermeabilität ► Chemotaxis	► Granulozyten ► Makrophagen ► Mastzelle ► Thrombozyten
Serotonin	► Thrombozytenaggregation ► Schmerzverstärkung	► Enterochromaffine Zellen (Produktion) ► Thrombozyten (Speicherung)
Slow-reacting substances of anaphylaxis (SRS-A, ► Abb. 6.1)	► Vasokonstriktion ► Bronchokonstriktion ► Steigerung der Gefäßpermeabilität	► Granulozyten ► Makrophagen
Stickstoffmonoxid	► Vasodilatation ► Schmerzverstärkung	► Makrophagen ► Endothelzellen ► Nervenzellen

Hypersensitivitätsreaktionen

Die Hypersensitivitätsreaktionen **(allergische Reaktionen),** die erstmals 1967 von Coombs und Gell beschrieben wurden, fassen Immunreaktionen zusammen, die entweder stärker als physiologisch stattfinden oder sich gegen die falschen „Gegner" rich-

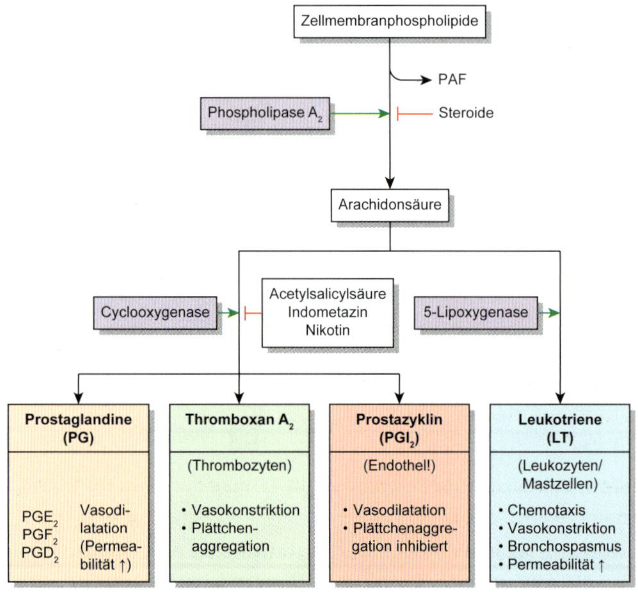

Abb. 6.1: Arachidonsäuremetabolismus und Hemmmechanismen. [8]

Tab. 6.2 Hypersensitivitätsreaktionen im Überblick.

Allergietyp	Pathomechanismus	Beispiele
Typ-I (anaphylaktischer Typ/ Soforttyp)	Spezifische IgE binden an Rezeptoren von Mastzellen und Basophilen und führen zu deren Degranulation (Histamin, Heparin, Serotonin)	Rhinitis allergica, Conjunctivitis allergica, Asthma bronchiale, Urtikaria, Überempfindlichkeit gegen Insektengifte, Nahrungsmittel und Arzneistoffe
Typ-II (zytotoxischer Typ)	IgG und IgM binden an körpereigene Zellen und induzieren deren Lyse und Phagozytose	Goodpasture-Syndrom, Myasthenia gravis, autoimmune hämolytische Anämie
Typ-III (Immunkomplextyp)	Kleine lösliche Ag-Ak-Komplexe (IgG oder IgM) lagern sich in Organen ab und führen zur Komplementaktivierung	Serumkrankheit (bestehend aus Urtikaria, Albuminurie, Ödembildung und Arthritis), exogen allergische Alveolitis, allergische Vaskulitis
Typ-IV (verzögerter Typ)	Nachdem kleinmolekulare Antigene über die Hautbarriere eingedrungen sind, werden sie an körpereigene Proteine gebunden und durch Langerhans-Zellen (APZ) den TH1-Zellen präsentiert. Über die Interaktion von Makrophagen und T-Zellen kommt es dann zur Granulombildung	Allergische Kontaktdermatitis, aerogenes Kontaktekzem, Lymphogranuloma inguinale, Tuberkulin-Reaktion

ten (► Tab. 6.2) und damit den eigenen menschlichen Körper schädigen. Während der Typ-I der Hypersensitivitätsreaktionen innerhalb von Sekunden und die Typen II und III innerhalb von maximal 4–6 h einsetzen, beginnt die Typ-IV-Reaktion nicht vor 24–48 h.

Transplantationsimmunologie

Wenn Gewebe bzw. ganze Organe „verpflanzt" werden, müssen vier Arten von möglichen Transplantationen unterschieden werden:

- **Autologe Transplantation:** Körpereigenes Material wird an eine andere Lokalität übertragen, d. h., Spender und Empfänger sind identisch (z. B. Hautübertragung vom Unterbauch zur Deckung eines Defekts im Gesicht).
- **Isologe Transplantation:** Spender und Empfänger sind genetisch gleich (z. B. Organübertragung zwischen eineiigen Zwillingen).
- **Allogene Transplantation:** Spender und Empfänger unterscheiden sich bes. im Hinblick auf die MHC-Genprodukte, gehören aber einer Spezies an (z. B. Hautübertragung zwischen zwei nichtverwandten Menschen).
- **Heterogene (Xeno-)Transplantation:** Spender und Empfänger gehören verschiedenen Spezies an (z. B. Schweineherzklappenverpflanzung).

Da der Körper gegen genetisch nicht identisches Gewebe vorgeht, lässt sich ableiten, dass es bei der allogenen und der xenogenen Transplantation zu einer immunologischen Reaktion kommt. Diesen Prozess bezeichnet man als **Abstoßung,** an deren Ende die Nekrose und Demarkierung des fremden Gewebes stehen.

Die Abstoßungsreaktion

Im Wesentlichen besteht die Abstoßungsreaktion aus einer Typ-II- und Typ-IV-Reaktion nach Coombs und Gell. Sie wird durch CD4-positive TH1-Zellen, CD8-positive zytotoxische T-Zellen und Zellen des MPS vermittelt und ist gegen fremden MHC gerichtet. Die Einleitung der Abstoßungsreaktion ist Ag-spezifisch und wird durch CD4-TH1-Zellen, die fremde MHC-II-Proteine erkennen, und CD8-positive zytotoxische T-Zellen, die MHC-I-Proteine erkennen, ausgelöst. Die sich anschließende demarkierende Entzündungsreaktion ist dann unspezifisch und wird durch die aktivierten CD8-positiven zytotoxischen T-Zellen und die durch die CD4-positiven TH1-Zellen aktivierten mononukleären Phagozyten ausgelöst.

> Zwei nichtverwandte Menschen zu finden, die in all ihren MHC-Molekülen übereinstimmen, gelingt nur mit einer Wahrscheinlichkeit von 1/1.000.000. Bei der Auswahl eines geeigneten (nichtverwandten) Spenders ist die Übereinstimmung in den MHC-II-Eigenschaften von größerer Wichtigkeit als die in den MHC-I-Molekülen.

Die Einteilung der Abstoßungsreaktion

Eine apparente Abstoßung lässt sich nach dem vorliegenden histologischen Bild, den beteiligten immunologischen Mechanismen und dem zeitlichen Ablauf unterscheiden. Die folgende Einteilung geht überwiegend auf den zeitlichen Aspekt der verschiedenen Abstoßungsreaktionen ein. Hiernach unterscheidet man eine hyperakute, eine akute und eine chronische Form der Abstoßung:

- **Hyperakute Abstoßung:** Sie wird durch bereits vorbestehende allospezifische Antikörper ausgelöst und tritt wenige Stunden bis Tage nach der Transplantation auf. Sie entspricht im weitesten Sinn einer **Typ-II-Reaktion nach Coombs und Gell.** Bei einem xenogenen Transplantat kann es auf diese Weise bereits innerhalb weniger Minuten zu einer fulminanten Abstoßung kommen. Die wesentlichen Orte der hyperakuten Abstoßung sind kleine bis mittelgroße Arterien im Transplantat, in denen es zur Thrombosierung kommt.
- **Akute Abstoßung:** Sie wird zum Großteil durch T-Zellen und zu einem geringeren Teil durch Antikörper vermittelt. Damit entspricht sie im Wesentlichen einer **Typ-IV-Hypersensitivitätsreaktion** und beginnt frühestens 1 Woche nach der Transplantation. Ihr Charakteristikum ist noch mehr als bei der hyperakuten Abstoßung die **Transplantatvaskulopathie.**
- **Chronische Abstoßung:** Innerhalb von Monaten bis Jahren kommt es zu einer schleichenden Zerstörung des Transplantats. Der genaue Pathomechanismus ist noch nicht geklärt, allerdings wird eine Typ-III-Reaktion nach Coombs und Gell mit Ablagerungen von Ag-Ak-Komplexen als wahrscheinlich angesehen.

Neben diesen **Host-versus-graft-Reaktionen** kann es insb. nach Transplantation eines Gewebes mit reichlich Lymphozyten und mononukleären Phagozyten (z. B. Knochenmarktransplantation) oder einer Transplantation auf einen immunsupprimierten Empfänger (z. B. nach Chemotherapie) auch zu einer **Graft-versus-host-Reaktion** mit entzündlicher Manifestation in der Lunge, dem Darm, der Haut und weiteren inneren Organen kommen.

Diagnostik

Mittels Antiseren von mehrgebärenden Frauen, der gemischten Leukozytenkultur und der PCR-gestützten molekulargenetischen Typisierung wird zunächst das Immunprofil von Empfänger und Spender ermittelt. Anschließend wird das Serum des Empfängers mit Lymphozyten des Spenders inkubiert **(Crossmatch).** Diese Kreuzprobe wird zum Ausschluss einer Vorsensibilisierung des Empfängers gegen Alloantigene des Spenders kurz vor Transplantation durchgeführt.

Therapie

- **Hyperakute Abstoßung:** Hier kann eine Plasmapherese versucht werden (Elimination der Antikörper), allerdings mit geringer Erfolgsaussicht.

- **Akute Abstoßung:** Hier kommen hochdosiert Glukokortikoide (1. Blockierung des Transkriptionsfaktors NF-κB → Zytokine IL-1, IL-2, IL-6 und TNF-α ↓↓, Chemokine IL-8 und MCP-1 ↓↓, Komplementfaktor B ↓↓, 2. Blockierung der Phospholipase A_2 → Prostaglandine, Prostazykline, Thromboxan A_2 und Leukotriene ↓↓ und 3. Aktivierung von Genen, die für antiinflammatorische Moleküle kodieren [z. B. das Gen für IL-10]), Antikörper gegen CD3 (z. B. Muromonab), Antikörper gegen Lymphozyten (z. B. Antilymphozytenserum, ALS), die Produktion von IL-2-hemmende Substanzen (z. B. Ciclosporin A und Tacrolimus) oder die Reaktion auf IL-2 bremsende Substanzen (z. B. Rapamycin) zum Einsatz. Daneben werden Nukleinsäureantagonisten (z. B. Azathioprin oder Mycophenolatmofetil) und die Ganzkörperbestrahlung angewandt, die insb. die sich schnell teilenden Zellen wie B- und T-Zellen schädigen.
- **Chronische Abstoßung:** Hier bietet sich letztendlich nur eine erneute Transplantation an.

Autoimmunkrankheiten

Unter diesem Begriff werden Erkrankungen subsumiert, bei denen es zum Zusammenbruch der Toleranz gegenüber dem eigenen Körper kommt. Bei der Bildung von B- und T-Zellen kommt es immer auch zur Produktion autoreaktiver Zellen. Normalerweise besitzt unser Körper allerdings die Fähigkeit, diese Zellen zu beseitigen:

- Er eliminiert B- und T-Zellen mit dem Potenzial, gegen eigenes Gewebe zu reagieren. Zum Teil werden diese Zellen allerdings auch nur inaktiviert, was die Herkunft gewisser autoreaktiver Klone erklären könnte.
- Er sezerniert suppressive Zytokine (z. B. IL-10 und TGF-β) und Hormone (z. B. Kortisol), die eine überschießende Immunantwort hemmen.
- Er blockiert die Prozessierung und Präsentation gewisser körpereigener Proteine und sequestriert vorhandene Autoantigene.
- Autoreaktiven T- und B-Zell-Klonen werden keine adäquaten kostimulatorischen Signale präsentiert, sodass diese Zellen anerg bleiben.

In Kenntnis dessen kann es unter folgenden Bedingungen zum Zusammenbruch der Toleranz gegen das Selbst kommen:

- Inaktivierte T- und B-Zell-Klone können „entblockt" werden.
- Antigene gewisser Krankheitserreger, die eine große Ähnlichkeit mit körpereigenen Strukturen haben, führen zur Aktivierung von B- und T-Zellen, die dann auch mit ähnlichen Strukturen im Körper reagieren (z. B. kann ein Infekt mit Streptokokken der Gruppe A (GAS) zur Bildung von Antikörpern führen, die dann ein **rheumatisches Fieber,** eine **akute Glomerulonephritis** u. Ä. auslösen).
- Eine Infektionskrankheit, die zur Aktivierung einer großen Anzahl von B- und T-Zell-Klonen führt, erhöht das Risiko, dass sich darunter auch autoreaktive Klone befinden **(polyklonale Aktivierung).** Gehäuft finden sich diese Phänomene bei Infektionen mit *Mycobacterium leprae* und dem Epstein-Barr-Virus (EBV).
- Eine chronische Produktion proinflammatorischer Zytokine ist ebenfalls in der Lage, eine große Anzahl verschiedener B- und T-Zell-Klone zu aktivieren, was natürlich das Risiko erhöht, dass sich unter den aktivierten Klonen ein autoreaktiver Klon befindet.
- Störung der Apoptose in autoreaktiven B- und T-Zellen

Organspezifische Autoimmunerkrankungen (Beispiele)

- **Myasthenia gravis:** Durch die Bildung von Antikörpern gegen den Acetylcholinrezeptor an der motorischen Endplatte kommt es zur schlaffen Lähmung der betroffenen Muskeln. Häufig kombiniert mit einer Thymushyperplasie. Therapie: Thymusexstirpation
- **Morbus Basedow** (Syn. Graves' disease): Hierbei kommt es zur Ak-Bildung gegen den TSH-Rezeptor mit Ausbildung einer Hyperthyreose. Therapie: Thyreostatika, Radioiodtherapie oder subtotale Schilddrüsenresektion

Organunspezifische Autoimmunerkrankungen (Beispiele)

- **Systemischer Lupus erythematodes** (SLE): Hierbei werden antinukleäre Antikörper (ANA) und des Weiteren Autoantikörper gegen DNA gebildet. Therapie: Chloroquin, Ciclosporin A und Steroide
- **Progressive systemische Sklerodermie:** Hierbei kommt es zur Bildung von ANA, Anti-Zentromer-Antikörpern und Antikörpern gegen eine DNA-Topoisomerase (Scl-70). Therapie: Chloroquin, Kalziumantagonisten, Steroide und Immunsuppressiva

Immunmangelsyndrome

Primäre Immundefekte

Bei diesen angeborenen Immundefekten kommt es zu frühen Infekten mit ungewöhnlichen Erregern, insb. solchen, die nur bei Fehlen einer ausreichenden Abwehr auftreten (opportunistische Erreger). Sie treten mit einer Prävalenz von 1/500 Neugeborenen auf.

Primäre B-Zell-Defekte

- **Transitorische Hypogammaglobulinämie:** Hierbei kommt es zu einer entwicklungsverzögerten Ak-Bildung (insb. IgG), die maximal bis zum 2. Lj. besteht. Es wird eine familiäre Komponente vermutet, und diese Erkrankung tritt vermehrt bei Frühgeborenen auf. Gehäuft kommt es zu Infekten der Nasen- und Nasennebenhöhlen sowie der Lunge. Therapie: Antibiotika und in schweren Fällen Ig-Substitution
- **IgG-Subklassen-Mangel:** Wenn es überhaupt zu Symptomen kommt, dann v. a. unter der häufigsten Form, dem IgG_2-Mangel (Infektionen der Lunge).

- **Selektiver IgA-Mangel:** Er wird autosomal-dominant oder -rezessiv vererbt und tritt mit einer Prävalenz von ca. 1:500 auf.
- **Agammaglobulinämie Typ Bruton:** Sie wird X-chromosomal-rezessiv vererbt und beruht auf einer Mutation einer B-Zell-spezifischen Tyrosinkinase. Wenn der mütterliche Nestschutz mit IgG nachlässt, kommt es zu lebensbedrohlichen bakteriellen Infektionen (Sepsis, Meningitis). Therapie: Ig-Substitution. Es besteht eine absolute Kontraindikation gegen eine Lebendimpfung (im Gegensatz zu den drei o. g. primären B-Zell-Defekten).

Primäre T-Zell-Defekte

- **DiGeorge-Syndrom:** Aufgrund einer Mikrodeletion am Genort 22q11.2 kommt es zu einer Fehlentwicklung der 3. und 4. Schlundtasche mit Thymusaplasie, kombinierter T-Zell-Lymphopenie, Hypoparathyreoidismus, kraniofazialer Dysmorphie und Herz- sowie Gefäßfehlern (z. B. einer Fallot-Tetralogie). Therapie: KM- und Thymustransplantation sowie symptomatisch Kalzium- und Vitamin-B-Gabe

Kombinierte B- und T-Zell-Defekte

- **Wiskott-Aldrich-Syndrom:** Bei dieser X-chromosomal-rezessiven Erkrankung kommt es zu einem variablen Ig-Mangel, kombiniert mit einer T-Zell-Lymphopenie und einer Thrombopenie. Therapie: KM-Transplantation, Splenektomie und symptomatisch Antibiotika
- **Severe combined immunodeficiency** (SCID): Bei diesem schwersten Immunmangelsyndrom kommt es meist zu einem vollständigen Fehlen der spezifischen Immunität. Man unterscheidet zwei Formen: den autosomal-rezessiven **Typ Schweizer,** bei dem die B- und T-Zellen komplett fehlen, und den auf einem Adenosindesaminasemangel beruhenden **X-chromosomal-rezessiven Typ,** bei dem lediglich die T-Zellen fehlen. Therapie: KM-Transplantation
- **Louis-Bar-Syndrom** (Ataxia teleangiectatica): Bei diesem autosomal-rezessiven Syndrom, das auf der Mutation einer Proteinkinase beruht, kommt es zu einer progressiven zerebellären Ataxie, okulokutanen Teleangiektasien, einer T-Zell-Reduktion und einem Ig-Mangel. Therapie: Ig-Substitution

Phagozytendefekte

Bei diesen autosomal-rezessiven Defekten kommt es zur einer variablen begleitenden Granulozytopenie und rezidivierenden Infekten mit *Staphylococcus aureus* und *Aspergillus* spp.

Komplementfaktorenmangel

Ein Mangel an den Komplementfaktoren C1–C5 führt zum verstärkten Auftreten von Immunkomplexerkrankungen, ein Mangel an den Faktoren C5–C9 zu rezidivierenden Neisserieninfekten (Meningokokken und Gonokokken) und ein C1-Inhibitor-Mangel zum angioneurotischen **Quincke-Ödem.**

Tab. 6.3 Ursachen und Auswirkungen des sekundären Immundefekts (Auswahl).

Ursache des sekundären Immundefekts	Granulozyten	Humorale Immunität	Zelluläre Immunität
AIDS	↔	↓	↓
Autoimmunerkrankungen	↔	↑	↓
Bestrahlung	↓	↓	↓
Diabetes mellitus	↓	↔	↔
Exsudative Enteropathie	↔	↓	↔
Leukämie	↔	↓	↔
Mangelernährung (allgemein)	↓	↓	↓
Masern	↔	↔	↓
Mononukleose	↔	↓	↓
Nephrotisches Syndrom	↔	↓	↔
Rötelnembryopathie	↔ «	↓ (IgA)	↔
Splenektomie	↓	↔	↔
Steroidhormone	↓	↔	↓
Tuberkulostatika	↔	↓	↔
Verbrennungen	↓	↓	↓
Zytostatika	↓	↓	↓

Sekundäre Immundefekte

Diese sind wesentlich häufiger als die primären Immundefekte und bestehen meist nur für kurze Zeit (▶ Tab. 6.3). Unter einer kausalen Therapie der Grunderkrankung bildet sich i. Allg. auch der Immundefekt zurück. Abhängig vom befallenen Zellsystem kommt es zu unterschiedlichen Erkrankungen:

- **B-Zell-Lymphopenie:** Es treten vermehrt bakterielle Infektionen auf.
- **T-Zell-Lymphopenie:** Es kommt zu vermehrten viralen und mykotischen Infektionen.
- **Granulozytopenie:** Es kommt zu vermehrten bakteriellen, viralen, mykotischen und parasitären Infektionen.

- Man unterscheidet vier Hypersensitivitätsreaktionen: Typ-I oder anaphylaktische Reaktion, Typ-II oder zytotoxische Reaktion, Typ-III oder Immunkomplexreaktion und Typ-IV oder Reaktion vom verzögerten Typ.
- Man unterscheidet drei Transplantatabstoßungsreaktionen: hyperakut (durch vorbestehende Antikörper vermittelt), akut (durch T-Zellen vermittelt) und chronisch (wahrscheinlich durch Ag-Ak-Komplexe vermittelt).
- Unter einer B-Zell-Lymphopenie kommt es vermehrt zu bakteriellen Infekten, unter einem T-Zell-Mangel zu viralen und mykotischen Infekten und unter einer Granulozytopenie zu gehäuften bakteriellen, viralen, mykotischen und parasitären Infekten.

ZUSAMMENFASSUNG

7 EXKURS: BLUTGRUPPENSEROLOGIE

Erythrozyten besitzen auf ihrer Oberfläche eine Vielzahl spezieller genetisch festgelegter Moleküle, die als Alloantigene fungieren. Es gibt mehr als 150 Blutgruppensysteme, die in ihrer Kombination dazu führen, dass kaum zwei Menschen dasselbe Ag-Profil tragen. Da ein Organismus, der ein spezielles Alloantigen entweder nicht oder anders als sein Gegenüber exprimiert, Antikörper gegen das ihm Unbekannte produziert, werden die Blutgruppenalloantigene auch immunologisch interessant, wenn es zu einer Übertragung von Blut zwischen zwei Menschen kommt. Im Folgenden sollen die wichtigsten Blutgruppensysteme besprochen werden, insb. auch, weil sie als starke Immunogene bei einer Bluttransfusion wirken.

Das AB0-Blutgruppensystem

Syn. **ABH-System.** Hierbei handelt es sich um spezielle Glykoproteine oder -lipide, die in die erythrozytäre Membran eingelagert sind. Man bezeichnet diese Substanzen als **Hämagglutinogene.** Gegen diese werden Antikörper produziert, die Agglutinine **(Hämagglutinine).** Es handelt sich v. a. um Antikörper der Klasse IgM (seltener um IgG), welche die Erythrozyten direkt agglutinieren können und Komplement aktivieren **(komplette Antikörper).** Die Gene für die Enzyme, die für die Zusammensetzung von A und B zuständig sind, finden sich auf Chromosom 9, die für die H-Substanz auf Chromosom 19. Aufgrund der Tatsache, dass es in geringem Umfang zur Bildung von IgG-Antikörpern kommt, kann sich eine AB0-Unverträglichkeit zwischen Mutter und Kind (bereits während der Erstschwangerschaft) ausbilden. Im Gegensatz zur Rh-Inkompatibilität (s. u.) tritt die Schädigung des Kinds nie vor der Geburt ein, und es kommt lediglich zur Entstehung eines Ikterus, nicht zu einem Hydrops fetalis. Wichtig ist, dass ab einem Alter von wenigen Lebensmonaten jedes menschliche Individuum über Antikörper gegen die ihm unbekannten Bestandteile des AB0-Systems verfügt, selbst wenn es noch nie mit Fremdblut in Kontakt gekommen ist. Das liegt daran, dass der Säugling Antikörper gegen heterogenetische Antigene von Bakterien aus der menschlichen Darmflora bildet, die mit den Blutgruppenantigenen zumindest teilidentisch sind. Die Merkmale A und B werden autosomal-dominant gegenüber 0 und kodominant zueinander vererbt. Das bedeutet, dass es insgesamt sechs genotypische Merkmale innerhalb des AB0-Systems gibt: AA, A0, BB, B0, AB und 00, die sich zu vier phänotypischen Merkmalen reduzieren: A, B, AB und 0. Individuen mit der Blutgruppe A tragen das Merkmal A auf ihren Erythrozyten und Antikörper mit der Spezifität für B in ihrem Plasma. Träger der Blutgruppe B tragen das Merkmal B auf ihren Erythrozyten und Anti-A-Antikörper in ihrem Plasma. Menschen mit der Blutgruppe AB tragen beide Merkmale auf ihrer Oberfläche und entsprechend keine Antikörper gegen A und B in ihrem Plasma (können als Universalempfänger dienen). Träger der Blutgruppe 0 tragen keine Merkmale für A und B auf ihren Erythrozyten. Sie besitzen die H-Substanz. In ihrem Plasma findet man Anti-A- und Anti-B-Antikörper (die Erythrozyten können im Notfall als Universalspende dienen). Häufigkeiten in der Bevölkerung finden sich in ► Tabelle 7.1.

Tab. 7.1 AB0-Blutgruppenverteilung für Deutschland.

Blutgruppe	Blutgruppenhäufigkeit in der Bevölkerung (%)
A	Ca. 43
B	Ca. 12
AB	Ca. 5
0	Ca. 40

Bei manchen Menschen ist die H-Substanz nicht ausgeprägt. Diese Eigenschaft bezeichnet man als **Bombay-Phänotyp.** Solche Menschen dürfen nur mit Blut transfundiert werden, das ebenfalls negativ für die H-Substanz ist, da es sonst zu schweren hämolytischen Zwischenfällen kommt.

Das Rhesus-System

Innerhalb des ursprünglich bei Rhesusaffen nachgewiesenen Rhesus-Systems (Rh-System) unterscheidet man die wichtigen Antigene C, c, D, E und e. Am Antigen D wird die Eigenschaft **Rh-positiv** oder **Rh-negativ** festgemacht. Sobald ein Merkmal für D nachweisbar ist, spricht man von einem Rh-positiven Träger. Verglichen mit den anderen Merkmalen innerhalb des Rh-Systems (C, c, E, e) findet man zum dominanten Merkmal D keinen rezessiven Partner. Entweder das Merkmal für D ist vorhanden (einfach oder doppelt) oder eben nicht: Dann spricht man von Rh-Negativität. Das zweitstärkste Antigen innerhalb des Rh-Systems ist c. C, E und e sind schwächer immunogen. Die Gene für die Eigenschaften des Rh-Systems werden auf Chromosom 1 vererbt mit Genbereichen für die Eigenschaften C, c, E und e und einem separaten Genbereich für das Merkmal D. Etwa 85 % aller Bundesbürger sind Rh-positiv. Im Gegensatz zum AB0-System findet man insb. Anti-D-Antikörper erst, wenn das Blut mit fremdem Blut in Kontakt gekommen ist (z. B. bei einer D-inkompatiblen Transfusion). Da die Anti-D-Antikörper, obwohl es sich um IgG handelt, nicht in der Lage sind, Komplement zu aktivieren, bezeichnet man sie als **inkomplette Antikörper.** Ein wichtiges Krankheitsbeispiel ist der **Morbus haemolyticus neonatorum.** Unter der Geburt eines Rh-positiven Kinds einer Rh-negativen Mutter kommt es zur Übertragung von kindlichem Blut in den mütterlichen Kreislauf mit der Folge einer Anti-D-Ak-Bildung (in 80 % der Fälle) bei der Mutter. Wird die Mutter nun erneut mit einem Rh-positiven Kind schwanger, so kommt es zum Übertritt der Antikörper in den kindlichen Kreislauf. Die Folge ist, dass die kindlichen Erythrozyten mit den Antikörpern beladen und in der Milz sequestriert werden. Es kommt zur Anämie, Hepatosplenomegalie und im schlimmsten Fall zum sog. **Hydrops fetalis.** Diagnostik: direkter (und indirekter) Coombs-Test. Prävention: Gabe von Anti-D-Antikörpern an die Mutter nach der ersten Geburt. Therapie beim Kind: in leichten Fällen Phototherapie, in schwereren Fällen Austauschtransfusion.

Zum Nachweis der inkompletten, nicht direkt hämolysierenden Antikörper des Rh-Systems eignet sich der **Coombs- oder Antiglobulin-Test.** Man unterscheidet den direkten (Nachweis von bereits mit Antikörpern besetzten Erythrozyten) und den indirekten Coombs-Test (Nachweis von freien inkompletten Antikörpern im Plasma).

Weitere Blutgruppensysteme

Da es sich nur um schwache Alloantigene handelt und gegen sie nur selten Antikörper gebildet werden, sind sie im Vergleich zum AB0- und Rh-System eher unbedeutend. Sie spielen nur eine Rolle, wenn es zu häufigen Bluttransfusionen an Risikopatienten kommt, bei denen eine auch nur schwache Hämolyse, bedingt durch die Produktion von Antikörpern gegen diese Blutgruppensysteme, fatale Folgen haben kann. Beispiele: **Duffy-, Kell-, Kidd- und Lewis-System.**

Die Bestimmung von Blutgruppenmerkmalen

Kommt es zu einer blutgruppenungleichen Transfusion von Blut, so reagieren die plasmatischen Antikörper von Spender und Empfänger mit den Erythrozyten von Spender und Empfänger, wobei am Ende die Agglutination und letztlich die Hämolyse der betroffenen Erythrozyten stehen **(akute hämolytische Transfusionsreaktion,** s. u.). Die Reaktion des Empfängerplasmas mit den Spendererythrozyten bezeichnet man als **Major-Reaktion** und die Reaktion des Spenderplasmas, das nur in begrenzter Menge vorliegt, mit den Empfängererythrozyten als **Minor-Reaktion.** Minor- und Major-Reaktion werden gemeinsam als sog. **Kreuzprobe** vor einer Bluttransfusion in vitro mit abzentrifugierten Erythrozyten von Spender und Empfänger sowie entnommenem Plasma von Spender und Empfänger durchgeführt. Neben dem AB0-System werden hierbei natürlich auch Unverträglichkeiten gegen alle anderen Blutgruppensysteme geprüft. Sie muss alle 3 Tage wiederholt werden. Kurz vor einer Transfusion werden Unverträglichkeiten im AB0-System noch durch den **Bedside-Test** abgeklärt, bei dem mit Empfängerblut überprüft wird, ob die AB0-Blutgruppe korrekt bestimmt wurde und damit zum Erythrozytenkonzentrat (EK) kompatibel ist.

Transfusionszwischenfälle

Immunologisch bedingte Zwischenfälle

- **Akute hämolytische Transfusionsreaktion:** Aufgrund von Unverträglichkeiten in den Blutgruppensystemen kommt es zur Lyse der Erythrozyten mit Fieber, Schüttelfrost, Brustschmerzen, Atemnot und im schlimmsten Fall Schock, Nierenversagen und DIC. Häufigste Ursache: Verwechslung von EK.
- **Febrile, nichthämolytische Transfusionsreaktion:** Ursache sind Unverträglichkeiten im MHC-System des Empfängers gegen die im geringen Maße übertragenen Leukozyten und Thrombozyten. Symptome: leichtes Fieber und Kältegefühl 30 min bis 2 h nach der Transfusion.
- **Allergische Transfusionsreaktion:** Der Empfänger bildet in geringem Maße Antikörper gegen lösliche Proteine im Spenderplasma. Im schlimmsten Falle kommt es zum anaphylaktischen Schock.
- **Posttransfusionspurpura:** 1 Woche nach Transfusion kommt es zur Bildung von Antikörpern gegen die Thrombozyten mit der Folge eines Thrombozytenensturzes und Ausbildung einer hämorrhagischen Diathese.
- **GvHD:** Spenderleukozyten bekämpfen das Empfängergewebe (► Kap. 6, Immunpathologie).
- **TRALI** (Transfusion-related acute lung injury**:** tritt v. a. innerhalb von 6 h nach Infusion von FFP und Thrombozytenkonzentraten auf. Antikörper gegen HLA und insb. gegen HNA (Human neutrophil antigens) führen zur Aktivierung und Agglutination von Granulozyten, die Lungenkapillaren verstopfen. Durch von ihnen ausgeschüttete Enzyme und O_2-Radikale kommt es zu einer Permeabilitätssteigerung der Lungenkapillaren (→ Lungenödem, Hypotonie, Fieber). Letalität: 10 % der Betroffenen.

Nichtimmunologisch bedingte Zwischenfälle

- **Übertragung von Infektionserregern:** Mit folgenden Häufigkeiten kommt es zu einer Übertragung von Krankheitserregern: HBV 1/500.000, HCV 1/700.000, HIV 1/1.700.000, HTLV 1/5.500.000. Daneben kommt es zur Übertragung von CMV sowie selten *E. coli*, *P. aeruginosa* und *T. pallidum.*
- **Zitratintoxikation:** Im Rahmen von Massentransfusionen mit EK kann es aufgrund des enthaltenen Zitrats zur Hypokalzämie und Hypomagnesiämie kommen (Zitrat bildet Komplexe mit Ca^{2+} und Mg^{+}).
- **Hypervolämie:** Erhält ein Patient sehr viele Blutprodukte in kurzer Zeit, so kann sein Körper überschwemmt werden. Gefährdet sind insb. Menschen mit einer Herz- oder Niereninsuffizienz.
- In seltenen Fällen kommt es zur **Hämosiderose** oder **Luft-** oder **Mikroaggregatembolie.**

- Man unterscheidet bis zu 150 Blutgruppensysteme, deren wichtigste das AB0- und das Rh-System sind.
- Unverträglichkeiten im Rh-System lassen sich mit den Coombs-Tests nachweisen.
- Bei der akuten hämolytischen Transfusionsreaktion unterscheidet man die Major-Reaktion und die Minor-Reaktion.

ZUSAMMENFASSUNG

Aktive und passive Immunisierung

Eine **aktive Impfung** (Syn. **Vakzination**), eine Maßnahme der primären Prävention, provoziert die schützende Antikörperbildung im Geimpften. Man unterscheidet:

- **Aktive Lebendimpfung:** Für die Impfung werden weniger „gefährliche" **(attenuierte)** Erreger als der Erregerwildtyp eingesetzt. Eine alleinige Impfung reicht i. d. R. aus, um eine **Grundimmunierung,** also die schützende erstmalige Antikörperbildung auszulösen. Eine zweite Impfung findet dennoch statt, um evtl. bestehende Impflücken zu schließen.
- **Totimpfstoffe (inaktivierte Impfstoffe):** Eingesetzt werden entweder ganze inaktivierte Erreger, lediglich wichtige antigene Bestandteile oder inaktivierte Erregertoxine, die Toxoide **(Toxoidimpfstoffe).** Letztere werden entweder durch Formalin und Wärme inaktiviert oder durch Aluminiumphosphat gefällt **(Präzipitatimpfstoff).** Um schützende Antikörper nicht nur im Rahmen der Grundimmunisierung, sondern auch während des weiteren Lebens bilden zu können, muss eine Impfung regelmäßig aufgefrischt werden **(Boosterimpfung).**
- **Adsorbatimpfstoffe:** Vor allem inaktivierte Virusimpfstoffe und Toxoidimpfstoffe werden an einen Träger gebunden, der seine antigene Potenz verstärkt (deshalb auch als **Adjuvanz** bezeichnet). Ein wichtiges Adjuvanz ist das **Aluminiumhydroxid.**
- **Konjugatimpfstoffe:** Gereinigte Polysaccharide von kapseltragenden Bakterien werden mit einer Proteinkomponente (z. B. Diphtherie- oder Tetanustoxoid) verbunden („konjugiert"), um insb. das Immunsystem von Säuglingen und Kindern unter 2 Jahren zu überlisten. Menschen dieses Alters produzieren nur in geringem Maße schützende Antikörper gegen Polysaccharide, da diese T-Zell-unabhängige Antigene darstellen. Aber genau diese Polysaccharide sind es, welche die Gefährlichkeit der Erreger ausmachen. Durch die Proteinkomponente wird der junge Körper allerdings gezwungen, in großem Maße schützende Antikörper zu bilden und ein schützendes Immungedächtnis aufzubauen.
- **Kombinationsimpfstoffe:** Verimpft werden vom Impfstoffhersteller kombinierte Antigen- oder Erregerkombinationen in einer Impfstoffdosis.

Eine Übersicht über Beispiele verschiedener Impfstofftypen zeigt ▶ Tabelle 8.1. Gemäß der **STIKO** (ständige Impfkommission am **Robert Koch-Institut, RKI**) und dem **§ 20 (3) des Infektionsschutzgesetzes (IfSG)** empfehlen die obersten Gesundheitsbehörden der Bundesländer in Deutschland eine ganze Reihe von Impfungen öffentlich (**Standardimpfungen,** ▶ Tab. 8.2). Langfristiges Ziel hiermit kann nur sein, die genannten Infektionskrankheiten auszurotten. Mittelfristig führen hohe Durchimpfungsraten gegen die genannten Erreger zur **Herdenimmunität.** Das bedeutet, dass hohe Durchimpfungsraten zu einem allmählichen Verschwinden des Erregerreservoirs führen und somit mehr oder minder ein Impfschutz der Gesamtbevölkerung besteht, also nicht nur für den großen Teil der Geimpften.
Neben den Standardimpfungen existiert die Gruppe der **Indikationsimpfungen.** Dazu gehören die Impfungen gegen:

- Cholera, Gelbfieber und Typhus (bei Expositionsrisiko, z. B. im Urlaub)
- Hepatitis A (bei Expositionsrisiko, z. B. am Arbeitsplatz oder im Urlaub)
- FSME und Tollwut (für besonders Exponierte in Risikogebieten, z. B. Förster, und generell Risikopersonen, z. B. Tierärzte)
- Rotaviren (für Säuglinge und Kleinkinder, die vermehrt Kontakt zu anderen Säuglingen und Kleinkindern haben)

Die meisten aktiven Impfungen erfolgen intramuskulär (in den M. deltoideus, bei Kindern in den M. vastus lateralis; der M. gluteus maximus ist für aktive Immunisierungen obsolet). Einige aktive Impfungen erfolgen oral (**Schluckimpfungen,** z. B. Cholera- und Rötelnlebendimpfungen), andere intradermal (z. B. BCG-Impfung, ist nicht mehr im Einsatz).
Bei einer **passiven Impfung** (**passive Immunisierung,** geliehene Immunantwort) werden fertige Antikörper verimpft. Da daraufhin keine eigene Immunantwort vom Körper (in Form von Antikörpern) aufgebaut wird, handelt es sich streng genommen auch um keine Impfung. Sie wird als Notfallmaßnahme nach Kontakt mit einem Erreger bzw. Antigen im Rahmen der **Postexpositionsprophylaxe** eingesetzt und ist damit eine Maßnahme der Sekundärprävention. Der Impfeffekt hält so lange an, bis diese Ig

Tab. 8.1 Impfstofftypen und Beispiele.

Impfstofftyp	Beispiele
Aktive Lebendimpfung	Masern (M), Mumps (M), Röteln (R), Varizellen (V), Gelbfieber, Rotavirus, Cholera- und Typhuslebendimpfstoff
Totimpfstoff (ganze inaktivierte Erreger)	Hepatitis A, FSME, inaktivierte Poliovakzine (IPV), Influenza, Poliomyelitis, Tollwut, Cholera- und Typhus-Totimpfstoff
Totimpfstoff (Erregerbestandteile)	Meningokokken- und Pneumokokken-Polysaccharidimpfstoff, Hepatitis-B-Impfung (HB, gentechnisch hergestelltes HB-surface-Antigen), azelluläre Pertussisvakzine (aP), Influenza (Spaltvakzine), humane Papilomaviren (HPV)
Totimpfstoff (Toxoide)	Diphtherie (D)- und Tetanusimpfung (T)
Adsorbatimpfstoffe	Influenza (Spalt-, Split- oder Subunitimpfstoff)
Konjugatimpfstoffe	*Haemophilus influenzae* Typ b (Hib), Meningokokken Typ C, Pneumokokken 7-valent (P)
Kombinationsimpfstoffe	DT, DTaP, DTaPHibIPVHB-(P), MM, MMR, MMRV

durch den Geimpften abgebaut bzw. inaktiviert worden sind. Innerhalb dieser verabreichten **Antiseren** unterscheidet man **homologe** (humanisierte, gentechnisch hergestellte Antikörper), **heterologe** (von Tieren gewonnen) und **Hyperimmunglobuline** (aus Spenderblut mit sehr hohen Antikörpertitern gewonnen). Verabreicht werden Antiseren meist in den M. gluteus maximus, bei kombinierter Gabe mit einem Aktivimpfstoff, der in den M. deltoideus gespritzt wird, in den kontralateralen Muskel.

Rahmenbedingungen

Zu der von einem Arzt durchgeführten Impfung gehört nach der STIKO noch eine Reihe von Leistungen, die bei jeder Impfung erfolgen müssen. Gemeinsam werden sie als **Impfleistungen** bezeichnet:

- Vermittlung von Informationen hinsichtlich Symptomen und Risiken der Erkrankung, gegen die geimpft werden soll, Nutzen und Risiken der Impfung sowie Beginn und Dauer des Impfschutzes (Sind Auffrischimpfungen bzw. Wiederholungsimpfungen nötig und wenn ja, wann?)
- Anamnestischer Ausschluss aktuell bestehender akuter schwerer Erkrankungen. Folgenden Situation sind jedoch keine Kontraindikationen gegen eine Impfung:
  - Antibiotikaeinnahme (mit Ausnahme bakterieller Lebendimpfstoffe)
  - Leichte grippale Infekte (selbst wenn sie mit Körpertemperaturen ≥ 38,5 °C einhergehen)
  - Bestehende chronische Erkrankungen
  - Immunschwäche (mit Ausnahme von Lebendimpfungen)
  - Bei Kindern vorbekannte Fieberkrämpfe
- Anamnestischer Ausschluss vorbestehender Allergien (allgemein), Unverträglichkeiten bei bisherigen Impfungen (Ebenfalls Allergien?)
- Ganz wichtig: abschließende Dokumentation der erfolgten Impfung

Tab. 8.2 Aktueller Impfkalender (Stand: August 2011) zu den Standardimpfungen (nach Empfehlungen der STIKO am RKI).

Säuglinge und Kleinkinder bis 2 Jahre					
Impfung	**Alter in Monaten**				
	2	**3**	**4**	**11–14**	**15–23**
Tetanus	G1	G2	G3	G4	
Diphtherie	G1	G2	G3	G4	
Pertussis	G1	G2	G3	G4	
Haemophilus influenzae Typ B	G1	G2[a)]	G3	G4	
Poliomyelitis	G1	G2[a)]	G3	G4	
Hepatitis B	G1	G2[a)]	G3	G4	
Pneumokokken	G1	G2	G3	G4	
Menigokokken				G1 (ab 12 Monaten)	
Masern, Mumps, Röteln				G1	G2
Varizellen				G1	G2

Kinder ab 5 Jahren, Jugendliche und Erwachsene					
Impfung	**Alter in Jahren**				
	5–6	**9–11**	**12–17**	**Ab 18**	**Ab 60**
Tetanus	A1	A2		A (ggf. N) Auffrischimpfung jeweils 10 Jahre nach der vorangegangenen Dosis. Die nächste fällige Td-Impfung einmalig als Tdap- bzw. bei entsprechender Indikation als Tdap-IPV-Kombinationsimpfung	
Diphtherie	A1	A2			
Pertussis	A1	A2			
Poliomyelitis		A1		Ggf. N	
Hepatitis B	N				
Pneumokokken					S[b)]
Menigokokken	N				
Masern	N			S[c)]	
Mumps, Röteln	N				
Varizellen		N			
Influenza					S jährliche Impfung
Humanes Papillomavirus (HPV)			G1–G3 Standardimpfung für Mädchen und junge Frauen		

G = Grundimmunisierung, A = Auffrischung, S = Standardimpfung, N = Nachholimpfung (Grundimmunisierung aller noch nicht Geimpften bzw. Komplettierung einer unvollständigen Impfserie). a) Bei Anwendung eines monovalenten Impfstoffes kann diese Dosis entfallen. b) Einmalige Impfung mit Polysaccharid-Impfstoff, Auffrischimpfung nur für bestimmte Indikationen empfohlen. c) Einmalige Impfung für alle nach 1970 geborenen Personen ≥ 18 Jahre mit unklarem Impfstatus, ohne Impfung oder mit nur einer Impfung in der Kindheit, vorzugsweise mit einem MMR-Impfstoff.

Umgang mit dem Impfstoff
Der Impfstoff ist bei 2–8 °C zu lagern, darf aber nicht eingefroren werden (würde zur Denaturierung von Proteinantigenen oder dem Absterben bzw. der Inaktivierung von Erregern in Lebendimpfstoffen führen). Auf der anderen Seite muss bei Lebendimpfstoffen (und auch einigen Totimpfstoffen) immer auf die Einhaltung der Kühlkette geachtet werden. Man darf nicht eigenständig verschiedene Impfstoffe mischen, nur die von den Impfstoffherstellern entwickelten Kombinationsimpfstoffe dürfen verabreicht werden. Vor der Injektion muss auf ein vollständiges Abtrocknen des Desinfektionsmittels an der Injektionsstelle gewartet werden. Nur trockene Kanülen dürfen zum Einsatz kommen.

Der Impferfolg, also die Bildung schützender Antikörper durch den Körper, wird durch die gleichzeitige Gabe von Impfstoffen nicht gefährdet. Kann das nicht erfolgen, so muss bei der Verabreichung von viralen Lebendimpfstoffen ein Abstand von 4 Wochen zu vorangegangenen oder andersartigen viralen Lebendimpfungen eingehalten werden. Bei Totimpfstoffen ist dieser Abstand weder untereinander noch zu Lebendimpfungen nötig. Hier gilt nur die Auflage, dass ggf. auftretende Impfreaktionen vorangegangener Impfungen abgeklungen sein sollten, bevor irgendein Impfstoff erneut verabreicht wird.
Ein weiterer wichtiger Grundsatz ist, dass die Impfabstände im Rahmen der Grundimmunisierung gegen einen Erreger möglichst eingehalten werden sollten, um einen sicheren und lang andauernden Impferfolg zu garantieren. Insb. sollten diese Abstände nicht stark unterschritten werden. Andererseits gibt es keine unzulässig großen Impfabstände, auch nicht im Rahmen einer Grundimmunisierung. So muss z. B. eine jahrelang unterbrochene, nicht zu Ende geführte Grundimmunisierung nicht erneut begonnen werden. Auch eine Jahre zurückliegende Impfung zählt also und diese Grundimmunisierung kann auch später zu Ende geführt werden. Kostenträger für die öffentlich empfohlenen Impfungen in Deutschland ist die Krankenkasse. Eine Impfpflicht besteht nicht. Tritt jedoch eine lebensbedrohliche Infektionskrankheit epidemisch auf, gegen die geimpft werden kann, so darf laut **§ 20 (6) IfSG** durch das Bundesministerium für Gesundheit nach Zustimmung des Bundesrats eine Rechtsverordnung erlassen werden, die zur Impfung gegen den entsprechenden Erreger verpflichtet.

Nebenwirkungen von Impfungen

Impfreaktionen

Zu allererst kann es zu **Lokalreaktionen** an der Injektionsstelle des Impfstoffes kommen. Das können Rötung, Schwellung und Schmerzen sein. Daneben können **Allgemeinreaktionen** auftreten, wie leichtes Fieber, Kopf- und Gliederschmerzen. Diese treten typischerweise innerhalb von 72 h nach der Impfung auf. Lokal- und Allgemeinreaktion werden gemeinsam als Impfreaktion bezeichnet.

Impfkomplikationen

Impfkomplikationen gehen klinisch über eine leichte Impfreaktion hinaus. Dazu wird z. B. die **Impfkrankheit** gerechnet (z. B. Impfmasern infolge der MMR-Impfung). Außerdem gehört die **Reaktion auf Begleitstoffe** (► Tab. 8.3) des Impfstoffes dazu, die im schlimmsten Fall in einen anaphylaktischen Schock mündet. Besonders gravierend kann die Reaktion auf enthaltenes Hühnereiweiß sein.

In der Anamnese immer fragen, ob eine Hühnereiweißallergie bekannt ist!

Treten nach einer Impfung Symptome entsprechend einer Impfkomplikation auf, bei denen auch tatsächlich ein ursächlicher Zusammenhang zu der vorangegangenen Impfung vermutet wird, so ist diese durch den Arzt nach **§ 6 (3) IfSG** an das zuständige Gesundheitsamt zu melden. Von dort erfolgt eine Meldung an das **Paul-Ehrlich-Institut (PEI)**. Bestätigt sich die Impfkomplikation, handelt es sich um eine öffentlich empfohlene Impfung und ist bei dem Patienten hierdurch eine ärztliche Behandlung nötig, so werden die Kosten durch die **Versorgungsämter der Bundesländer** übernommen und nicht durch die Krankenkassen.

Tab. 8.3 Begleitstoffe und Beispiele für entsprechende Impfstoffe.

Begleitstoff	Impfstoff, in dem er enthalten ist
Adjuvanz (z. B. Aluminiumphosphat)	Tetanus
Antibiotika (z. B. Aminoglykoside oder Tetrazykline)	FSME, Influenza, MMR, Tollwut
Hühnereiweiß	FSME, Gelbfieber, Influenza, MM, Tollwut
Organische Quecksilberverbindungen (z. B. Thiomersal)	Diphtherie, FSME, HB, Hib, Influenza, Tetanus
Phenol	Cholera, Pneumokokken

Impfung besonderer Personengruppen

Operierte

Für zu operierende Personen (ohne weitere Komplikationen und bei elektiven Eingriffen) gilt, dass zur vorherigen Gabe eines Lebendimpfstoffes mindestens ein Intervall von 14 Tagen besteht, für Totimpfstoffe sollten ein Drei-Tage-Intervall nicht unterschritten werden. Nach der Operation sollten sowohl Lebend- als auch Totimpfstoffe frühestens erst wieder nach 6 Wochen verabreicht werden.

Schwangere

Generell kontraindiziert sind in der Schwangerschaft Lebendimpfstoffe. Getrost geimpft werden darf allerdings gegen Diphtherie, FSME, Hepatitis B, Influenza, Pneumokokken, Polio (IPV), Tetanus, Tollwut (als Postexpositionsprophylaxe, s. u.). Nur nach strenger Indikationsprüfung darf auch in der Schwangerschaft gegen Cholera (Totimpfstoff), Gelbfieber (allerdings auf keinen Fall im 1. Trimenon!), Hepatitis A, Meningokokken, Tollwut (präexpositionell) und Typhus (Totimpfstoff) geimpft werden.

Chronisch Kranke

Die öffentlich empfohlenen Impfungen sind nicht nur möglich, sondern auch für die Patienten besonders ratsam (z. B. bei fortgeschrittenen Lungenerkrankungen und Influenza- und Pneumokokkenimpfungen). Einschränkungen gelten allerdings für Lebendimpfstoffe, sofern die chronische Erkrankung mit einem Immundefekt einhergeht (z. B. bei fortgeschrittenen Lebererkrankungen).

Immunsupprimierte und HIV-Infizierte

Grundsätzlich sind für alle Immunsupprimierte zunächst einmal alle Totimpfstoffe geeignet. Lebendimpfstoffe sind zu vermeiden. Es drohen sonst Impfkrankheiten mit möglicherweise schweren Komplikationen. Bei HIV-Infizierten gelten immunologisch zwei verschiedene Situationen. Ist die HIV-Infektion symptomatisch und/oder die Zahl CD4-positiver T-Zellen liegt bei unter 200/µl, so gelten die gleichen Auflagen wie bei Immunsupprimierten. Sind Patienten asymptomatisch und die CD4-positiven T-Zellen > 200/µl, so ist die Gabe von Lebendimpfstoffen nicht nur möglich, sondern auch ratsam.

Postexpositionsprophylaxe

Für den Kontakt mit einigen gefährlichen Erregern existieren von der STIKO empfohlene feste Impfrichtlinien zu Durchführung einer Postexpositionsprophylaxe nach erfolgtem Kontakt. Bei folgenden Patienten sollte sofort Blut abgenommen werden und der Anti-HBs-Wert bestimmt werden:

- Personen, die sich mit wahrscheinlich HBV-verunreinigten Materialien verletzt haben und bei denen entweder kein Impfschutz/unvollständiger Impfschutz besteht
- Personen, die bekannterweise Low- oder Non-Responder auf die Impfung sind
- Personen, bei denen die letzte Impfung gegen HBV mehr als 10 Jahre zurückliegt
- Personen, bei denen der Impferfolg serologisch nie kontrolliert wurde

Anhand dessen entscheidet sich, wie die Postexpositionsprophylaxe aussieht (► Tab. 8.4). Ist bei der o. g. Personengruppe innerhalb von 48 h nach der Verletzung keine Titerkontrolle möglich, so ist eine kombinierte aktive und passive Immunisierung notwendig.

Für die Tetanuspostexpositionsprophylaxe wird zum einen anhand der erfolgten Impfvorgeschichte (bisher Impfungen erhalten: Ja/nein? Wie viele bisherige Impfungen?) und zum anderen anhand des Wundentyps (saubere/kleinflächige Wunden werden tiefen und verschmutzten Wunden gegenübergestellt) differenziert vorgegangen (► Tab. 8.5). Angemerkt sei, dass bei der aktiven Immunisierung laut STIKO die Dreifachimpfung DTaP statt einer isolierten Tetanusimmunisierung empfohlen wird. Analog zur prophylaktischen Impfung gemäß Impfkalender sollte ab einem Alter von 6 Jahren die Dreifachkombination mit reduzierter Diphtherie- und azellulärer Perussiskomponente für die aktive Immunisierung verwendet werden.

Tab. 8.4 Postexpositionsprophylaxe gegen das Hepatitis-B-Virus (nach Empfehlungen der STIKO).

Anti-HBs-Titer im Blut (in IE/l)	Aktive Immunisierung notwendig?	Passive Immunisierung notwendig?
≥ 100	Nein	Nein
≥ 10 und < 100	Ja	Nein
< 10	Ja	Ja

Tab. 8.5 Tetanus-Postexpositionsprophylaxe (nach Empfehlungen der STIKO). 1: es sei denn, die letzte Impfung liegt mehr als 10 Jahre zurück; 2: es sei denn, die Verletzung liegt länger als 24 h zurück; 3: es sei denn, die letzte Impfung liegt länger als 5 Jahre zurück.

Bisher erhaltene Tetanusimpfdosen	Oberflächliche, kleine und saubere Wunde		Tiefe, verschmutzte Wunde	
	Aktive Immunisierung nötig?	Passive Immunisierung nötig?	Aktive Immunisierung nötig?	Passive Immunisierung nötig?
Unbekannt	Ja	Nein	Ja	Ja
Keine oder eine	Ja	Nein	Ja	Ja
Zwei	Ja	Nein	Ja	Nein (2)
Drei oder mehr	Nein (1)	Nein	Nein (3)	Nein

Tab. 8.6 Tollwut-Postexpositionsprophylaxe (entsprechend Empfehlungen der STIKO). Info: Impfstoffköder werden in Tollwutendemiegebieten zur oralen Immunisierung von Füchsen ausgelegt.

Expositionsgrad	Exposition gegenüber:		Form der Prophylaxe
	Tollwutverdächtiges/krankes Zier	Tollwutimpfstoffköder	
I	Füttern, berühren eines Tieres, belecken lassen durch das Tier (bei intakter Haut)	Berühren (bei intakter Haut)	keine
II	Knabbern, kratzen des Tieres, belecken lassen durch das Tier (bei defekter Haut)	Impfflüssigkeit eines beschädigten Köders gelangt auf defekte Haut	aktive Immunisierung
III	Bissverletzung, starke Kratzwunden durch das Tier, Schleimhautkontamination (Auge, Mundhöhle) durch Speichel des Tieres	Impfflüssigkeit eines beschädigten Köders gelangt auf Schleimhäute (Auge, Mundhöhle) oder frische Hautverletzungen	Aktive Immunisierung plus einmalige passive Immuniserung (20 IE/kg KG) parallel zur ersten Gabe des Totimpfstoffes

Ein weiteres wichtiges Regime für eine Postexpositionsprophylaxe existiert für die Tollwut (► Tab. 8.6). Anzumerken bleibt, dass bei einem Expositionsgrad III ein Großteil des Tollwut-Immunglobulins in und um die Wunde instilliert wird und nur der Rest i. m. gegeben wird. Parallel ist immer auch an eine Tetanus-Postexpositionsprophylaxe zu denken.

Neu entwickelte und sich in Entwicklung befindliche Impfstoffe

Seit 2006 sind die beiden Impfungen gegen humane Papillomaviren und Rotaviren auf dem Markt und werden von der STIKO zur Verwendung empfohlen. In Entwicklung befinden sich weiterhin (allerdings noch lange nicht einsatzbereit) Impfstoffe gegen Malariaplasmodien und das HI-Virus, ebenso wie gegen das Herpes-simplex-Virus, das Epstein-Barr-Virus und *Helicobacter pylori*.

Weiterführende Informationen

Weitere Informationen rund um das Impfen einschließlich eines aktuellen Impfkalenders finden sich auf den Internetseiten des RKI (www.rki.de). Weiterhin nützliche Informationen insbesondere in Hinsicht auf die Meldung von Impfkomplikationen finden sich auf den Internetseiten des Paul-Ehrlich-Institutes (www.pei.de). Auch medizinischen Laien, die Fragen zu Schutzimpfungen haben, ist der Besuch folgender Internetseiten zu empfehlen: www.impfinformationen.de

- Eine aktive Impfung ist eine Maßnahme der primären Prävention und induziert im Geimpften eine schützende Antikörperbildung.
- Bei der passiven Impfung werden fertige Antikörper verabreicht, eine Immunantwort wird nicht erzeugt. Deshalb handelt es sich streng genommen auch um keine richtige Impfung.
- Impfkomplikationen sollen an die Gesundheitsämter gemeldet werden. Wird durch eine Impfkomplikation bei einer öffentlich empfohlenen Impfung eine ärztliche Behandlung nötig, wird diese durch die Versorgungsämter der Bundesländer bezahlt.

ZUSAMMENFASSUNG

Bakterien sind 0,5–5 µm große Prokaryonten, die sich durch ungeschlechtliche Zweiteilung vermehren (allgemeiner Überblick ► Abb. 9.1). Sie besitzen weder ER, Golgi-Apparat noch Mitochondrien, lediglich das **Mesosom,** das den Mitochondrien ähnelt und eine durch Einfaltung vergrößerte Zone der (inneren) Plasmamembran darstellt, in welche die Atmungskette eingebaut ist. Zur Proteinbiosynthese stehen ihnen 70s-Ribosomen zur Verfügung. Statt eines Kerns mit Kernmembran besitzen Bakterien ein Kernäquivalent **(Nukleoid oder Bakterienchromosom),** das aus einem einzigen zirkulären Doppelstrang aus DNA besteht und frei im Zytoplasma schwimmt. Daneben enthalten viele Bakterien sich autonom replizierende, ringförmige extrachromosomale DNA-Stücke, die sog. **Plasmide.** Diese können im Einzelfall dem Bakterium zu Resistenzen, Fertilität (vermittelt die Fähigkeit zur Konjugation) und der Produktion von Exotoxinen verhelfen. Ein Mittelding aus Nukleoid und Plasmid ist das **Episom,** das wahlweise frei als Plasmid vorliegen oder in das Nukleoid eingebaut werden kann. Zu einer Veränderung des bakteriellen Erbgutes kommt es u. a. durch:

- **Transduktion:** Gentransfer über Bakteriophagen, d. h. Viren, die ausschließlich Bakterien befallen. Im Rahmen des viralen Vermehrungszyklus kommt es oft zur Integration des viralen Genoms in das bakterielle Nukleoid. Bei Befall mehrerer Bakterien kommt es dabei zur Verschleppung kodierender Gene zwischen den Bakterien, die durch die Phagen infiziert werden (v. a. grampositive Bakterien).
- **Konjugation:** Transfer von Plasmiden und Episomen über sog. Sexpili. Die Fähigkeit zur Bildung von Sexpili wird auf Plasmiden kodiert (v. a. gramnegative Bakterien).
- **Transformation:** Aufnahme freier DNA (geschieht seltener, prinzipiell sind aber alle Bakterien hierzu fähig)
- **Transposition:** Übertragung von einzelnen Stücken innerhalb des Nukleoids
- **Mutation:** In aller Regel Punktmutationen

Sauerstoffempfindlichkeit

Es gibt Bakterien, die zur Energiegewinnung durch die Atmungskette (s. o.) unabdingbar auf Sauerstoff angewiesen sind **(obligat aerobe Bakterien).** Daneben gibt es solche, die Sauerstoff vertragen, aber nicht unbedingt darauf angewiesen sind **(fakultativ anaerobe Bakterien),** solche, die nur geringe Mengen an Sauerstoff vertragen **(mikroaerophile Bakterien),** und solche, die nur bei erhöhter CO_2-Konzentration wachsen **(kapnophile Bakterien).** Die letzte Gruppe sind die **obligat anaeroben Bakterien,** die ihre Energie über die Gärung gewinnen und für die Sauerstoff hochtoxisch ist. Sie sind die entwicklungsgeschichtlich ältesten Bakterien. Die Sauerstoffempfindlichkeit ist ein Kriterium zur Klassifikation von Bakterien.

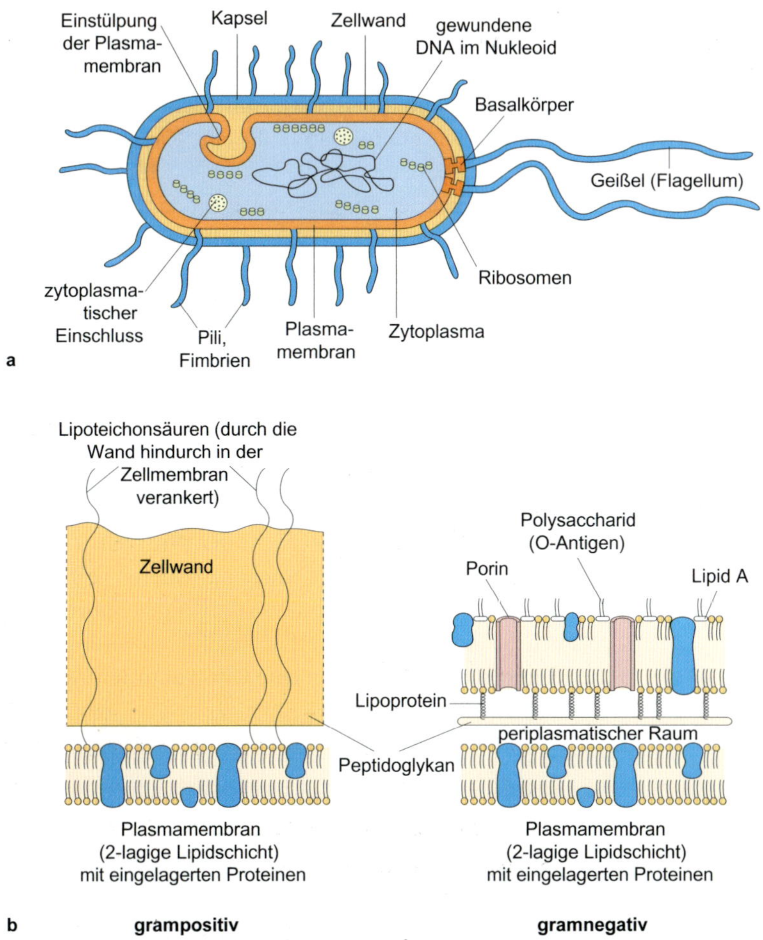

Abb. 9.1: Allgemeiner Aufbau einer Bakterienzelle (a) und unterschiedlicher Zellwandaufbau von grampositiven und gramnegativen Bakterien (b). [2]

Äußere Hülle der Bakterien

Das Zytoplasma eines Bakteriums ist zunächst einmal, wie man es auch von einer menschlichen Zelle kennt, von einer semipermeablen (inneren) Zellmembran (Plasmamembran) umgeben, die als Schutz und Stoffaustauscher dient. Auf dieser Plasmamembran sitzen zellwandsynthetisierende Enzyme, die repetitive Einheiten von N-Acetylmuramin und N-Acetylglucosamin produzieren und zum **Peptidoglykan** (**Murein**) verknüpfen. Dünne Zellwände (gramnegative Bakterien) besitzen ein bis zwei Lagen aus Murein, dicke Wände (grampositive Bakterien) bis zu 40 Lagen.

> Die nach H. C. J. Gram benannte Färbung ergibt sich dadurch, dass Bakterien zunächst mit einem violetten Farbstoff (Gentiana- oder Kristallviolett) angefärbt werden. Anschließend wird versucht, diesen Farbstoff mit Alkohol auszuwaschen. Aufgrund der dichten und dicken Wand bei grampositiven Bakterien gelingt dies nur bei den dünnwandigen gramnegativen Bakterien, die anschließend noch mit dem roten Karbolfuchsin gegengefärbt werden. So stellen sich grampositive Bakterien blauviolett und gramnegative Bakterien rot dar.

Die Lagen bei dünnen Wänden werden meist durch fünf bis sechs Aminosäuren kurze **Peptidbrücken** zwischen zwei N-Acetylmuraminen gehalten. Das Enzym hierfür ist die **Transpeptidase** (Syn. penicillinbindendes Protein, **PBP**). Bei dicken Wänden wird die Verknüpfung zusätzlich durch längere **Pentaglycinbrücken** hergestellt. Gramnegative Bakterien besitzen um ihre Zellwand noch eine äußere Membran **(outer membrane)** und grenzen mit ihr und der inneren Zellmembran den **periplasmatischen Raum** ab. Im periplasmatischen Raum befinden sich also die dünne Zellwand, die hineinragenden PBP und ggf. β-Lactamasen. Die äußere Membran ist nicht aus einer Phospholipiddoppelschicht aufgebaut, sondern trägt auf der Außenseite **Lipopolysaccharide** (Syn. **Endotoxin, LPS,** O-Antigen), die aus jeweils sechs Fettsäuren, die zur inneren Phospholipidschicht gewandt sind (Lipid A), einem Core-Polysaccharid und einer anhängenden O-Polysaccharidseitenkette bestehen (► Abb. 9.2).

> Das Lipid A des LPS bindet an archaische Rezeptoren auf menschlichen Abwehrzellen (TLR), insb. auf Makrophagen. Die Kostimulation von TLR 4 und CD14 auf Makrophagen durch das Lipid A des LPS führt zur Hochregulierung des Transkriptionsfaktors NF-κB, wodurch die inflammatorischen Zytokine IL-1, IL-6 und TNF-α zur Ausschüttung kommen. Diese regulieren PGE_2 im Hypothalamus hoch, was zu Fieber führt.

LPS sind typisch für Spezies und Stamm des Bakteriums. In die äußere Membran sind **Porine** (trimere Proteinkomplexe) integriert, die den Stofffluss durch die Membran kontrollieren (durchlässig für Moleküle mit einem Molekulargewicht [MG] < 1.000 D). Je nach Morphologie der äußeren Umhüllung ergeben sich unterschiedliche Bakterienformen. Sie lassen sich grob in **kokkoid** (kugelförmig), **spiralig, fadenförmig** und **stäbchenförmig** untergliedern. Die Morphologie ist ein weiteres Kriterium, Bakterien zu typisieren:

- Kugelförmige Bakterien: Staphylokokken (Haufenkokken), Streptokokken (Kettenkokken), lanzettförmige Diplokokken (Doppelkokken, z. B. Pneumokokken) und semmelförmige Diplokokken (Neisserien)
- Spiralförmige Bakterien: Spirochäten (z. B. Borrelien, Treponemen)
- Fadenförmige Bakterien: Aktinomyzeten
- Stäbchenförmige Bakterien: keulenförmige Stäbchen (Korynebakterien), plumpe Stäbchen (Enterobakterien) etc.

Oberflächendifferenzierung von Bakterien

Zunächst zu den **Geißeln** (Flagellen, H-Antigen): Sie verhelfen einigen stäbchenförmigen Bakterien zu einer aktiven Bewegung. Das Motorprotein der Geißeln ist das Flagellin. Je nach Anordnung der Geißeln unterscheidet man **polar begeißelte Bakterien,** die entweder eine einzelne endständige Geißel **(monotrich)** oder mehrere Geißeln an einem Ende **(lophotrich)** oder sogar an beiden Enden tragen **(amphitrich).** Neben den polar begeißelten Bakterien gibt es solche, die rundum von Geißeln umgeben sind **(peritrich).** Außerdem existieren Bakterien (grampositiv wie gramnegativ), die eine **Kapsel** aus Polysacchariden bilden. Diese umgibt die Bakterien wie ein Schwamm und bietet Schutz vor der Phagozytose. Liegt das Murein frei, so aktiviert es das Komplementsystem direkt (C3b). C3b kann dann über den CR an Phagozyten gebunden werden, was die Phagozytose erleichtert. Eine Kapsel verhindert dies jedoch. Erst müssen Antikörper gegen die Kapsel gebildet werden (IgG). Diese können dann über den Fc-Rezeptor an Makrophagen oder neutrophile Granulozyten gebunden werden, um das Bakterium doch noch der Phagozytose zugänglich zu machen. Des Weiteren gibt es einige Bakterien, die **Fimbrien** (Pili) auf ihrer Oberfläche ausbilden. Sie können der Anheftung an andere Bakterien (Sexpili) oder an die Oberfläche der Wirtszellen dienen (z. B. *E.-coli*-Pili an das Urothel). Daneben existieren gewisse Bakterien, die unter schlechten Umweltbedingungen **Sporen** ausbilden. Natürlich sind sie keine Oberflächendifferenzierungen im engeren Sinne, sondern betreffen eine Umstrukturierung der gesamten Bakterienzelle. Im Zweifel können diese umweltresistenten Dauerformen mehrere Jahre persistieren, um sich dann günstigenfalls wieder in die vegetative Form umzuwandeln. Als **Listerformen** bezeichnet man lebensfähige zellwandlose Bakterien, die zwar weniger virulent, aufgrund der fehlenden Zellwand aber resistent gegen β-Lactam-Antibiotika sind. Durch das Fehlen der Wand sind sie osmotisch stark vital gefährdet. Sie entstehen häufig durch den Einsatz von β-Lactam-Antibiotika. Daneben gibt es genuine zellwandlose Bakterien (Mykoplasmen), solche, die Wachse in ihre Zellwand eingebaut tragen (Mykobakterien), und solche, die fakultativ in ihren Wirtszellen leben (z. B. Mykobakterien) oder sogar obligat intrazellulär leben (z. B. Chlamydien, Rickettsien etc.).

Antibiotika

Bei den Antibiotika unterscheidet man nach der Wirkung **bakteriostatische** (wachstumshemmende, z. B. Tetrazykline) und **bakterizide** (bakterientötende) Stoffe. Die Bakterizidie lässt sich in eine primäre (direkt toxische, z. B. Aminoglykoside) und sekundäre (durch die Störung des bakteriellen Metabolismus, z. B. β-Lactame) untergliedern. Bakterizide und bakteriostatische Antibiotika werden nie kombiniert gegeben. Hauptnebenwirkungen aller Antibiotika sind Übelkeit, Erbrechen und Diarrhö (durch die Störung der bakteriellen Darmflora), Allergien, Superinfektionen (z. B. mit Pilzen) und Störungen der Blutbildung. Ein allgemeiner Überblick über die Angriffspunkte der Antibiotika findet sich in ▸ Abbildung 9.2. Man unterscheidet grob eine **gezielte** (nach Erregerbestimmung) und eine **kalkulierte** Antibiotikatherapie (aufgrund von Erfahrungswerten, wie z. B. Cotrimoxazol für Harnwegs-, Chinolone für Darm- sowie Tetrazykline für Genitalinfektionen).

Störung der DNA-Synthese bzw. -Organisation

Gyrasehemmer/Topoisomerasehemmer (Chinolone)

Beispiel: Ciprofloxacin. Gyrasehemmer sind breit und oral wirksam. Sie binden an das aktive Zentrum der Topoisomerase. Die Mutation nur einer Aminosäure der bakteriellen Topoisomerase kann zur Resistenz gegen diese Antibiotikaklasse führen. Cave: nicht bei Kindern ≤ 10 Jahre einsetzen (führen zur Schädigung des Gelenkknorpels).

Sulfonamide und Purinsynthesehemmer

Sulfonamide sind Antimetaboliten der Paraaminobenzoesäure und verhindern so die Dihydrofolsäure- und damit die Purinsynthese. Trimethoprim hemmt die Dihydrofolatreduktase, die den Schritt von der Dihydrofolsäure zur Tetrahydrofolsäure katalysiert, und somit ebenfalls die Purinsynthese. Diese Antibiotika sind oral wirksam. Beispiel: Co-trimoxazol (Kombination von Trimethoprim mit einem Sulfonamid).

Transkriptionshemmer

Beispiel: Rifampicin. Rifampicin hemmt die DNA-abhängige RNA-Polymerase. Therapeutisch wird es immer in Kombination mit anderen Antibiotika verabreicht (z. B. bei der Tuberkulose). Prophylaktisch kann es allein gegeben werden (z. B. bei Meningokokkenkontaktpersonen).

Störung der Proteinbiosynthese

Tetrazykline

Beispiel: Doxycyclin. Tetrazykline blockieren reversibel die 30s-Untereinheit der Bakterienribosomen. Sie sind breit und relativ schwach sowie **bakteriostatisch** wirksam. Sie werden oral, aber auch lokal als Salbe zur oberflächlichen Behandlung eingesetzt. Sie wirken auch gegen intrazelluläre Erreger und sind liquorgängig. Cave: nicht bei Kindern ≤ 10 Jahre einsetzen (führen zu Knochen- und Zahnschäden).

Aminoglykoside

Beispiel: Gentamicin. Aminoglykoside wirken ebenfalls an der 30s-Untereinheit der Bakterienribosomen. Gegen Gentamicin natürlich resistent sind Streptokokken (und damit auch Pneumokokken). Als Refobacin® eignet es sich ideal zur lokalen Anwendung. Systemisch sind die Aminoglykoside oto- und nephrotoxisch. Systemisch (i. v.) werden sie nur in Kombination angewendet. Eine orale Gabe ist nicht möglich. Sie sind nur gegen extrazelluläre Erreger wirksam und nicht liquorgängig. Sie können lediglich gegen aerobe Bakterien eingesetzt werden und sind primär bakterizid.

Makrolide

Beispiel: Erythromycin. Makrolide wirken an der 50s-Untereinheit der Bakterienribosomen. Sie sind breit und oral wirksam und daneben gut gewebegängig, intrazellulär wirksam und nicht liquorgängig. Sie stehen auch lokal als Salbe zur Verfügung.

Lincosamide

Beispiel: Clindamycin. Wirkung und Struktur entsprechen in weiten Teilen den Makroliden.

Chloramphenicol

Chloramphenicol kann lokal (z. B. als Augensalbe) und systemisch angewendet werden. Es wirkt ebenfalls an der 50s-Untereinheit (Blockierung der Peptidyltransferase) der bakteriellen Ribosomen. Systemisch nicht empfehlenswert, da in 1/50.000 Fällen eine irreversible Neutropenie ausgelöst werden kann.

Hemmung der Zellwandsynthese und Zellmembranantagonisten

β-Lactam-Antibiotika

Alle diese Antibiotika greifen (durch die Porine) an den PBP an, welche die Zellwand synthetisieren, und blockieren diese durch kovalente Inaktivierung:

- **Penicilline:** Man unterscheidet verschiedene Penicilline. Penicillin G (Benzylpenicillin) kann nur i. v., Penicillin V (Phenoxymethylpenicillin) oral gegeben werden. Die Aminopenicilline Amoxicillin und Ampicillin sind β-Lactamase-empfindlich. Amoxicillin ist gut oral wirksam, Ampicillin dagegen besser i. v. Daher werden Ampicillin häufig mit dem β-Lactamase-Inhibitor Sulbactam (z. B. zu Unacid®) und Amoxicillin mit dem Inhibitor Clavulansäure (z. B. zu Augmentan®) kombiniert. Piperacillin ist relativ penicillinasefest, durch einen chemischen Schutzarm aber dennoch spaltbar. Daher wird es häufig mit dem β-Lactamase-Inhibitor Tazobactam (z. B. zu Tazobac®) kombiniert. Tazobac® wird v. a. gegen gramnegative Stäbchen eingesetzt, insb. gegen *P. aeruginosa.* Flucloxacillin wird kaum verwendet und dann nur gegen Staphylokokken eingesetzt. Es ist penicillinasefest.
- **Cephalosporine:** Aufgrund chemischer Eigenschaften werden verschiedene Generationen unterschieden. Cephalosporine der 1. und 2. Generation wirken gut gegen grampositive Kokken. Gegen gramnegative Stäbchen sind sie dagegen schwächer wirksam. Vor allem gegen Hospitalkeime sind sie nahezu unwirksam. Sie sind **penicillinasefest.** Beispiele: Cefazolin (1. Generation) und Cefuroxim (2. Generation). Beide sind oral verabreichbar. Cephalosporine der 3. Generation (z. B. Cefotaxim, Ceftriaxon und Ceftazidim) sind **cephalosporinasefest.** Sie sind der Klinik vorbehaltene Reservemittel, die bei lebensgefährlichen Infektionen mit resistenten gramnegativen Stäbchen helfen. Sie werden parenteral gegeben und sind nicht gerade günstig. Ceftazidim ist das Antibiotikum der Wahl gegen Pseudomonaden und andere Kaltwasserkeime. Cefotaxim und Ceftriaxon wirken gegen fast alle Erreger einer Meningitis (Ausnahme: Listerien).
- **(Carba-)Peneme und Monobactame:** Beispiel für Peneme: Imipenem. Es wird oft mit Cilastatin, einem Dihydropeptidasehemmstoff, gegen die Nierenschädlichkeit kombiniert (z. B. zu Zienam®). Es wirkt gegen aerobe und anaerobe grampositive und gramnegative Bakterien. Peneme können nur parenteral gegeben werden. Monobactame (z. B. Aztreonam) wirken gegen fast alle aeroben gramnegativen Stäbchen einschl. Pseudomonaden und werden bei komplizierten Harnwegsinfekten eingesetzt.

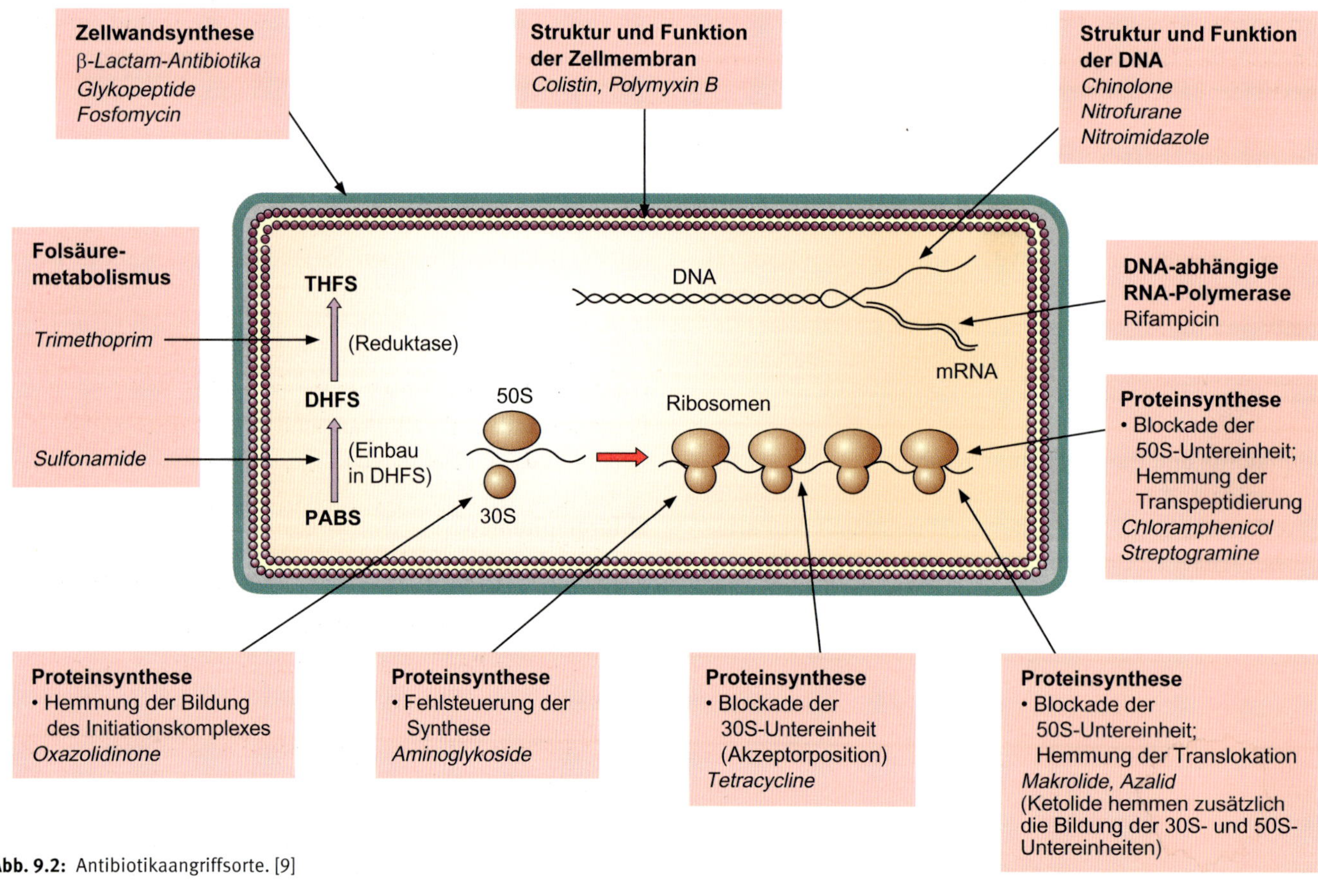

Abb. 9.2: Antibiotikaangriffsorte. [9]

Glykopeptide

Beispiele: Vancomycin und Teicoplanin. Sie hemmen die Bildung der Pentaglycinbrücke bei grampositiven Bakterien (aerobe wie anaerobe). Sie sind oral sehr gut gegen *C. difficile* wirksam, sonst werden sie nur parenteral gegeben, sind dann jedoch nephrotoxisch. Sie werden bei methicillin- und oxacillinresistenten *St.-aureus*-Stämmen **(MRSA, ORSA)** eingesetzt. Allerdings gibt es bereits Enterokokken, die gegen die Glykopeptide, insb. Vancomycin, resistent sind **(VRE).**

Polymyxine

Beispiel: Colistin. Es sind Polypeptide, die die Permeabilität der Zytoplasmamembran extrazellulär lokalisierter gram-negativer Keim stören und gegen diese **bakterizid** wirken.

Epoxidantibiotika

Einziger Vertreter: Fosfomycin. Hemmt einen frühen Schritt der Zellwandsynthese durch Blockierung der Pyruvyltransferase und wirkt **bakterizid.**

Weitere Antibiotika

- **Metronidazol.** Dieses Nitroimidazol ist ein Elektronenfänger und ersetzt bei Anaerobiern den Elektronenfänger Schwefel. Metronidazolradikale entstehen und töten nur die anaeroben Bakterien, daneben Lamblien, Amöben und Trichomonaden.
- **Ketolide** (z. B. Telithromycin) hemmen die Elongation im Rahmen der bakteriellen Proteinsynthese an zwei unterschiedlichen Stellen. Wirken oral. Reserve bei Makrolid- und Lincosamidresistenz. Werden bei Atemwegsinfekten eingesetzt. Wirken bakteriostatisch, gegen Pneumokokken sogar bakterizid.
- **Streptogramine** (z. B. Synercid®, eine Kombination aus Quinupristin und Dalfopristin) wirken an der 50S-Untereinheit, sind bakterizid und werden parenteral gegen multiresistente Keime eingesetzt. Alternative zu Vancomycin.
- **Oxazolidinone** (z. B. Linezolid) sind oral verfügbar, bakterizid und werden gegen multiresistente grampositive Erreger eingesetzt (z. B. MRSA, VRE). Alternative zu Vancomycin.

Antibiotikaresistenzen

Die unsachgemäße Anwendung von Antibiotika fördert die Entstehung resistenter Bakterienstämme durch:

- **β-Lactamasen** (von grampositiven und gramnegativen Bakterien gebildet): β-Lactamasen zerstören β-Lactam-Antibiotika. Es gibt sie in Form der Penicillinasen und der Cephalosporinasen. Die Penicillinase „knackt" selten Cephalosporine, die Cephalosporinase dagegen Penicilline und Cephalosporine. In diesem Fall kommen therapeutisch zum Einsatz:
  - Bei resistenten grampositiven Bakterien: semisynthetische β-Lactame wie Methicillin, Flucloxacillin und Cephalosporine der 1. und 2. Generation
  - Bei resistenten gramnegativen Bakterien: Cephalosporine der 2. und 3. Generation
- **Diffusionsbarrieren,** v. a. Porine (nur bei gramnegativen Keimen vorhanden). Therapeutisch sollten semisynthetische Penicilline mit verbesserten Diffusionseigenschaften (Acylureido- oder Aminopenicillin) und für eine schnellere Diffusion Cephalosporine der 2. und 3. Generation eingesetzt werden.
- PBP-Veränderung (nur von grampositiven Keimen vollzogen). Therapie: Glykopeptide

- Bakterien sind Prokaryonten, denen ein abgegrenzter Kern, ein ER, ein Golgi-Apparat und Mitochondrien fehlen. Stattdessen verfügen sie über ein Nukleoid, ein Mesosom und 70S-Ribosomen sowie in vielen Fällen über Plasmide.
- Die Gram-Färbung beruht auf dem unterschiedlichen Aufbau der Wand grampositiver und gramnegativer Bakterien und ist eines der zentralen Kriterien der Klassifikation von Bakterien.
- Glykopeptide sind die Mittel der Wahl gegen MRSA und ORSA.

ZUSAMMENFASSUNG

10 ALLGEMEINE VIROLOGIE

Viren sind obligat intrazelluläre Parasiten, die für ihre Vermehrung auf die Hilfe einer Wirtszelle angewiesen sind. Dazu nutzen sie den natürlichen Syntheseapparat der Wirtszelle. Ihre Vermehrung in einer Wirtszelle gliedert sich in verschiedene Phasen (▸ Abb. 10.1):

- **Adsorption** (Bindung an die zu infizierende Zelle über spezifische Rezeptoren)
- **Penetration** (Eindringen in die Zelle entweder über Phagozytose oder durch Fusion eines behüllten Virions mit der Zellmembran der Wirtszelle)
- **Uncoating** (Auspacken des viralen Genoms)
- **Replikation** (die zelluläre Proteinbiosynthese wird zugunsten des Virus manipuliert, und virale Proteine für das Kapsid und ggf. für Hüllproteine werden dann ausschließlich produziert)
- **Maturation** und **Self-assembly** (nach der Reifung der einzelnen Virionbestandteile setzen sie sich zu einem fertigen Viruspartikel zusammen)
- **Release** (Freisetzung durch Exozytose oder Lyse)

Virionen (extrazelluläre Viruspartikel) bestehen mindestens aus einem Proteinmantel, dem **Kapsid,** das sich aus mehreren Bestandteilen, den Kapsomeren, zusammensetzt, und aus einer Nukleinsäure, dem **Nukleoid,** entweder aus DNA oder RNA, niemals beiden gleichzeitig, wobei diese einzel- oder doppelsträngig vorliegen kann. DNA-Viren vermehren sich dabei mit Ausnahme der Pockenviren (▸ Kap. 25, Zytoplasma) im Zellkern. RNA-Viren vermehren sich mit Ausnahme der Influenzaviren (▸ Kap. 30, Zellkern) im Zytoplasma. Das Kapsid kann in helikaler (hauptsächlich RNA-Viren), kubischer (hauptsächlich DNA-Viren) und komplexer Symmetrie (z. B. Pockenviren) vorliegen. Die Nukleinsäurekonfiguration dient als Klassifikationskriterium. Die Gesamtheit aus Nukleoid und Kapsid wird als **Nukleokapsid** bezeichnet (▸ Abb. 10.2). Zusätzlich verfügen einige Viren neben dieser Grundausstattung über eine **Hülle,** die sich von Membranen der Wirtszelle ableitet und in die viruseigene Proteine integriert sind, die z. B. der Adsorption an humane Zellen dienen (sog. **Spikes**).

Andere verfügen über Enzyme wie die reverse Transkriptase (z. B. HIV) oder die RNA-abhängige RNA-Polymerase (z. B. RNA-Viren). Die Größe eines **Virions** schwankt zwischen 18 (Parvovirus B19) und über 350 nm (Pockenviren). Viele Viren erzeugen in ihrer Wirtszelle einen charakteristischen **zytopathischen Effekt (CPE),** der sich auch lichtmikroskopisch nachweisen lässt. Eine Schädigung des Wirts durch Viren kann im Wesentlichen zu Folgendem führen:

- Zerstörung der infizierten Zelle (lytische Infektion)
- Störung der Zell- und Organentwicklung
- Immunpathogenese (eine überschießende Immunreaktion des Wirts auf das Virus und nicht durch das Virus direkt erzeugt; z. B. bei HAV-, HBV-Infektion)
- Bildung von Immunkomplexen. Diese werden in Gelenkräumen und in den Wänden von Gefäßen abgelagert. Es kommt zu Ausschlägen und Begleitarthritiden, die mit Schmerzen einhergehen können (selten bei fortgeschrittenen HCV-Infektionen zu beobachten).

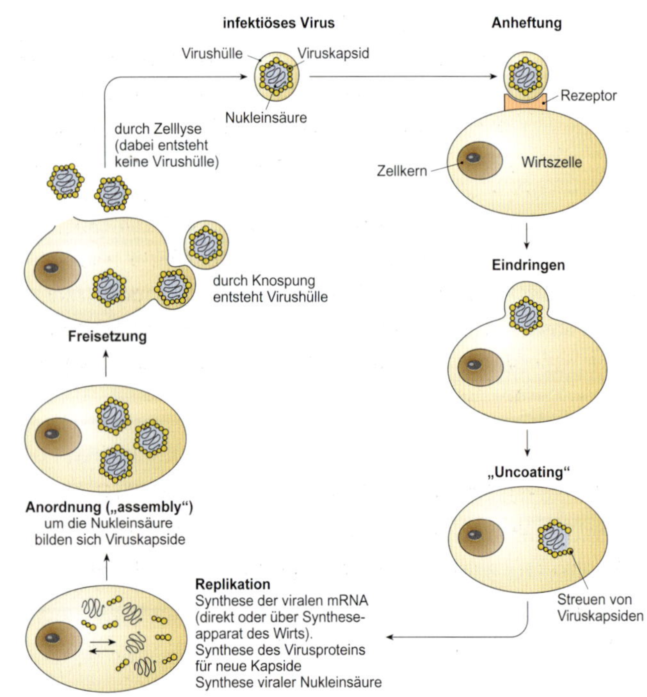

Abb. 10.1: Vermehrungszyklus eines Virus (vereinfacht). [2]

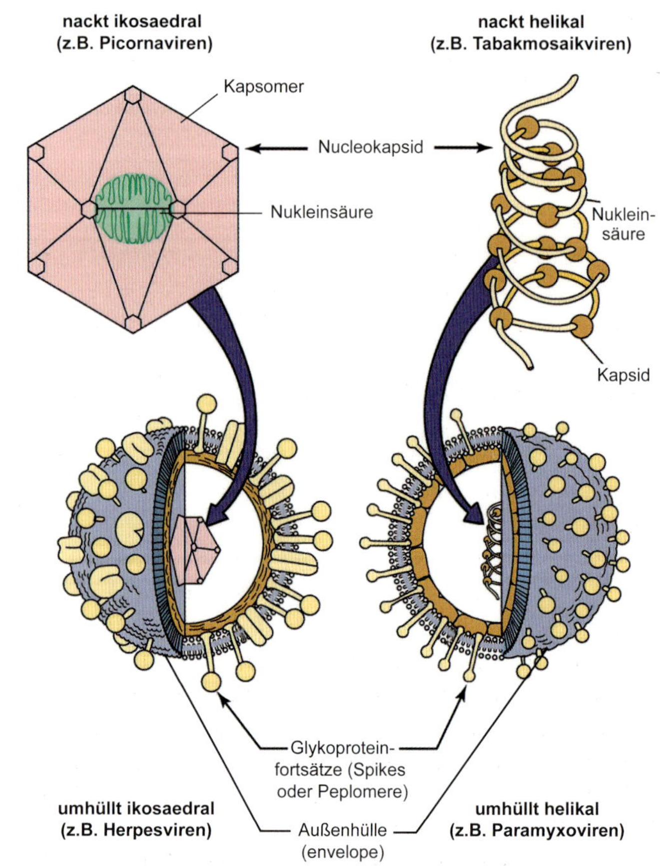

Abb. 10.2: Schematischer Virenaufbau anhand von Beispielen. [10]

Eine Virusinfektion kann verschiedene Verlaufsformen zeigen. Es kommt zu:

- Akuten Infektionen mit Elimination des Virus (z. B. Influenza-A-Viren)
- Akuten Infektionen mit inapparenter, asymptomatischer Persistenz des Virus (z. B. durch HBV)
- Chronisch-persistierenden, symptomatischen Infektionen (z. B. durch HBV, HCV)
- Latenten Infektionen mit Rekurrenz/Rezidiv (z. B. durch Herpesviren)

Viren sind morphologisch äußerst wandlungsfähig. Die dazu nötigen Veränderungen ihres Genoms können auf verschiedene Arten erfolgen:

- Punktmutation: Die RNA-abhängige RNA-Polymerase sowie die reverse Transkriptase arbeiten ungenau und führen zu einer mutierten Base auf 10^3–10^4 Basen. So entsteht aus den Nachkommen eines Virions eine **Quasispeziespopulation.**
- Rekombination: Diese entsteht bei der Koinfektion einer Wirtszelle durch zwei verwandte Viren.
- Reassortment: Infizieren zwei verwandte Viren, deren Genom segmentiert ist, eine Wirtszelle gleichzeitig (Influenzaviren, Arenaviren, Rotaviren und Bunyaviren), so kann es zu einem Segmentaustausch zwischen diesen kommen.
- Ag-Drift und Ag-Shift (► Kap. 30, Influenzaviren).

Bestimmte Viren können die infizierte Wirtszelle maligne transformieren (HBV, HCV, HPV, EBV, HHV-8 etc.). Andere wiederum können die Plazenta passieren und eine Embryopathie auslösen.

Bakteriophagen

Bakteriophagen sind Viren, die ausschließlich Bakterien als Wirte nutzen. Bestimmte Bakteriophagen können spezifisch nur bestimmte Bakterien infizieren. Dies wird als **Lysotypie** bezeichnet. Es lassen sich zwei Typen von Bakteriophagen unterscheiden:

- **Virulente Phagen:** Phagen, welche die infizierten Bakterien zunächst für ihre Zwecke nutzen und sie derart schädigen, dass die Bakterien anschließend zerstört werden. Das wird als **lytischer Zyklus** bezeichnet.
- **Temperente Phagen:** Phagen, die ihr Genom als **Prophage** in das bakterielle Genom integrieren. Durch bestimmte Auslöser wie etwa UV-Strahlung kann es zur Aktivierung des Prophagengenoms kommen, mit der Folge, dass virale Bestandteile produziert und im ausgedehntesten Fall ganze Bakteriophagen aus der Bakterienzelle in die Umgebung sezerniert werden. Der Schaden für den bakteriellen Syntheseweg hält sich meist in Grenzen, sodass es nur selten zur Zerstörung des Bakteriums und zu einem Übergang in den lytischen Zyklus kommt. Dies bezeichnet man als **lysogenen Zyklus.**

Bakteriophagen spielen im Rahmen der bakteriellen Transduktion eine wesentliche Rolle. Häufig ist es so, dass durch ungenaue Schneidevorgänge an der DNA bakterielle Genbereiche von Bakterium zu Bakterium verschleppt werden. Genauso kann es aber auch passieren, dass provirale Genbereiche im Genom der unbeschädigten Bakterienzelle verbleiben und ihr zu unverhofften, dauerhaften neuen genetischen Informationen verhelfen (z. B. erworbene Resistenzen gegen Antibiotika, Exotoxinbildung).

Virustatika

Da sich Viren obligat intrazellulär vermehren und über keinen eigenen Stoffwechsel verfügen, ist es schwierig, ein adäquates Virustatikum zu entwickeln:

- **Inhibitoren der viralen Polymerasen:** z. B. die viralen Thymidinkinasen, DNA-Polymerasen und die reverse Transkriptase
- **Proteaseinhibitoren:** Einsatz bei HIV-1. Verhindern die Reifung viraler Proteine
- **Fusionsinhibitoren:** Einsatz z. B. bei HIV-1
- **Neuraminidase-(NA-)Inhibitoren:** Einsatz bei Influenza-A- und -B-Viren. Hemmen die Freisetzung der Viren aus der infizierten Zelle
- **Interferone:** im Wesentlichen IFN-α. Wie die von humanen Zellen selbst produzierten Interferone führt auch das therapeutisch eingesetzte IFN-α zu einer Hemmung der Replikation, Transkription und Translation in befallenen humanen Zellen. Daneben aktivieren Interferone weitere Proteine in befallenen Zellen, die eine antivirale Aktivität entfalten und die es noch näher zu charakterisieren gilt.
- Diverse andere Virustatika: **Amantadin:** Einsatz nur gegen Influenza-A-Viren. Dieses auch bei Morbus Parkinson eingesetzte Therapeutikum blockiert den m_2-Ionenkanal der Viren und damit deren Uncoating. **Ribavirin:** ein Purinanalogon, das sowohl die Inosinmonophosphat-Dehydrogenase als auch die Guanylattransferase und damit das Capping der mRNA hemmt. Gemeinsam mit IFN-α gegen HCV und Lassaviren sowie allein gegen RSV im Einsatz. **Immunmodulatorische Therapeutika:** z. B. Imiquimod. Induziert die Produktion von Interferonen und Interleukinen an der Auftragsstelle. Nur topische Anwendung. Einsatz z. B. gegen HPV und das Molluscum-contagiosum-Virus. **Antisense-Oligonukleotide:** Verhinderung der viralen Nukleinsäurepolymerisation durch Hybridisierung (z. B. Formivirsen zum Einsatz gegen die CMV-Retinitis)

- Die Virenvermehrung setzt sich aus den zyklischen Bestandteilen Adsorption, Penetration, Uncoating, Replikation, Maturation, Self-assembly und Release zusammen.
- Virale Hüllen leiten sich von der Wirtszellmembran ab.

ZUSAMMENFASSUNG

Allgemeine Mykologie

Pilze sind Eukaryonten, die im Gegensatz zu Bakterien einen abgegrenzten Zellkern, ER und Mitochondrien besitzen. Neben dem Pflanzen- und dem Tierreich bilden sie ein eigenes Reich. Für ihre Proteinbiosynthese nutzen sie wie humane Zellen 80s-Ribosomen. Es handelt sich ähnlich wie bei Säugetieren um streng heterotrophe Lebewesen, die im Gegensatz zu Pflanzen (autotrophe Lebewesen) vom Abbau organischer Stoffe leben. Im Gegensatz zu humanen Zellmembranen, die einen hohen Gehalt an Cholesterin aufweisen, ist die Pilzmembran reich an **Ergosterin** (s. u., Antimykotika). Neben der Zellmembran verfügen Pilze über eine Zellwand, die einen hohen Gehalt an **Chitin, Glukanen, Mannanen** (Polysaccharide) und **Mannoproteinen** aufweist (s. u., Antimykotika). Das unterscheidet diese Zellwand auch von pflanzlichen Zellwänden, die reich an Zellulose sind. Durch die komplexe Zellwand sind Pilze genau wie grampositive Bakterien resistent gegen die Lyse durch das Komplementsystem. Im Wesentlichen können sie nur durch neutrophile Granulozyten eliminiert werden.

Eine Neutropenie erleichtert eine Pilzerkrankung. Allerdings ist das Komplement in der Lage, Pilze zu opsonisieren (C3b), was zumindest die Phagozytose durch die Immunzellen erleichtert.

Einige Pilze verfügen über eine Kapsel (z. B. *Cryptococcus neoformans*). Sie sind antibiotikaresistent. Eine Antibiotikatherapie erleichtert sogar die Pilzinfektion, da sie die bakterielle Konkurrenz der Pilze beseitigt. Von den etwa 50.000 derzeit bekannten Pilzarten lösen nur rund 200 beim Menschen relevante Infektionskrankheiten aus, von denen wiederum nur etwa 10 über 90 % aller mykotischen Infektionen verursachen.

Einteilung der Pilze aus medizinischer Sicht

Die für den Menschen pathogen wirkenden Pilze gehören überwiegend der Klasse der Deuteromyzeten (Fungi imperfecti, unvollkommene Pilze) an. Medizinisch werden diese in das **D-H-S-System** untergliedert:

- **Dermatophyten** (Fadenpilze): befallen Epidermis, Haare und Nägel. Besitzen das Enzym Keratinase, mit dem sie sich in die Haut eingraben. Nicht besonders gefährlich, aber bisweilen Erreger äußerst hartnäckiger und lang anhaltender Mykosen. Untergliedern sich in die drei Gattungen *Epidermophyton, Microsporum* und *Trichophyton.* Die durch sie ausgelösten Infektionen werden allgemein als **Tinea** bezeichnet.
- **Hefen** (Sprosspilze): gehören zum geringen Teil zur natürlichen Flora des menschlichen Magen-Darm-Trakts (MDT). Für durch sie ausgelöste Infektionen bedarf es eines lokalen oder systemischen Mangels an neutrophilen Granulozyten. Dann infizieren sie Schleimhäute des MDT und des Urogenitaltrakts und das feuchtwarme Milieu von Hautfalten. Im schlimmsten Fall (bei starker Neutropenie) dringen sie in die Blutbahn ein und verursachen eine Pilzsepsis. Beispiele: *Candida* sp., *Cryptococcus neoformans*
- **Schimmelpilze** (Fadenpilze): Hierbei handelt es sich in aller Regel um sehr harmlose Anflugkeime, solange die zelluläre Abwehr nicht geschädigt oder eingeschränkt ist. Selten kommt es auch durch Schimmelpilze zu schwersten systemischen Erkrankungen (z. B. Pilzsepsis oder Infektion der Lunge).

Als Erreger äußerst bösartiger Lokal- und Systemmykosen finden sich daneben selten dimorphe (biphasische) Pilze. Dimorph heißen sie deswegen, weil sie je nach Umgebungsbedingungen sowohl als Myzel (s. u.) wie auch als Hefe vorkommen können. Ein Beispiel ist der Erreger *Histoplasma capsulatum.*

Vermehrung der Pilze

Bei der Vermehrung der Pilze werden grob eine sexuelle und eine asexuelle Vermehrung unterschieden:

- Die **meiotische sexuelle Vermehrung** läuft ähnlich ab wie bei anderen Eukaryonten, mündet allerdings in der Bildung sexueller Sporen. Dies wird bei der überwiegenden Mehrheit der Fungi imperfecti nicht beobachtet.
- Bei der **mitotischen asexuellen Vermehrung** bilden Fadenpilze, deren Grundaufbau einer 2–10 µm großen **Hyphe** entspricht, ein **Myzel** (ein Geflecht verzweigter Hyphen, ► Abb. 11.1) aus, das zum einen in die befallene Körperstruktur einwächst **(Substratmyzel)** und zum anderen an die innere oder äußere Körperoberfläche heranreicht und der ungeschlechtlichen Vermehrung über die Luft dient **(Luftmyzel).** Sprosspilze hingegen vermehren sich durch **Zellsprossung.** Unter besonderen Bedingungen können sie ähnlich wie Fadenpilze als **Pseudohyphe/Pseudomyzel** wachsen. Werden Pilze in Kultur gezüchtet, kann es selten auch zur Bildung asexueller Sporen kommen.

Wie kommt es zu einer Mykose?

Um eine Mykose auszubilden, braucht es in aller Regel einen einigermaßen schweren angeborenen oder erworbenen Defekt der

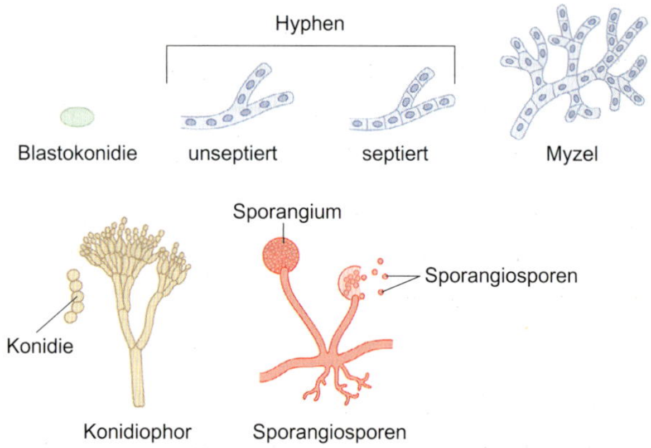

Abb. 11.1: Wachstumsformen von Pilzen. [11]

zellulären Abwehr, der entweder systemisch (Neutropenie) oder lokal (z. B. Lungenkaverne) ist. Dann spricht man von einer **sekundären** oder **opportunistischen Mykose.** Dazu gehören die sehr seltenen angeborenen zellulären Immundefekte, aber auch Leukämien, die HIV-Infektion, der Diabetes mellitus und die Mykosen unter einer immunsuppressiven Therapie. Sehr selten kommt es auch bei immunkompetenten Menschen zu Mykosen. In diesem Fall muss der Erreger entsprechend pathogen sein (z. B. *H. capsulatum*). Solche Infektionen bezeichnet man als **primäre Mykosen.** Daneben kann es auch bei Immunkompetenten zu **Pilzallergien** (z. B. exogen allergische Alveolitis; Typ-III-Reaktion nach Coombs und Gell) und zu **Mykotoxikosen** (z. B. durch das Aflatoxin von *Aspergillus flavus*) kommen. Außerdem muss man zwischen **exogenen Mykosen** (z. B. durch Schimmelpilze) und **endogenen Mykosen** (z. B. durch Hefen) unterscheiden.

Antimykotika

Polyene: Sie binden an das Ergosterin der Pilzmembranen und erhöhen deren Permeabilität bzw. durchlöchern sie. Sie wirken damit fungizid. **Amphotericin B** ist lokal gut verträglich. Bei systemischer Anwendung kommt es zu schweren Nebenwirkungen, da durch die Ähnlichkeit des Cholesterins mit Ergosterin auch menschliche Zellen getötet werden. Vor allem die Niere und die Blutbildung werden angegriffen. Es gibt kaum Resistenzen, aber Amphotericin B wird wegen der Nebenwirkungen nur noch bei schwersten Infektionen systemisch verwendet. In liposomaler Verpackung wirkt es besser, ist weniger toxisch, dafür aber sehr teuer. **Nystatin** ist noch giftiger und wird nur lokal verwendet.

Ergosterin-Synthese-Hemmer (Triazole): Triazole beeinflussen die Bildung neuer Ergosterine negativ. Sie wirken fungistatisch und sind für die menschliche Leber äußerst toxisch.

Mannan-Synthese-Hemmer (Echinocandine, z. B. Caspofungin): Diese Antimykotika sind noch sehr neu und hemmen die Synthese der Mannane der Zellwand. Werden bei invasiven *Aspergillus*- und *Candida*-Infektionen wie etwa einer Sepsis eingesetzt.

Griseofulvin: Ein Spindelgift, das spezifisch gegen Dermatophyten wirkt.

Flucytosin (5-Fluorocytosin): Dieser Antimetabolit ist dem Zytostatikum 5-Fluorouracil ähnlich und kommt gegen Hefen zum Einsatz. Er wirkt synergistisch zu den Polyenantimykotika und ist sowohl fungistatisch als auch fungizid. Daneben ist er gut verträglich.

Allylamine (z. B. Terbinafin): Diese Substanzen hemmen die Ergosterinsynthese an früherer Stelle als die Triazole. Einsatz gegen schwere Dermatomykosen.

Allgemeine Parasitologie

Unter die Parasitologie (*griech.* parasitos: Schmarotzer) fallen im medizinischen Sinne die Protozoen (Einzeller/Urtiere), die zu den Tieren gehörenden Helminthen (Würmer) und die Arthropoden (Gliederfüßer). Unter die Arthropoden fallen die zu den Spinnentieren (Arachnida) zählenden **Zecken** und die **Milben** als Erreger der Krätze, daneben die zu den Insekten zählenden **Flöhe, Läuse, Wanzen** (u. a. Vektor für die Chagas-Krankheit), **Mücken** (u. a. Vektor für die Leishmaniose und die Malaria) und **Fliegen.** Die medizinisch wichtigen Einzeller untergliedern sich in Flagellaten, Amöben und Sporozoen. Ein weiteres Thema sind die Würmer, die sich in Zestoden (Bandwürmer), Trematoden (Saugwürmer) und Nematoden (Rundwürmer) unterteilen lassen.

Antiparasitäre Chemotherapie

Chemotherapeutika gegen Arthropoden werden direkt bei den Erregern im Teil B dieses Buchs vorgestellt.

Chemotherapeutika gegen Protozoen

- **Nitroimidazole:** kommen gegen Amöben, Lamblien und Trichomonaden zum Einsatz (z. B. Metronidazol)
- **Suramin** und **Melarsoprol:** Mittel der Wahl gegen die Erreger der Chagas- und der Schlafkrankheit
- **Pentamidin:** Hemmstoff der oxidativen Phosphorylierung. Kommt gegen *Pneumocystis jirovecii,* den Erreger der Schlafkrankheit und gegen Leishmanien zum Einsatz
- **Stiboglukonat-Natrium** (ein Antimonsalz): Einsatz bei Leishmaniose
- **Sulfonamide:** hemmen die Folsäuresynthese. Werden zusammen mit Pyrimethamin gegen die Toxoplasmose eingesetzt. Beide sind im 3. Trimenon der Schwangerschaft und in der Stillzeit kontraindiziert. In dem Fall kann Spiramycin zum Einsatz kommen.
- **Antimalariamittel:** Wegen der Vielgestaltigkeit der Therapie wird sie erst bei den Malariaerregern in Teil B des Buchs vorgestellt.

Chemotherapeutika gegen Helminthen

- **Mebendazol/Albendazol:** hemmen die Glukoseaufnahme der Würmer
- **Praziquantel/Piperazin:** lähmen die Muskulatur, insb. der Bandwürmer
- **Niclosamid:** tötet selektiv Bandwürmer
- **Pyrantel:** tötet selektiv Hakenwürmer, Fadenwürmer und Oxyuren

- Pilze sind in aller Regel opportunistische Erreger.
- Die Parasitologie ist ein heterogener Bereich und setzt sich aus Erregern der Bereiche der Tiere und der Einzeller zusammen.

ZUSAMMENFASSUNG

Wichtige Begriffe

Zunächst muss man zwischen exogener und endogener Infektion unterscheiden. Die **endogene** Infektion geht meist von der physiologischen Erregerflora des Menschen aus. Innerhalb der physiologischen Flora wird zwischen einer **residenten** (bleibenden) und einer **transienten** (vorübergehenden) Flora unterscheiden. Die physiologische Flora ist fakultativ pathogen und kann nur unter bestimmten Bedingungen (z. B. bei Immunschwäche) Infektionen auslösen. Unter physiologischen Bedingungen bietet insb. die residente Flora einen Schutz gegen die Besiedlung durch pathogene Erreger **(Kolonisationsresistenz). Exogene** Infektionen entstehen durch Erreger, die von außen über die Schleimhäute des Respirationstrakts, des GIT, des Urogenitaltrakts und z. B. über Wunden und durch medizinisch herbeigeführte Körperöffnungen (Drainageöffnungen, Operationswunden) eindringen. Es handelt sich in aller Regel um obligat pathogene Erreger. Des Weiteren muss man zwischen einer **Infektion** (Besiedlung und Vermehrung), einer **Infektionskrankheit** (zusätzlich gekennzeichnet durch pathophysiologische Reaktionen des Wirts auf den Erreger) und einer **mikrobiellen Intoxikation** (das Krankheitsbild ist ausschließlich durch die Wirkung des Toxins auf den Körper gekennzeichnet) differenzieren. Zwischen dem Eindringen des Erregers/Toxins in den menschlichen Körper und einer manifesten Infektionskrankheit oder einer Intoxikation wird eine unterschiedlich lange **Inkubationszeit** durchlaufen. Die Fähigkeit, im menschlichen Körper Infektionskrankheiten hervorzurufen, wird als **Pathogenität** bezeichnet. Hierbei muss man unterscheiden zwischen Keimen, die bei Kontakt nahezu immer zu einer manifesten Erkrankung führen **(obligat pathogen)**, und Keimen, die dies nur unter für sie günstigen Bedingungen schaffen **(fakultativ pathogen)**. Fakultativ pathogene Erreger können (nicht ganz deckungsgleich) auch als **Opportunisten** bezeichnet werden. Der Grad der Pathogenität wird **Virulenz** genannt. Sie wird durch Faktoren wie die Möglichkeit zur Kapsel- oder auch zur Toxinbildung bestimmt. Bei den Toxinen unterscheidet man zwischen:

- **Exotoxinen:** von den Erregern sezernierte thermolabile antigene Polypeptide, die auf den menschlichen Körper pathogen wirken. Es gibt sie in Form der **Enterotoxine,** die bei Menschen Lebensmittelvergiftungen hervorrufen, und der **Neurotoxine,** die pathogen auf das zentrale (ZNS) und periphere Nervensystem (PNS) einwirken.
- **Endotoxinen:** Hierunter versteht man die LPS der äußeren Membran gramnegativer Bakterien. Sie werden auch als O-Antigene (Oberflächenantigene) bezeichnet und beim Zerfall der Erreger freigesetzt. In aller Regel sind sie thermostabil, können das Komplement alternativ aktivieren und führen über die Zytokinstimulation zur Fieberentstehung. Sie wirken nur schwach immunogen.

> Zu Beginn einer Antibiotikatherapie kann es zu einer massiven LPS-Freisetzung kommen. Über die dadurch stimulierte Zytokinbildung kann es zur Ausbildung eines Endotoxinschocks (septischer Schock) kommen. Dies bezeichnet man als Jarisch-Herxheimer-Reaktion. Die Prophylaxe besteht in der zusätzlichen Gabe von Kortison zu den Antibiotika.

- **Exoenzymen:** Einige Erreger sind in der Lage, Enzyme zu produzieren, die ihrer Ausbreitung und ihrem Schutz vor dem menschlichen Immunsystem dienen.

Infektionsepidemiologisch wichtige Begriffe werden im Kapitel Allgemeine Hygiene und Epidemiologie vorgestellt (▶ Kap. 38).

Ausgewählte Infektionsformen

Lokale Infektionen

- **Abszess:** umschriebener abgegrenzter Eiterherd, in der Mehrheit der Fälle durch *St. aureus* ausgelöst (▶ Abb. 12.1)
- **Phlegmone:** im Gegensatz zum Abszess eine sich flächenhaft und diffus ausbreitende Entzündung, hauptsächlich durch β-hämolysierende Streptokokken verursacht
- **Follikulitis, Furunkel, Karbunkel:** Eine Follikulitis ist eine oberflächliche Infektion des Haarbalgs, während der Furunkel einen Abszess der tieferen Haarstrukturen darstellt. Ein Karbunkel setzt sich aus konfluierenden Furunkeln zusammen.
- **Empyem:** abgegrenzte Eiterbildung in einer präformierten Körperhöhle (z. B. Pleuraempyem im Pleuraspalt)

Systemische Infektionen

Sepsis

Während einer Infektion kann es immer in geringem Maße zum Übertritt von Erregern aus einem Infektionsherd in die Blutbahn kommen (z. B. **Bakteriämie**). Häufige Foci sind liegende Gefäßkatheter, Pyelonephritiden und Pneumonien. Bei neutropenen Patienten lässt sich häufig kein Focus finden. Bei regelrechter Immunitätslage kann die Erregerausbreitung eingedämmt werden, ist sie jedoch eingeschränkt, kann sich daraus eine Sepsis entwickeln. Darunter versteht man das Zusammen-

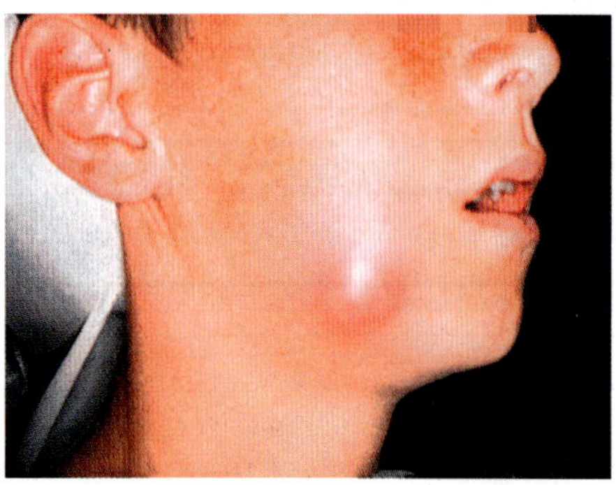

Abb. 12.1: Abszess (Kabunkel). [12]

spiel von sich systemisch über den Blutstrom ausbreitenden Erregern und der als **SIRS** (Systemic inflammatory response syndrome) bezeichneten Reaktion des Körpers bzw. vereinfacht eine SIRS, die im Rahmen einer Infektion auftritt. Um von einer SIRS zu sprechen, müssen zwei der vier folgenden Kriterien erfüllt sein: 1. Atemfrequenz > 20/min oder $PaCO_2$ < 32 mmHG, 2. Herzfrequenz (HF) > 90/min, 3. Körpertemperatur < 36 °C oder > 38 °C, 4. Leukozytenzahl < 4.000/µl oder > 12.000/µl bzw. stabkernige neutrophile Granulozyten > 10 %. Von einer **schweren Sepsis** spricht man, wenn es zusätzlich zu einer neu hinzugetretenen Organdysfunktion bzw. verminderten Organperfusion oder einer neu aufgetretenen Hypotonie kommt (RR_{syst} < 90 mmHg oder Abfall des systolischen RR um > 40 mmHg). Die häufigsten Erreger sind gramnegative Bakterien (ca. 70 %, v. a. *E. coli*). An 2. Stelle folgen grampositive Bakterien (ca. 20 %) mit dem Hauptkeim *St. aureus* und an 3. Stelle die Hefe *C.* albicans. Die hohe Letalität der Sepsis wird durch Komplikationen wie septische Streuherde, septischen Schock und ein Multiorganversagen (MOV) noch verstärkt. Diagnostisch sollten wiederholt Blutkulturen angelegt werden (75 % der Blutkulturen sind negativ). Wahlweise sind auch Liquor und Urin zu untersuchen. Therapeutisch müssen die Infektionsquelle beseitigt und hochdosiert parenteral eine Kombination aus einem β-Lactam und einem Aminoglykosid gegeben werden. Supportiv erfolgt häufig eine Intensivtherapie.

Meningitis

Darunter versteht man eine Infektion der weichen und harten Hirnhäute und begleitend häufig auch der Rückenmarkshäute mit den Kardinalsymptomen **Fieber, Kopfschmerzen und Meningismus.** Im Rahmen der Meningitis kommt es häufig zu einer Mitreaktion des Gehirns **(Enzephalitis).** Grob unterscheidet man zwischen hochletalen eitrigen bakteriellen und praktisch immer gutartigen, sich selbst limitierenden viralen Meningitiden (Ausnahme: Herpesmeningoenzephalitis) und den selteneren Meningitiden durch Pilze und Protozoen.

- **Bakterielle Meningitis:** weltweit ca. 1,2 Mio. Fälle/a mit rund 140.000 Toten/a. Inzidenz: 5–10/100 000/a in den Industrienationen. Häufig von einer Bakteriämie/Sepsis ausgehend. Häufigste Erreger sind Pneumokokken (50 %), Meningokokken (25 %), B-Streptokokken (10 %), daneben Listerien und *Haemophilus influenzae* Typ B (Hib; je etwa 7 %). Letalität zwischen 10 % und 30 %, je nach Erreger. Bleibende neurologische Schäden finden sich in ca. 20 % der Fälle.
- **Virale Meningitis:** nur schwach ausgeprägte Kardinalsymptome, Leitsymptom ist der Kopfschmerz. Eine Isolierung ist nicht notwendig.

Diagnostisch wird zunächst zum Ausschluss einer Hirndruckerhöhung ein CT angefertigt. Fällt es negativ aus, schließt sich eine Liquorpunktion an. Die bakteriellen Meningitiden werden mit einem Cephalosporin der 3. Generation (Listerienmeningitiden: Ampicillin), die viralen lediglich symptomatisch behandelt (Herpes-Enzephalitis: Aciclovir). Als Komplikationen kann es insb. bei den bakteriellen Meningitiden zur Ausbildung eines Hirnödems oder Hydrozephalus und zu Hirnnervenschädigungen kommen.

Osteomyelitis

Eine Osteomyelitis ist eine Infektion der Kompakta (Ostitis) und der Spongiosa (Myelitis). Man unterscheidet zwischen der häufigeren exogenen, durch ein Trauma entstandenen und der bei Kindern häufigeren endogenen, auf hämatogenem Weg entstandenen Form. Der häufigste Erreger ist *St. aureus* (> 50 %), seltenere Erreger sind Hib, Pneumokokken, Salmonellen und Brucellen. Diagnostisch sollten ein Blutbild, Blutkulturen (nur in 50 % positiv) und eine Bildgebung durchgeführt werden. Hierzu eignen sich der Ultraschall und das MRT für die Frühdiagnose, das Röntgen ist häufig erst nach 14 Tagen positiv. Bei Verdacht auf multiple osteomyelitische Herde: ^{99m}Tc-Szintigramm. Antibiotisch sollten für 3–4 Wochen ein Cephalosporin der 3. Generation zusammen mit dem gut gewebegängigen Clindamycin gegeben und der osteomyelitische Herd chirurgisch ausgeräumt werden. In > 80 % der Fälle kommt es zu einer vollständigen Heilung. Komplikationen sind septische Streuung, Chronifizierung und Rezidive.

Pneumonien

Die Pneumonie wird als Entzündung des Lungenparenchyms definiert, i. d. R. durch eine Tröpfcheninfektion oder eine Fortleitung aus den oberen Atemwegen akquiriert. Man unterscheidet ambulant und nosokomial erworbene Pneumonien sowie Lobärpneumonien (häufig durch Pneumokokken), Bronchopneumonien (durch die meisten bakteriellen Erreger) und interstitielle Pneumonien (durch Viren, Pilze, Chlamydien und Mykoplasmen). Symptome: **Fieber, Husten, feinblasige Rasselgeräusche** und **Klopfschalldämpfung.** Diagnostisch werden u. a. Röntgenbilder sowie Blutbild und Blutkulturen untersucht. Der Erreger sollte über Sputum identifiziert werden. Die Therapie richtet sich nach dem Erreger. Flankierend: Fiebersenkung, Flüssigkeitsgabe (sowie Antitussiva).

- Wichtige Lokalinfektionen sind Abszess, Phlegmone, Empyem und die haarbalgassoziierten Follikulitiden, Furunkel und Karbunkel.
- Kardinalsymptome einer Meningitis sind Fieber, Kopfschmerzen und Meningismus.

ZUSAMMENFASSUNG

Mikroskopische Verfahren

Lichtmikroskopische Verfahren

Bei max. 1000facher Vergrößerung können Keime ab Bakteriengröße dargestellt werden. Viren und Prionen sind der Lichtmikroskopie nicht direkt zugänglich. Nach der Beschaffenheit des Untersuchungsmaterials unterscheidet man:

- **Nativpräparate:** zur Betrachtung lebender Mikroorganismen. Mit oder ohne Vitalfärbung (z. B. mit Tusche zur Darstellung von Kryptokokken). Zur Erhöhung des Kontrasts häufig als Dunkelfeld- (z. B. zum Nachweis von *T. pallidum*) oder Phasenkontrastmikroskopie
- **Fixierte gefärbte Präparate:** Man unterscheidet Einfachfärbungen wie die Methylenblaufärbung (z. B. zur Darstellung von Meningokokken) und die Fuchsinfärbung (zur Darstellung von Borrelien und *C. jejuni*) von Differenzialfärbungen. Zu nennen sind hier die Gram- (s. o.), Ziehl-Neelsen- (für Mykobakterien) und Neisser-Färbung (für *Corynebacterium diphtheriae*), daneben die Giemsa- (für Protozoen), Grocott-Gomori- (für Pilze) und Warton-Starr-Färbung (z. B. für *Helicobacter pylori* und Nocardien).
- **Präparate ohne mikrobiologische Spezialfärbungen:** In Präparaten, in denen der Erreger z. B. aufgrund seiner Größe nicht direkt zu sehen ist, wie etwa bei Viren, kann er z. T. über den indirekten Nachweis charakteristischer zytologischer und histologischer Veränderungen nachgewiesen werden. Hierzu gehört z. B. die Detektion von Eulenaugenzellen in CMV-befallenen Geweben oder die Präsenz von Negri-Körperchen im ZNS bei einer Infektion mit dem Tollwutvirus. Daneben deutet der Nachweis zentral verkäsender Granulome in HE-Präparaten auf eine Tuberkulose hin.
- **Immunhistochemie/Immunfluoreszenzhistochemie:** Bei dieser Färbung binden fluoreszenzmarkierte Antikörper an spezifische antigene Determinanten, die dann unter dem Spezialmikroskop hell aufleuchten.

Elektronenmikroskopische Verfahren

Neben der Forschung v. a. für den Nachweis von Viren etabliert, z. B. zum Nachweis von Pocken- und Rotaviren.

Serologische Verfahren

Unspezifische Verfahren

Nachweis entzündungs-, seltener infekt- und so gut wie nie erregerspezifischer „Faktoren" im Blut. Dazu gehören Leukozytosen (häufig Granulozytosen bei bakteriellen Infektionen, Lymphozytosen bei viralen Infektionen und Eosinophilien bei Wurmerkrankungen), die BSG, das CRP (nicht für die Sepsisdiagnostik geeignet) und die neueren Indikatoren IL-6 (ebenfalls nicht für die Sepsisdiagnostik geeignet), der sekretorische IL-2-Rezeptor und das für bakterielle Infektionen spezifische Prokalzitonin (PCT; ► Tab. 13.1).

Tab. 13.1 PCT-Spiegel und mögliche Ursache. PCT wird in Monozyten der Leber und den C-Zellen der Schilddrüse gebildet. Seine HWZ liegt bei etwa 12 h.

PCT-Wert (μg/l)	Mögliche Ursache(n)
< 0,5	Normalwert
0,5–1	Chronische Entzündungen
1–2	Virale Infektionen
2–20	Bakterielle Sepsis und z. T. nach großen chirurgischen Eingriffen, schweren Traumen und Verbrennungen
20–1.000	Schwere bakterielle Sepsis und beginnendes MOV

Spezifische Verfahren

Wenn ein Erreger der direkten Identifizierung im gefärbten und ungefärbten Präparat entgeht und auch keine charakteristischen Zell- oder Gewebeveränderungen nachweisbar sind, lässt er sich durch Nachweis spezifischer antimikrobieller Antikörper häufig doch noch identifizieren. Zu Beginn einer Infektion findet sich häufig (aber keineswegs immer!) IgM. Im späteren Verlauf kommt es meist zur Bildung von IgG. Dann lässt sich aber häufig nicht mehr sagen, ob es sich noch um eine aktuelle Infektion oder im Sinne einer **Seronarbe** nur um ein Residuum einer bereits vergangenen Infektion handelt. Wichtig zu wissen ist, dass für den Infektionsverlauf die absolute Ak-Menge häufig nicht aussagekräftig, der Ak-Titer-Verlauf dagegen weit informativer ist. Verfahren zum Ak-Nachweis sind die (Latex-)Agglutination, der EIA, der HHT, der indirekte IFT, der Immuno-(Western-)Blot, die KBR und die Präzipitationsreaktion nach Ouchterlony.

Antigen- und Toxinnachweis

Mittels Agglutinationstests, EIA oder IFT lassen sich Infektionen und deren Erreger relativ schnell und spezifisch identifizieren, insb. bei nur eingeschränkter Kultivierbarkeit der Erreger.

Mikrobieller Nukleinsäurenachweis

Lassen sich Erreger nicht oder nur schlecht und langsam in Kultur züchten und mit den klassischen Methoden wie der Mikroskopie nicht identifizieren, so ist der Nukleinsäurenachweis eine schnelle, empfindliche und spezifische Alternative, Erreger nachzuweisen. Eine Schwäche haben jedoch all diese Verfahren: Sie differenzieren häufig nicht zwischen aktiver oder aber subklinisch persistierender und abgelaufener Infektionskrankheit (z. B. bei der Tuberkulose). Methoden der Wahl sind insb. die Nukleinsäurehybridisierung, die PCR und der RFLP. Neben der reinen Diagnose eignen sich Verfahren wie die PCR auch zur Quantifizierung der Stärke einer Infektion (z. B. bei einer HIV-Infektion). Bei Infektionen mit atypischen Mykobakterien ist die 16S-RNA-Sequenzanalyse mit PCR bereits Goldstandard.

Erregerkultur

Als ungezieltes Nachweisverfahren für Infektionen mit der Möglichkeit zur Erregeridentifikation ist sie eines der meisteingesetzten Diagnostika in der Mikrobiologie. Zur kulturellen Anzucht von Bakterien, Pilzen und Viren wird das entnommene Probenmaterial auf ein bestimmtes Nährmedium gegeben. Man unter-

Tab. 13.2 Liquorbefunde bei verschiedenen Meningitiden.

Charakteristika	Normaler Liquor	Bakterielle Meningitis	Meningitis durch Mykobakterien und Pilze	Virale Meningitis
Aussehen	Klar	Eitrig, trüb	Trüb bis viskös	Klar bis leicht trüb
Neutrophile Granulozyten	Keine	200–3.000/mm^3	< 200/mm^3	Keine
Mononukleäre Zellen	< 5/mm^3	< 50/mm^3	100–300/mm^3	10–1.000/mm^3
Glukosegehalt	⅔ des Blutzuckers	↓↓	↓↓	↔
Laktatgehalt	10–20 mg/dl	↑↑	↑↑	↔
Proteingehalt	20–40 mg/dl	↑↑	↑↑	↑

scheidet zum einen Flüssig- (**Nährbouillon**) und Festmedien (**Nähragar**). Auf einem Nähragar wird insb. bakterielles Untersuchungsmaterial durch fraktioniertes Ausstreichen aufgetragen, um Einzelkolonien zu gewinnen. Anhand der weiteren Bestandteile unterscheidet man **Universalmedien,** auf denen viele verschiedene Erregerspezies wachsen können, **Elektivnährmedien,** die das Wachstum bestimmter Keimstämme fördern, **Selektiv- und Indikatornährmedien,** die das Wachstum bestimmter Keime unterdrücken, und **Spezialnährmedien,** die das Wachstum von Keimen fördern, die spezielle Anforderungen an ihre Umwelt stellen. Beispiele für Selektiv- und Indikatormedien sind der MacConkey-Agar (Nachweis von Enterobacteriaceae und Pseudomonaden), der Löwenstein-Jensen-Agar (Nachweis von Mykobakterien) und der Tellurit-Agar (für Diphtheriebakterien). Viren benötigen für ihr Wachstum ein lebendes Nährmedium. Folglich müssen O_2, CO_2, pH-Wert, Temperatur und weitere Nährstoffe je nach Ansprüchen optimal eingestellt werden.

Die Blutkultur ist das zentrale Diagnostikum der Sepsis. Beim Erwachsenen werden etwa 20 ml Venenblut entnommen und steril in eine aerobe und anaerobe Blutkulturflasche gegeben. Die Entnahme sollte bis zu dreimal in 24 h an verschiedenen Körperregionen stattfinden, am besten vor der Antibiotikagabe.

Bildgebende Verfahren

Allen bildgebenden Verfahren ist gemeinsam, dass sie nicht dem direkten Nachweis eines spezifischen Erregers dienen. Vielmehr sind sie bei hinreichendem Verdacht auf eine Infektion geeignet, den oder die Erregerfoci, möglicherweise die Ausdehnung, die Art der Infektion (z. B. Abszess) und die Aktivität des infektiösen Herds zu bestimmen. Mit unterschiedlicher Indikation kommen verschiedene Verfahren zum Einsatz:

- **Ultraschall (Sonografie):** dient insb. der oberflächlichen Focusfindung und eignet sich auch zur Beurteilung der häufig begleitenden Lymphadenopathie. Sonografisch gestützte Punktionen der infektiösen Herde sind oft ebenfalls möglich und bahnen daher den Weg in die weitere Erregerdiagnostik wie Kultur etc.
- **Röntgen:** infektiologisch eingesetzt zur Beurteilung der Lunge (verschiedene Formen der Lungenentzündung) und des Skeletts (hinsichtlich einer Osteomyelitis; Röntgenbefund häufig aber erst nach Tagen positiv)
- **CT und MRT:** Beide Schnittbildverfahren eignen sich hervorragend, Infektionsfoci im ganzen Körper aufzuspüren, bes. wenn sie anderen Verfahren nicht zugänglich sind. Das MRT hat dabei einen noch besseren Weichteilkontrast, was sich v. a. für infektiöse Weichteilprozesse als vorteilhaft erweist. Besonders das CT wird auch zum gezielten Punktieren von Prozessen genutzt und dient zudem der Therapie (Abpunktieren von Abszessinhalten, Instillation erregertoxischer Substanzen).
- **PET und SPECT:** Diese Verfahren spüren v. a. stoffwechselaktive Prozesse im ganzen Körper auf. Das kann sich als Vorteil erweisen, wenn ein Herd schwer zu finden ist. Andererseits muss ein stoffwechselaktiver Herd natürlich nicht immer infektiös sein (z. B. Tumor etc.).

Prüfung der Wirksamkeit antibakterieller Pharmaka

Um die Resistenz von Erregern auf potenziell zu verabreichende antibakterielle Chemotherapeutika zu überprüfen und gleichzeitig zu klären, welche Substanzen zur Therapie angezeigt sind, eignet sich das **Antibiogramm.** Es umfasst die Gesamtheit aller zur Klärung der o. g. Ziele eingesetzten Methoden. Dazu zählt die Bestimmung der **MIK** (Inhibition des Wachstums innerhalb von 18–24 h) und der **MBK** (bei der 99,9 % der Bakterien getötet werden) mittels Reihenverdünnungstest.

Beispiel: Diagnostik erregerbedingter Meningitiden

Das Diagnostikum der Wahl ist die Untersuchung des Liquors, wobei die Liquorpunktion erst nach Ausschluss eines erhöhten Hirndrucks durch CCT (falls nicht vorhanden: Augenspiegelung) stattfinden sollte (▸ Tab. 13.2).

- Die Serologie fällt zu Beginn einer Infektion häufig negativ aus, da die Ak-Bildung noch nicht eingesetzt hat.
- Die Blutkultur ist das zentrale Diagnostikum septischer Krankheitsbilder, die Liquoranalyse das der Meningitis.

ZUSAMMENFASSUNG

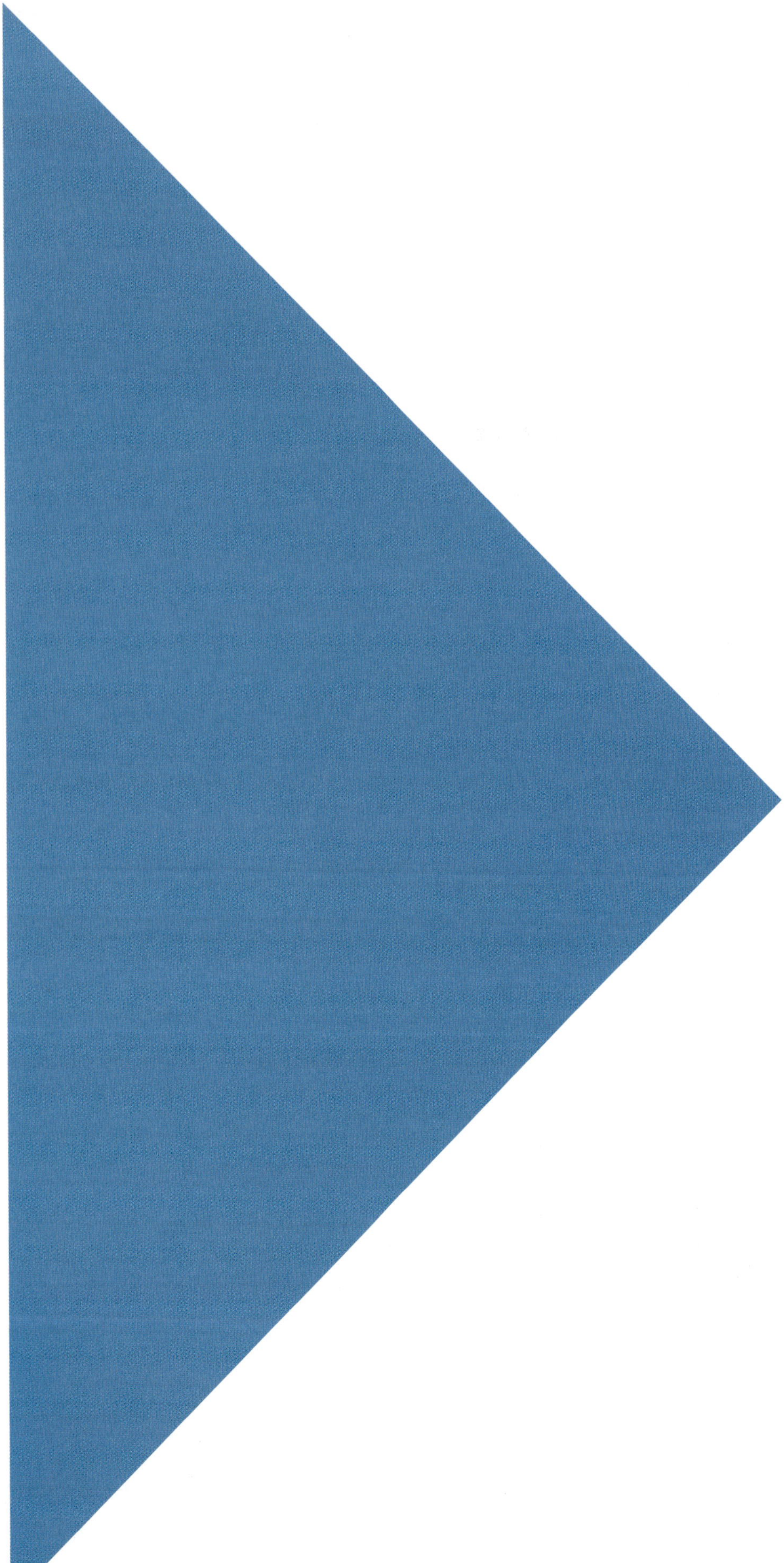

Spezieller Teil

Spezielle Bakteriologie

Spezielle Virologie

Spezielle Mykologie

Spezielle Parasitologie

Mikrobiologisch relevante Hygiene

Staphylokokken

Sie färben sich grampositiv, sind fakultativ anaerob und bilden Haufen (Trauben). Daneben besitzen sie das Enzym Katalase (im Gegensatz zu Streptokokken). Katalase katalysiert die Spaltung von Wasserstoffperoxid in H_2O und O_2. Dies bietet Schutz gegen Fresszellen. Staphylokokken sind relativ „umweltresistent", d. h., sie halten es lange in trockener und kalter Umgebung aus. Ab 60 °C sterben sie ab. Die Inkubationszeit für Staphylokokkeninfektionen liegt bei wenigen Tagen.

Pathogenese: Zelluläre Pathogenitätsfaktoren (Auswahl):

- *St. epidermidis* bildet als einziger Vertreter der Staphylokokken eine **Schleimkapsel,** die ihn vor der Phagozytose durch Fresszellen schützt.
- **Protein A** führt zum Ausfall von Antikörpern (insb. von IgA). Auch dies schützt die Staphylokokken vor der Phagozytose, ebenso der **Clumping factor** (nicht von St. epidermidis gebildet), der zu einer Maskierung der Keime mit Fibrinogen führt und wie eine künstliche Kapsel wirkt.

Extrazelluläre Pathogenitätsfaktoren (Auswahl):

- **Leukozidin** (α-Toxin): führt zur Schädigung von Leukozyten und ist verantwortlich für die Entstehung von Eiter (besteht aus lebenden und toten Granulozyten, toten Körperzellen und Bakterien). Es wirkt antiphagozytär und gewebeschädigend.
- **Enterotoxine A–E:** Exotoxine, die akute, selbstlimitierende Brechdurchfälle durch übermäßig vorhandene Zytokine auslösen. Zu dieser massiven Ausschüttung von Zytokinen kommt es, weil die Enterotoxine als Superantigene wirken. Sie sind relativ hitzeresistent.
- **Toxic shock syndrome toxin-1** (TSST-1): wurde früher als Enterotoxin F bezeichnet. Besitzt ebenfalls Superantigenwirkung und kann einen schweren Schock herbeiführen (RR ↓, HF ↑).
- **Scalded skin syndrome toxin** (SSST, Exfoliatin): führt zur Zerstörung der Epidermis mit Spaltbildung unterhalb des Stratum corneum. Bei dem Syndrom sind die Schleimhäute nicht beteiligt. Verursacht den Morbus Ritter bzw. das staphylogene Lyell-Syndrom und ist für Kinder lebensgefährlich. Wird nur von einem kleinen Teil der *St.-aureus*-Stämme gebildet. Demgegenüber schütten bis zu 50 % der *St.-aureus*-Stämme die Enterotoxine A–F aus.
- **Koagulase:** bindet und aktiviert Prothrombin, das wiederum die Bildung von Fibrin aus Fibrinogen katalysiert. Es kommt zur Koagulation. Dieses Enzym tritt bei den Staphylokokken immer in Kombination mit anderen extrazellulären Pathogenitätsfaktoren auf. Die Koagulase gilt als der **Leitpathogenitätsfaktor** für Staphylokokken. Koagulasepositiv ist lediglich *St. aureus*. Koagulasenegative Staphylokokken **(KNS)** sind *St. epidermidis* und *St. saprophyticus*. Andere KNS spielen v. a. unter einer relevanten Immunsuppression eine Rolle.

St. epidermidis

Reservoir: *St. epidermidis* ist ein residenter Hautkeim.

Typische Krankheitsbilder: Er ist ein wichtiger Erreger nosokomialer Infektionen und Auslöser sog. Plastikinfektionen: *St. epidermidis* besitzt ein Protein, das an Plastik haftet.
So kann sich dieser Keim innen an Plastikkathetern festsetzen und in die Blutbahn schwemmen lassen. Auch an Endoprothesen oder Herzklappen kann er haften. Die Konsequenz ist eine Bakteriämie, die zur Sepsis führt.

Diagnostik: Es sollten Blutkulturen während des ansteigenden Fiebers (entspricht dem Ausschwemmen der Keime aus einem Herd) entnommen werden. Untersuchung der Katheterspitze (▶ Kap. 40).

St. saprophyticus

Typische Krankheitsbilder: Er löst nur Zystitiden bei jungen Frauen aus.

St. aureus

Reservoir: Er kommt bei 30 % aller Menschen im Naseneingang, in der Nasenhaupthöhle und im Rachenraum vor. Daneben findet man diesen Keim in den Achselhöhlen und an den Haargrenzen. Auch Tiere können *St. aureus* tragen.

Typische Krankheitsbilder: Dieser Erreger verursacht in unterschiedlichen Körperregionen Krankheitsbilder:

- An der Haut kann es zur Ausbildung einer **Impetigo contagiosa** (auch durch Streptokokken auslösbar) mit einer Blasen- und goldgelben Krustenbildung an Gesicht und Gesäß kommen. Tritt gehäuft bei Kindern auf. Bei Bakterienstämmen, die in der Lage sind, SSST zu bilden, ist ein Übergang in das **staphylogene Lyell-Syndrom** möglich. Des Weiteren führt *St. aureus* zur Bildung von **Follikulitiden** bis hin zu **Furunkeln** und **Karbunkeln.** An der weiblichen Brust kann es, bedingt durch einen schlechten Pflegezustand (trockene, rissige Haut), zur Ausbildung einer **Mastitis** mit der Gefahr der Übertragung des Erregers auf den Neugeborenen/Säugling kommen.
- *St. aureus* ist mit einem Anteil von bis zu 50 % der häufigste Erreger von **Osteomyelitiden.** Diese entstehen v. a. in langen Röhrenknochen.
- **Lebensmittelvergiftung** oder **-intoxikation** durch die Enterotoxine A–E.

> Eine Lebensmittelintoxikation wird lediglich durch Erregertoxine ausgelöst, beginnt relativ akut und endet auch wieder relativ schnell, sobald die Toxine ausgeschieden sind. Davon zu unterscheiden ist eine Lebensmittelinfektion, bei der es zur Aufnahme lebender, vermehrungsfähiger Erreger kommt. Die Infektion dauert in aller Regel länger als die schlichte Lebensmittelintoxikation. Die Symptome der Infektion können dabei durch den Erreger selbst oder von ihm aktiv sezernierte Toxine verursacht werden.

- **Scalded skin syndrome** (SSS, ▶ Abb. 14.1) und **Toxic shock syndrome** (TSS): Beim TSS kommt es durch die Einwirkung des sich systemisch verteilenden TSST-1 und

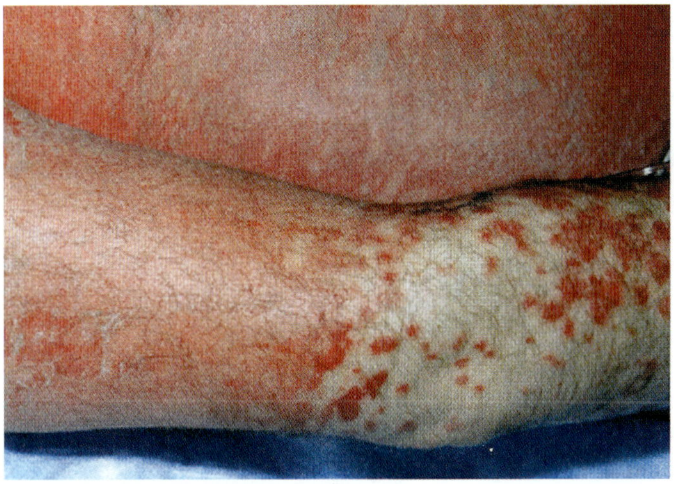

Abb. 14.1: Staphylokokken-SSS (Ausschnitt vom Arm). [13]

der Reaktion des Körpers hierauf zu schwersten Schäden an der Lunge (ARDS), dem Gefäßsystem (DIC), der Leber, der Niere (akute Niereninsuffizienz) etc. Die Letalität am TSS liegt bei bis zu 30 %. Selten wird das TSS auch durch β-hämolysierende Streptokokken ausgelöst (dann auch als Streptokokken-Toxin-Schock-Syndrom, STSS, bezeichnet).

- Nosokomiale Infektionen: Wundinfektionen (OP-Wunden, Dekubitalulzera oder auch Ulcera cruris), Pneumonie, Sepsis oder auch Meningitis.

Diagnostik: Allgemein lässt sich *St. aureus* sehr gut kultivieren.

- Bei der Impetigo bullosa sollten Blutkulturen angelegt werden, da aus den Blasen kaum Bakterien gewonnen werden können. Bei der Impetigo contagiosa reicht ein Hautabstrich.
- Bei einer Osteomyelitis sollten ebenfalls Blutkulturen angelegt werden. Der Erregernachweis gelingt aber nur in der Hälfte der Fälle. Daneben werden bildgebende Verfahren zur Suche nach dem/den Erregerherd(en) eingesetzt (MRT, Röntgen und Szintigrafie).
- Da bis zu 10 % der Patienten, die an einer Sepsis durch *St. aureus* leiden, eine Endokarditis entwickeln, sollte regelmäßig ein EKG geschrieben werden, wenn bereits eine Bakteriämie nachgewiesen werden konnte.

Prophylaxe: Gerade asymptomatisch mit *St. aureus* besiedeltes Krankenhauspersonal sollte saniert werden (antiseptische Ganzkörperwaschung, lokalantibiotische Behandlung mit Nasensalbe). Daneben ist auf eine strikte Händedesinfektion zu achten (weitere Informationen hierzu finden sich in den Ausführungen zur Krankenhaushygiene [▶ Kap. 40]).

Therapie (für alle Staphylokokken): Penicillin wirkt aufgrund der Penicillinasebildung nur noch bei bis zu 50 % der ambulant und bei bis zu 20 % der nosokomial erworbenen Staphylokokkenstämme. Daher sollte man ohne Resistenzbestimmung kein Penicillin mehr gegen Staphylokokken anwenden. In dem Fall sollten Cephalosporine der 1. und 2. Generation oder ein Penicillin in Kombination mit einem Penicillinasehemmer (z. B. Clavulansäure) zum Einsatz kommen. Mittlerweise sind bis zu 20 % der *St.-aureus*-Stämme in der Lage, plasmidvermittelt ihr PBP zu modifizieren. Man spricht von methicillin- und oxacillinresistenten *St.-aureus-* und *St.-epidermidis*-Stämmen (MRSA, MRSE und ORSA). In dem Fall werden Glykopeptide eingesetzt. Des Weiteren gilt:

- Bei Knochen- und Weichteilinfektionen (Osteomyelitiden, Arthritiden und Abszesse) sollte eine Kombinationstherapie aus einem Cephalosporin der 3. Generation z. B. in Verbindung mit einem Aminoglykosid, Clindamycin oder Rifampicin für bis zu 1 Monat gegeben werden.
- Insb. bei einer septikopyämischen Streuung oder den o. g. Knochen- und Weichteilinfektionen muss auch eine chirurgische Herdsanierung in Betracht gezogen werden.
- Bei einem TSS und einem SSS sollte neben einer Kombinationsantibiotikatherapie mit den o. g. Substanzen zusätzlich eine adjuvante Schocktherapie mit Isolation des Patienten eingeleitet werden.
- Da es bereits sog. Glykopeptid-intermediärsensible *St.-aureus*-Stämme gibt (GISA), ist es sinnvoll (nach Antibiogramm), für solche Stämme im absoluten Notfall und als Reserve Daptomycin (ein Nitropeptid) einzusetzen.
- MRSA-Patienten sollten neben der antibiotischen Behandlung isoliert werden. Diese Isolation ist frühestens 3 Tage nach Abschluss der Antibiotikatherapie und bei drei negativen Abstrichen an 3 aufeinanderfolgenden Tagen aufzuheben. Die antibiotische Behandlung sollte zwischen 1 Woche (bei oberflächlichen Infektionen) und bis zu 4 Wochen (bei tiefen Wundinfektionen) andauern.

- Staphylokokken lassen sich grob in koagulasebildend (*St. aureus, lat.* aureus = golden) und nichtkoagulasebildend (z. B. *St. epidermidis* und *St. saprophyticus*) untergliedern.
- *St. aureus* kann im Körper vielfältige Infektionen auslösen: Sein Spektrum reicht von relativ harmlosen Hautinfekten bis hin zu SSS, TSS, Osteomyelitis und Sepsis.
- Da Staphylokokken sehr häufig fähig sind, Penicillinase zu bilden, sollten therapeutisch v. a. Cephalosporine der 1. und 2. Generation eingesetzt werden; falls sie in der Lage sind, ihre PBP zu modifizieren, sind Glykopeptide angezeigt.

ZUSAMMENFASSUNG

Streptokokken

Die zweite große Gruppe der Kokken stellen die Streptokokken dar. Ihre Inkubationszeit liegt bei 2–4 Tagen. Daneben sind sie praktisch immer penicillinempfindlich, bilden also i. Allg. keine β-Lactamasen und vollziehen, abgesehen von *Str. pneumoniae*, keine PBP-Änderung. Es handelt sich um katalasenegative Erreger, die anhand ihres Vermögens zu hämolysieren auf einem Blutagar folgendermaßen eingeteilt werden:

- **α:** vergrünende Hämolyse durch Biliverdinbildung (*Str. viridans*)
- **β:** vollständige Hämolyse (Grund: diverse Pathogenitätsfaktoren, s. u.)
- **γ:** nicht oder kaum hämolysierend (werden wegen mangelnder klinischer Relevanz nicht näher vorgestellt)

α-hämolysierende Streptokokken *(Str. viridans)*

Reservoir: Vergrünende Streptokokken kommen natürlicherweise im Mund- und Rachenraum vor.

Typische Krankheitsbilder:

- **Endocarditis lenta:** Die Streptokokken invadieren das Endothel einer vorgeschädigten Herzklappe (durch eine Endocarditis rheumatica, einen angeborenen Herzklappenfehler). Es entstehen Vegetationen (Wucherungen) und Auflagerungen. Von diesen brechen kleine Teile ab und verursachen kleine „Embolien“ im ganzen Körper. Diskrete neurologische Symptome sind oft das erste Anzeichen der Endocarditis lenta. Es folgen Fieberschübe, neurologische Ausfälle, Müdigkeit, Mattigkeit und schließlich Abgeschlagenheit. Erst später treten kardiale Symptome wie eine Tachykardie oder ein Leistungsknick auf. Die Krankheit verläuft chronisch progredient. Vergrünende Streptokokken sind die häufigsten Erreger dieser Erkrankung (in etwa 50–70 % aller Endokarditiden nachweisbar), die aber auch von *St. epidermidis*, *St. aureus* oder Enterokokken ausgelöst werden kann.
- **Karies** (insb. durch den vergrünenden Streptokokken *Str. mutans*)
- **Meningitis** (in seltenen Fällen)

Diagnostik: Eine Blutkultur, während eines Fieberschubs angelegt, ermittelt in knapp 90 % der Fälle den Erreger. Während der Therapiephase: transösophageale Echokardiografien (TEE).

Therapie: 2 Wochen (stationär): Penicillin G (i. v.) in Verbindung mit einem Aminoglykosid. Danach 2 weitere Wochen (ambulant): Monotherapie mit einem β-Lactam (z. B. Penicillin).

β-hämolysierende Streptokokken

β-hämolysierende Streptokokken tragen in ihrer Zellwand das sog. C-Antigen (ein Zuckerantigen). Anhand dessen erfolgt die Einteilung in Gruppen von A bis X (Lancefield-Klassifikation). Die wichtigsten sind A (85 %), B (5–10 %), C und D.

Str. pyogenes (Gruppe-A-Streptokokken, GAS)

Reservoir: Mensch und Tier können den Erreger tragen. Bevorzugte Orte: Rachenraum, Perineum und Vagina. 3–5 % gesunde Träger.

Pathogenese: **Zelluläre Pathogenitätsfaktoren (Auswahl):**

- **M-Protein:** Anhand des M-Proteins werden die GAS in mehr als 50 Typen eingeteilt (deshalb ist eine Infektion mit GAS auch mehr als 50-mal möglich). Es hat eine dem Clumbing factor der Staphylokokken analoge Funktion. Es bindet Fibrinogen, Plasminogen und inaktiviert das Komplementsystem. Antikörper gegen das M-Protein wirken protektiv.

Extrazelluläre Pathogenitätsfaktoren (Auswahl):

- **Zytolysine** (Cholesterol-dependent cytolysins): Beispiele: Streptolysin O, das einen großen Anteil an der β-Hämolyse hat, an das Cholesterin bindet (daher ist das Bakterium selbst resistent gegen das Enzym) und Poren bildet. Es reagiert empfindlich auf Sauerstoff. Streptolysin S: stabil gegenüber Sauerstoff
- **Erythrogene Toxine A, C, F und MF:** Scharlachtoxine. Superantigenwirkung haben insb. die Toxine A und C. Sie führen zu schweren Hals- und Mandelentzündungen, hohem Fieber und ausgeprägtem Krankheitsgefühl.

> Da es vier verschiedene Scharlachtoxine gibt und der Körper nach jedem durchgemachten Scharlach schützende Antikörper (Antitoxine) produziert, kann man maximal viermal an Scharlach erkranken.

- Viele Enzyme wie z. B. DNAse, Streptodornase und die **Hyaluronidase (Spreading factor,** der Bindegewebe löst und die Ausbreitung des Erregers fördert)

Streptolysin O, DNAse und Hyaluronidase sind zwar gute Immunogene. Protektive Antikörper kann der Körper allerdings nicht dagegen bilden.

Typische Krankheitsbilder: **Eitrige Primärinfekte:**

- Doppelseitige, eitrige **Angina lacunaris/follicularis (Mandelentzündung):** Komplikationen bis zur Sepsis sind möglich. Behandelbar mit Penicillin (über mindestens 10 Tage). Eine Sonderform ist der **Scharlach.** Mit speziellen Bakteriophagen besiedelte Keime haben ein durch die Phagen kodiertes Scharlachtoxin. Hierbei kommt es neben der Angina tonsillaris und einem Enanthem des Rachens zusätzlich zur Ausbildung einer Himbeerzunge, einem feinfleckigen, sich zentrifugal ausbreitenden Exanthem. Charakteristisch ist, dass das Exanthem leistenbetont und unter Aussparung des perioralen Bereichs (sog. **periorale Blässe**) auftritt. Der typische Ausschlag bei Scharlach entsteht durch eine Zytokinwirkung auf die Kapillaren der Dermis.
- **Ecthyma terebrans:** eine wie ausgestanzt wirkende umschriebene Pyodermie. Tritt gehäuft als Superinfektion eines Varizellenexanthems auf. Komplikationen sind insb. das Erysipel (s. u.) und die Sepsis.

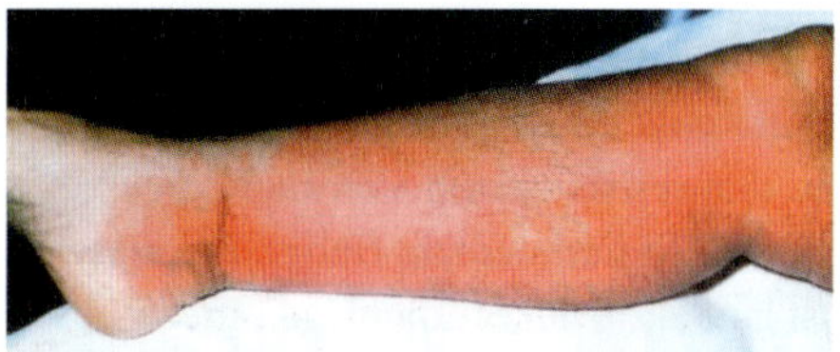

Abb. 15.1: Unterschenkelphlegmone (ausgehend von einer Verletzung des Unterschenkels und sich auf den Oberschenkel ausbreitend). [14]

- **Impetigo contagiosa:** oberflächliche hochkontagiöse Pyodermie, die sowohl durch Streptokokken (kleinblasige Form) als auch durch Staphylokokken (großblasige Form) verursacht wird. Tritt gehäuft bei Kindern insb. im Sommer auf. Zunächst kommt es zur Bildung kleiner roter Maculae, die anschließend platzen und honiggelbe Krusten ausbilden. Die Impetigo contagiosa tritt vermehrt in der Umgebung des Munds (sog. **Angulus infectiosus**) und am Gesäß auf. Selten kommt es als Komplikation zur Ausbildung einer akuten postinfektiösen Glomerulonephritis (s. u.).
- **Erysipel (Wundrose):** akute fieberhafte Entzündung der dermalen Lymphspalten, die häufig mit einer initialen Fieberzacke beginnt. Eintrittspforten sind häufig Mikrotraumen an der Haut oder auch Interdigitalmykosen. Tritt v. a. am Unterschenkel und im Gesicht auf. Symptome sind ein scharf begrenztes, hochrotes, ödematöses Erythem mit zungenförmigen Ausläufern. Daneben kommt es zu plötzlich auftretendem hohem Fieber, Kopfschmerzen und Schüttelfrost. Als Komplikation eines Gesichtserysipels kann sich eine Sinusvenenthrombose entwickeln. Insbesondere beim Unterschenkelerysipel kann es zu einer Begleitthrombophlebitis und bei chronisch-rezidivierendem Verlauf zur Ausbildung eines Lymphödems kommen.
- **Phlegmone** (▸ Abb. 15.1): eine sich flächenhaft und diffus ausbreitende (v. a. auch in die Tiefe) Pyodermie. Der entzündliche Prozess ist schmerzhaft und geht mit Fieber und Leukozytose einher.
- **Nekrotisierende Fasziitis (Streptokokkengangrän):** eine sich rasch entwickelnde (innerhalb von 1–2 Tagen), mit flächenhaften Nekrosen der Subkutis einhergehende Entzündung. Schnell kommt es zur Ausweitung der Entzündung entlang den Faszien in die Tiefe und zur gangräneszierenden Entzündung der betroffenen Körperpartien. Als Komplikation entwickelt sich gehäuft eine Verbrauchskoagulopathie. Tritt gehäuft an den Extremitäten und am Unterbauch auf und geht noch immer, selbst bei Therapie, mit einer Letalität von bis zu 50 % einher.

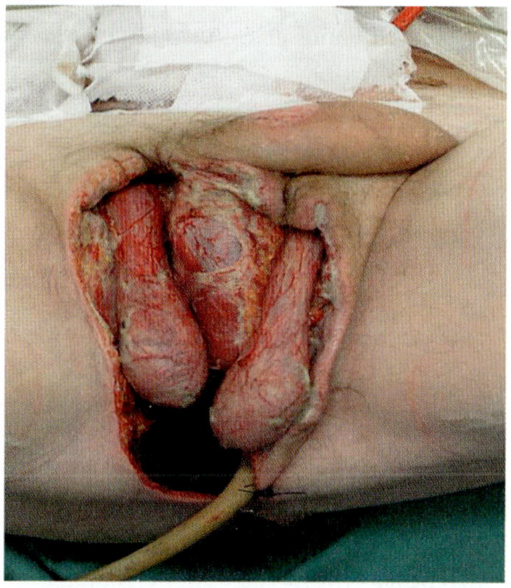

Abb. 15.2: Fournier-Gangrän am männlichen Genitale. [15]

- **Fournier-Gangrän** (▸ Abb. 15.2): verläuft ähnlich wie die nekrotisierende Fasziitis. Findet sich am männlichen Genitale und weist eine Mortalität, selbst anbehandelt, von bis zu 20 % auf.
- **Puerperalsepsis** (Kindbettfieber): entsteht durch Eindringen des Erregers in Geburtswunden der Mutter

Nichteitrige Folgekrankheiten:
Es handelt sich um **abakterielle** Erkrankungen, die aufgrund einer immunologischen Kreuzreaktivität zwischen dem bakteriellen M-Protein und körpereigenen Bestandteilen (z. B. kardiales Myosin) etwa 2 Wochen nach einer eitrigen Angina, einem Scharlach oder einer Impetigo contagiosa auftreten:

- **Rheumatische Fieber** (Typ-II-Überempfindlichkeitsreaktion): Es kommt zu mannigfaltigen Symptomen im Körper. Nach Jones in Haupt- (Karditis mit einer Letalität von bis zu 5 %, wandernde Polyarthritis, Chorea minor, Erythema anulare und subkutane Knötchen) und Nebenkriterien (Arthralgie, Fieber, BSG ↑, CRP ↑ und im EKG verlängerte PQ-Zeit) eingeteilt.

> Das rheumatische Fieber „beleckt" die Gelenke und „beißt" das Herz.

- **Akute Glomerulonephritis:** Ablagerung von Ag-Ak-Komplexen, Komplement und Entzündungszellen an die Basalmembran der Glomeruli, was zu deren Zerstörung führt. Das Ergebnis ist eine Proteinurie und Ödembildung. Meist selbstlimitierend (Typ-III-Überempfindlichkeitsreaktion)

Diagnostik:

- **Eitrige Primärinfektionen:** Viele der eitrigen Hauterkrankungen sind Blickdiagnosen. Ansonsten bietet sich der kulturelle Erregernachweis an. Daneben lassen sich bei einer akuten Infektion serologisch Antikörper gegen Streptolysin O (Antistreptolysin O, erst bei einem vierfachen Titeranstieg beweisend für eine akute Infektion) nachweisen.
- **Nichteitrige Folgekrankheiten:** Antikörper gegen Streptolysin O, DNAse und Hyaluronidase weisen auf ein rheumatisches Fieber hin. Die Diagnose der Glomerulonephritis erfordert eine Biopsie, da kaum Antikörper zu finden sind. Da man es nicht mit einer primär chronischen Polyarthritis zu tun hat, ist der Rheumafaktor (ein spezieller Antikörper) natürlich negativ.

Therapie:

- **Angina lacunaris/follicularis und Scharlach:** Penicillin V über 10 Tage
- **Impetigo contagiosa und Ecthyma terebrans:** zunächst lokale Behandlung mit Salicylatvaseline und Lokalantibiotika, bei starker Ausbreitung auch systemisch Penicilline
- **Erysipel:** parenteral Penicillin über 10 Tage. Dazu werden niedermolekulare Heparine als Thromboseprophylaxe gegeben. Bei häufigen Rezidiven sollte eine Rezidivprophylaxe mit Depotpenicillinen verabreicht werden. Daneben Bettruhe und beim Gesichtserysipel keine Manipulation an diesem.

- **Phlegmone:** hochdosierte parenterale Antibiotikatherapie, vorzugsweise mit Penicillinen über 10 Tage. Bei ausgedehnten Phlegmonen sollte eine Thromboseprophylaxe mit niedermolekularen Heparinen erfolgen. Außerdem empfiehlt sich ein rasches chirurgisches Vorgehen mit Inzision und Drainage des Herds.
- **Nekrotisierende Fasziitis und Fournier-Gangrän:** chirurgisches Vorgehen mit Débridement und Nekrosektomie. Falls nicht anders möglich, Amputation der betroffenen Gliedmaße(n). Flankierend sollten Schock und Gerinnungsstörungen behandelt und Clindamycin aufgrund seiner guten Gewebegängigkeit gegeben werden.
- **Purperalsepsis:** parenteral zwei bis drei Antibiotika wie z. B. Penicilline oder Cephalosporine in Verbindung mit einem Aminoglykosid
- **Nichteitrige Folgeerkrankungen:** akute postinfektiöse Glomerulonephritis: Penicillin G oder V über mehr als 10 Tage. Flankierend sollten die durch den Nierenschaden entstandenen Symptome wie Ödeme und die Hypertonie behandelt werden. Im schlimmsten Fall Nierenersatztherapie (Hämodialyse). Rheumatisches Fieber: Penicillin G oder V über mehr als 10 Tage. Dazu antientzündliche Therapie (mit NSAR und Kortison). Bei beiden Erkrankungen wahlweise Tonsillektomie und bei der Karditis nötigenfalls Herzklappenrekonstruktion oder -ersatz

Str. agalactiae (Gruppe-B-Streptokokken, GBS)

Reservoir: Vorkommen beim Menschen v. a. in der Cervix uteri, wo sie meist asymptomatisch sind. 5–8 % gesunde Träger.

Typische Krankheitsbilder:

- **Neugeborenensepsis:** kann durch einen vorzeitigen Blasensprung, ein Amnioninfektionssyndrom o. Ä. entstehen. Man unterscheidet:
  - **Early-onset sepsis:** Auftreten innerhalb von 4 Tagen nach Geburt, häufig auf dem Boden einer neonatalen Pneumonie. GBS sind für bis zu 50 % dieser Erkrankungen verantwortlich.
  - **Late-onset sepsis:** tritt ab dem 5. Tag post partum auf und führt häufig zu einer Meningitis. Neben GBS können auch andere nosokomiale Keime wie KNS, Pseudomonaden und *E. coli* für diese Erkrankung verantwortlich sein.
- **Bei Immunsupprimierten:** Harnwegsinfekte, Pneumonien, Sepses und Peritonitiden

Prophylaxe: Pränatal Zervixabstrich. Falls dieser GBS-positiv ist: perinatale Verabreichung von Ampicillin an die Mutter und Penicillin an das Kind. Wahlweise Sectio.
Therapie: Sofort und ohne Erregernachweis: Ampicillin mit einem Aminoglykosid.

Enterokokken (Gruppe-D-Streptokokken, GDS)

Von den Enterokokken werden am häufigsten *E. faecium* und *E. faecalis* isoliert. Aufgrund multipler Antibiotikaresistenzen ist *E. faecalis* gefährlicher.

Typische Krankheitsbilder: Harmlose Harnwegsinfekte (als sog. Honeymoon disease), üblicherweise begrenzt auf die Blase. Diese können sich aber bis zur Pyelonephritis ausweiten, und die Keime können die Darmwand durchwandern, v. a. bei perioperativem Stress. Daneben verursachen sie Wundinfektionen, nosokomiale Infektionen (Pneumonie, Sepsis) und bis zu 10 % der bakteriellen Endokarditiden.
Therapie: Obwohl Bakterien dieser Gruppe eine natürliche Penicillin- und Cephalosporinresistenz besitzen, sprechen sie fast immer auf Ampicillin an. Im Fall einer Enterokokkenendokarditis sollte dieses mit Gentamicin kombiniert gegeben werden. Falls hiergegen eine Resistenz besteht, kann ein Glykopeptid zum Einsatz kommen (z. B. Vancomycin oder Teicoplanin). Allerdings gibt es mittlerweile vancomycinresistente Stämme **(VRE).** Diese sind dann gleichzeitig gegen Ampicillin und z. T. auch gegen Teicoplanin (ein Glykopeptid, das aus derselben Antibiotikagruppe stammt wie Vancomycin) resistent. Die VRE gehören zu den resistentesten Stämmen, die man in der Humanmedizin findet. Bei diesen ist laut aktueller Studienlage Linezolid (ein Oxazolidinon) indiziert. Eine weitere Reserve ist die Gruppe der Streptogramine, gegen welche *E. faecalis* aber resistent ist.

Str. pneumoniae (Pneumokokken)

Sie ähneln den vergrünenden Streptokokken. Es handelt sich um lanzettförmige Diplokokken, von denen 85 verschiedene Serogruppen, unterschieden durch die unterschiedliche Konformation der Polysaccharidkapsel, bekannt sind. Pneumokokken ohne Kapsel sind apathogen.

Reservoir: Der Rachenraum. Es gibt 2–5 % gesunde Träger.
Pathogenese: Der Keim verfügt über eine Kapsel (s. o.) und ist in der Lage, **Pneumolysin O** (PLO, das Schwestertoxin zu Streptolysin O) zu produzieren. Daneben sind die Pneumokokken in der Lage, Leukozidin (▸ Kap. 14) NA und eine IgA-Protease zu bilden.
Typische Krankheitsbilder: Zu den von den Pneumokokken ausgelösten Erkrankungen kommt es auf zweierlei Weise: Zum einen werden die Bakterien durch eine Tröpfcheninfektion und zum anderen durch eine endogene Infektion der im Rachenraum physiologisch vorkommenden Stämme ausgelöst. Vom Rachenraum ausgehend, verursachen Pneumokokken als häufigste Erreger dann Sinusitiden, Otitiden (Otitis media), Kanalikulitiden und Konjunktivitiden. Daneben lösen sie **Pneumonien** aus (Ursache für zwei Drittel aller Broncho- oder Lobärpneumonien bei Erwachsenen, ▸ Abb. 15.3). Während der Pneumonie kommt es häufig zu einer Bakteriämie, da das PLO der Pneumokokken Löcher in das Endothel der Alveolen macht und die Pneumokokken so in die Blutbahn gelangen können (Bakteriämie). Aufgrund der Kapsel sind Pneumokokken relativ lange vor Phagozytose geschützt; so können einige Pneumokokken die Blut-Hirn-Schranke überwinden. Dann

verursachen sie eine lebensgefährliche eitrige Meningitis im Subarachnoidealraum **(Haubenmeningitis).** Pneumokokken sind die häufigsten Erreger der Erwachsenenmeningitis (etwa 50 %). Symptome der Meningitis: stärkste Kopfschmerzen, Fieber (keine bakterielle Meningitis ohne Fieber) und Meningismus, daneben Übelkeit, Erbrechen, Bewusstseinsstörungen, epileptische Anfälle, Lichtscheu etc. Bleibende neurologische Schäden finden sich in etwa 20 % der Fälle, und die Mortalität liegt immer noch bei bis zu 30 %. Nach einer Splenektomie treten Pneumokokkeninfektionen häufiger auf. Prädisponiert für eine manifeste Infektionskrankheit durch Pneumokokken sind Menschen mit vorbestehenden Herz-, Lungen- und Nierenerkrankungen.
Gehäuft kommt es insb. bei wegen einer Thalassämie Splenektomierten zu einem **OPSI-Syndrom** (Overwhelming post splenectomy infection syndrome) mit einer Gesamtletalität von bis zu 50 %.

Diagnostik: Zur Sicherung der Diagnose: sofortige Liquorpunktion. Daneben empfehlen sich Blutuntersuchungen (CRP ↑, PCT ↑) und Blutkulturen (in 50 % aller Meningitiden positiv).
Prophylaxe: Die STIKO empfiehlt aktuell eine generelle Impfung für alle Säuglinge nach dem vollendeten 2., 3. und 4. Lebensmonat sowie eine Auffrischung im 11.–14. Lebensmonat mit einem Pneumokokkenkonjugatimpfstoff (aktive Immunisierung mit einem Totimpfstoff). Der Impfstoff enthält aktuell die gereinigten Kapselpolysaccharide der sieben häufigsten Serogruppen, daher wird er als **7-valent** bezeichnet. Die Impfungen können in Verbindung mit dem sechsfachen Kombinationsimpfstoff gegen Tetanus, Diphtherie, Pertussis, Hib, Hepatitis B und der inaktiven Poliovakzine gegeben werden. Für Erwachsene ab dem 60. Lj. ist die Impfung mit einem Pneumokokken-Polysaccharidimpfstoff Standard. Dieser ist **23-valent.** Diese Impfung muss aber alle 6 Jahre aufgefrischt werden.
Therapie: Gegen Pneumokokkenmeningitiden werden kalkuliert Cephalosporine der 3. Generation verabreicht. Diese wirken gegen (fast) alle Erreger der Meningitis (Ausnahme: Listerien) und sind sehr gut liquorgängig. Dazu sollte ein Kortikoid gegeben werden. Für die sonstigen Pneumokokkeninfektionen gilt die Verabreichung von Penicillin. Bei Pneumokokken mit verändertem PBP (bei Pneumokokken nicht so effektiv mutiert wie bei den MRSA) sollten Cephalosporine der 3. Generation oder besser ein Glykopeptid verordnet werden.

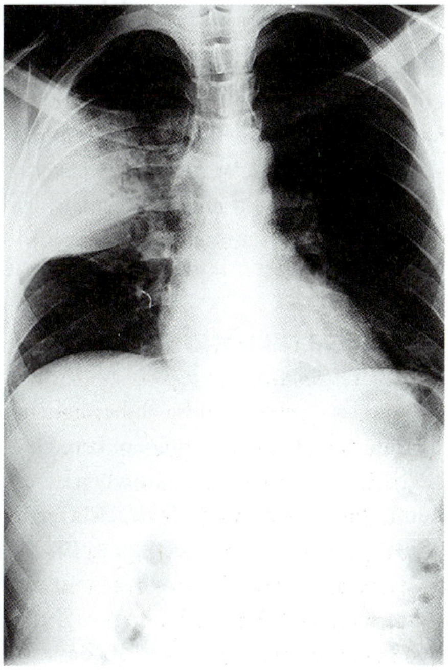

Abb. 15.3: Lobärpneumonie durch Pneumokokken (rechter Mittellappen; Thorax, p. a.-Strahlengang). [16]

- α-hämolysierende Streptokokken sind die häufigsten Erreger der Endocarditis lenta und häufig an der Entstehung von Karies beteiligt.
- Der Scharlach wird durch mit speziellen Bakteriophagen besiedelte *Str.-pyogenes*-Stämme verursacht und unterscheidet sich von der Angina lacunaris/follicularis, die durch einfache „unbesiedelte" Streptokokken ausgelöst wird.
- Ein Erysipel ist eine akute fieberhafte Entzündung der dermalen Lymphspalten mit gravierenden Folgeerkrankungen: Sinusvenenthrombose (Gesichtserysipel), Thrombophlebitis (Unterschenkelerysipel) und Sepsis.
- Komplikationen einer Infektion mit GAS sind das rheumatische Fieber und die akute Glomerulonephritis.
- Pneumokokken sind die häufigsten Erreger der Erwachsenenpneumonie und -meningitis. Sie werden am sichersten mit Cephalosporinen der 3. Generation angegangen.

ZUSAMMENFASSUNG

Unter die gramnegativen Kokken fallen die Meningokokken, die Gonokokken, einige apathogene Neisserien, die zur residenten Flora der Mundhöhle gehören, daneben Moraxellen und *Acinetobacter* (Letzteres hier nicht näher behandelt). Es handelt sich um semmelförmige Diplokokken.

Neisseria meningitidis (Meningokokken)

Es handelt sich um aerobe, unbewegliche, pleomorph bekapselte Diplokokken. Derzeit sind 13 verschiedene Serotypen bekannt (anhand der Kapsel festgelegt). Am häufigsten treten die Serotypen A, B, C, W135 und Y auf. Der Serotyp A verursacht eine epidemische Meningitis. Den Serotyp B findet man am häufigsten in Deutschland und Serotyp C ist im **Meningitis-Gürtel** (tropisches Afrika) am häufigsten, findet sich aber auch vereinzelt in Deutschland. Er löst ebenfalls epidemische Meningitiden aus und ist ausschließlich humanpathogen. Inkubationszeit: 2–3 Tage. Bei Komplementmangel an den Faktoren C5–C9 kommt es gehäuft zur Infektion mit diesem Erreger. Verdacht, Erkrankung und Tod an Meningokokkenmeningitis und -sepsis sind namentlich meldepflichtig.

Reservoir: Sie finden sich im Rachenraum. Prävalenz: 5–10 % gesunde Träger.

Pathogenese: **Zelluläre Pathogenitätsfaktoren:** das Endotoxin und die vor Phagozytose schützende Kapsel

Typische Krankheitsbilder:

- **Meningokokkenmeningitis:** Eine endogene Vermehrung unbekannter Genese (Schnupfen?) der Meningokokken oder deren aerogene Weitergabe können zur Erkrankung führen. Die Meningokokken gelangen vom Rachenraum in die Blutbahn und von dort in das ZNS, wo sie im Subarachnoidealraum eine Meningitis auslösen **(Haubenmeningitis).** Es kommt zu unspezifischen Symptomen eines Atemwegsinfekts und in nur 50 % der Fälle zu den klassischen Symptomen einer Meningitis. Die Meningokokkenmeningitis kann sporadisch oder epidemisch (fast ausschließlich im Meningitis-Gürtel der Erde) auftreten. In Deutschland gibt es eigentlich nur die sporadische Form, meist verursacht durch exogene Infektion von einem gesunden Träger. Inzidenz: 2.400 Fälle/a in Deutschland, bei den unter 16-Jährigen 1.600 Fälle. Nach durchgemachter Infektion finden sich in 20 % der Fälle bleibende neurologische Symptome. Mortalität: 20 %.
- Daneben kommt es entweder allein oder als Komplikation einer Meningokokkenmeningitis zu einer **Meningokokkensepsis.** Die Symptome der Sepsis werden durch die Reaktion des Körpers auf den Erreger selbst oder isoliert auf sein LPS ausgelöst. Es entwickelt sich ein nicht wegdrückbares Exanthem (entspricht Kapillarthrombosen mit Bakterieneinschlüssen, ▸ Abb. 16.1) am ganzen Körper. Des Weiteren kann es zu einem Lungenversagen, einer generalisierten Verbrauchskoagulopathie (DIC), neurologischen Ausfällen, nekrotischen Akren bis hin zur Amputation, einer Nebennierennekrose und einem MOV kommen. Die Gesamtheit dieser Befunde bezeichnet man als **Waterhouse-Friderichsen-Syndrom** (Mortalität: 90 %).

Diagnostik: Bei steigendem Fieber sollten Blutkulturen angelegt werden. Daneben sind ein Ag-Nachweis im Liquor und natürlich auch die klassische Liquoranalyse möglich.

Prophylaxe: Bei aufgetretenem Meningitisfall erhalten nur Kontaktpersonen 1. Grads folgende Medikation:

- Kinder und Erwachsene: 2 Tage lang Rifampicin
- Alternativ (nur Erwachsene): 1 Dosis Chinolone (diese sind für Menschen im Wachstum kontraindiziert → Bindegewebsschädigung)
- Schwangere: 1 Dosis Ceftriaxon

Ausschließlich gegen den Serotyp C existiert ein Konjugatimpfstoff (ab dem 2. Lebensjahr, einmalige Gabe). Gegen die Serotypen A, C, W135 und Y gibt es Polysaccharidimpfstoffe (aktive Impfung mit einem Totimpfstoff aus der Kapsel). Von Letzteren sind sowohl bivalente (gegen Serotyp A und C) als auch tetravalente (Serotyp A, C, W135 und Y) auf dem Markt. Die Kapsel der Gruppe-B-Meningokokken ist nicht immunogen (die Kapselsaccharide des Serotyps B ähneln körpereigenen Zuckern und wirken dadurch nicht immunogen). Bislang existiert deshalb hiergegen noch kein Impfstoff.

Therapie: Sofortige Gabe von Cephalosporinen der 3. Generation. Hochdosiertes Penicillin G kann ebenfalls verabreicht werden. Adjuvant kann ein Kortikoid hinzugefügt werden (wie bei den Pneumokokken).

Neisseria gonorrhoeae (Gonokokken)

Die Gonokokken durchdringen das intakte Zylinderepithel z. B. der Zervix. Dafür docken sie mit Haftpili an, induzieren eine Endozytose, wandern durch die Zelle und lassen sich auf der Basalseite wieder exozytieren (Transzytose). Dort verursachen sie eine subendotheliale Entzündung, wodurch das Epithel geschädigt wird und abfällt. Es kommt zu Ausfluss. Bei Komplementmangel an den Faktoren

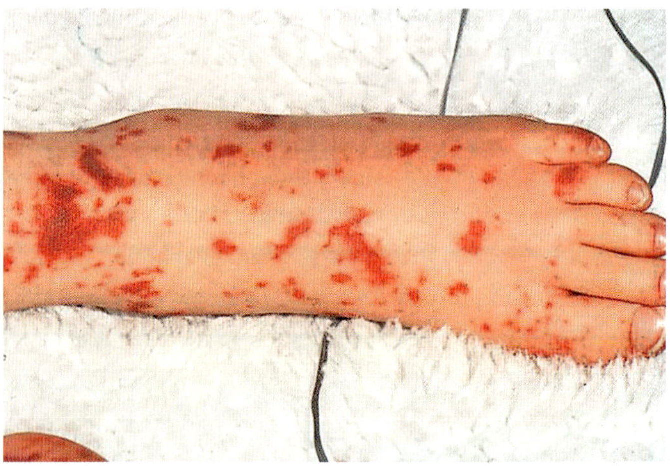

Abb. 16.1: Petechien am linken Fuß eines Kindes im Rahmen eines Waterhouse-Friderichsen-Syndroms. [17]

C5–C9 treten gehäuft Infektionen mit diesem Erreger auf. Inkubationszeit: 2–5 Tage.

Pathogenese: **Zelluläre Pathogenitätsfaktoren:** Ag-Variabilität der Haftpili.

Typische Krankheitsbilder:

- **Gonorrhö** (umgangssprachlich: **Tripper):** Von allen Geschlechtskrankheiten ist die Gonorrhö am harmlosesten. Sie gilt als die Geschlechtskrankheit der Armen insb. in der Dritten Welt. Frühes Zeichen der Gonorrhö ist die Zervizitis. Ein Drittel der Infektionen verläuft bei Frauen asymptomatisch, sie sind aber dennoch hochinfektiös. Bei Männern kommt es zur Urethritis anterior acuta, die immer symptomatisch abläuft **(Guten-Morgen-Tropfen).** Bei der geschlechtsreifen Frau kann das Vaginalepithel hingegen nicht befallen werden. Bei beiden Geschlechtern kann es auch aufgrund besonderer Sexualpraktiken zu einer Primärinfektion von Oropharynx und Anorektum kommen.
- Mögliche **Komplikationen:** Die Zervizitis kann bei der Frau zu einer Entzündung von Uterus, Eileiter und Peritoneum **(Perihepatitis)** führen. Insb. bei der Salpingitis kann es zu Sterilität oder zur Begünstigung einer Tubargravidität (Eileiterschwangerschaft) kommen – ein akuter Notfall, da Rupturgefahr droht. Eine weitere seltene Komplikation ist die **gonorrhoische Gonarthritis** durch Bakteriämie (selten), die zu einer eitrigen Arthritis der großen Gelenke führen kann. Diese ist immer gefährlich für die betroffenen Gelenke (Arthrose). Die Urethritis beim Mann kann auf die Prostata, die Samenblasen und den Nebenhoden übergreifen. Beim Kind kann es peripartal zur **Ophthalmia neonatorum** kommen. Dadurch wird das betroffene Auge u. U. zerstört (Gonoblenorrhö, ▸ Abb. 16.2; optionale Prophylaxe: Credé-Prophylaxe aus Silbernitrat). Zu einer pränatalen diaplazentaren Übertragung kommt es bei den Gonokokken nicht. In 5 % der Fälle treten disseminierte Gonokokkeninfekte auf: Bei Mangel an den o. g. Komplementfaktoren entwickelt sich eine **benigne Gonokokkensepsis** mit den Symptomen Fieber, Arthralgien und hämorrhagische Pusteln an den Akren. Die durchgemachte Infektion mit Gonokokken hinterlässt keine schützende Immunität.

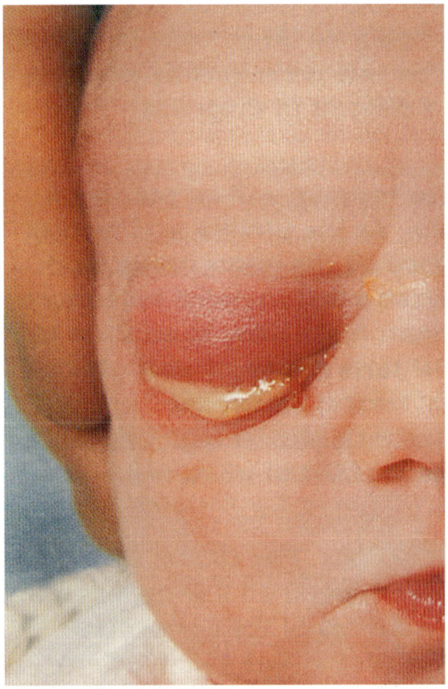

Abb. 16.2: Gonoblenorrhö. [29]

Diagnostik: Zunächst mikroskopischer Direktnachweis. Methylenblau- oder Gram-Färbung. Unter dem Mikroskop sollten sich dann intraleukozytäre gramnegative Diplokokken zeigen. Der mikroskopische Direktnachweis kann falsch negativ ausfallen. Daher ist nur die kulturelle Anzucht beweisend für eine Gonorrhö.

Therapie: Einzeitbehandlung mit Spectinomycin, Cephalosporinen oder Gyrasehemmern. Für komplizierte Infekte: Cephalosporine der 3. Generation über 10 Tage. Wegen der Resistenzlage sollte kein Penicillin mehr zur Anwendung kommen.

Moraxella (Branhamella) catarrhalis

Reservoir: Rachenraum. Bei bis zu 5 % gesunder Erwachsener und bis zu 100 % der Kinder zu finden.

Pathogenese:

- **Zelluläre Pathogenitätsfaktoren:** das LPS und die Fimbrien des Erregers, welche die Adhärenz an das menschliche Epithel vermitteln
- **Extrazelluläre Pathogenitätsfaktoren:** Der Erreger ist fast ausnahmslos in der Lage, Penicillinase zu bilden.

Typische Krankheitsbilder: Verursacht Exazerbationen chronischer Bronchitiden und Pneumonien und ist für rund 20 % der Mittelohrentzündungen bei Kindern verantwortlich, die jedoch nicht lebensgefährlich sind und eher schleichend verlaufen. Daneben ist der Erreger für Sinusitiden (Platz 3 nach den Pneumokokken und Hib), Konjunktivitiden und in seltenen Fällen für Sepses und Endokarditiden verantwortlich.

Therapie: Ein Penicillin in Kombination mit einem β-Lactamase-Hemmer (z. B. Augmentan®) oder direkt ein penicillinasestabiles Penicillin.

- Bei Mangel an den Komplementfaktoren C5–C9 kommt es gehäuft zu Infektionen mit Neisserien.
- Bei Verdacht auf sowie Erkrankung und Tod an Meningokokkenmeningitis und -sepsis besteht in Deutschland Meldepflicht.
- Komplikationen der Gonorrhö können sein: Salpingitis mit nachfolgender Tubargravidität, gonorrhoische Gonarthritis, benigne Gonokokkensepsis und Gonoblenorrhö.
- Die wichtigste Differenzialdiagnose zur Gonoblenorrhö ist die Chlamydienkonjunktivitis, die nicht mit der Credé-Prophylaxe zu bekämpfen ist (▸ Kap. 23, Chlamydien).

ZUSAMMENFASSUNG

Haemophilus

H. influenzae

Es handelt sich um einen fakultativ anaeroben, unbeweglichen, fakultativ pathogenen Erreger. Man unterscheidet unbekapselte und bekapselte Formen. Die bekapselten Formen werden weiter nach der Morphologie ihrer Kapsel in die Gruppen a–f unterteilt. Daneben unterteilt man nach Formen, die invasive Erkrankungen hervorrufen können, v. a. *H. influenzae* mit dem Kapseltyp b **(Hib)**, und solchen, die das nicht tun. Die Kapsel ist der wichtigste Pathogenitätsfaktor von *H. influenzae*. Die Infektionen mit diesem Erreger treten häufig nach Infektion mit dem Influenzavirus auf.

Reservoir: Der Rachenraum beherbergt in geringem Maße unbekapselte *H. influenzae*-Stämme.
Typische Krankheitsbilder: Das Krankheitsspektrum ähnelt dem der Pneumokokken, allerdings rangieren die Infektionen durch diesen Keim auf Platz 2 hinter den Pneumokokken.
Man unterscheidet:

- **Nichtinvasive Erkrankungen:** Epiglottitis, eitrige Bronchitis und Infektionen der Epithelien des Kopfs (Sinusitis, Otitis media, Kanalikulitis und Konjunktivitis) werden von beiden – *H. influenzae* und Hib – hervorgerufen.
- **Invasive Erkrankungen:** Meningitis, Pneumonie und Sepsis werden von Hib verursacht.

Diagnostik: Meist wird der Erreger mit der Mikroskopie oder der kulturellen Anzucht nachgewiesen.
Prophylaxe: Die STIKO empfiehlt die dreimalige Impfung mit einer Konjugatvakzine gegen Hib nach dem vollendeten 2., 3. und 4. Lebensmonat mit einer Auffrischung im 2. Lj. Meist finden die Impfungen im Rahmen der sechsfachen Immunisierung gegen Diphtherie, Tetanus, Pertussis (azelluläre Vakzine), Hepatitis B, Polio (inaktivierte Poliovakzine) und eben Hib statt. Fehlt die azelluläre Pertussisvakzine im Kombinationsimpfstoff, dann reicht auch eine zweifache Impfung im 1. Lj.
Therapie: Der Keim bildet selten Penicillinase. Daher sollten Augmentan®, ein Makrolid oder Cephalosporine der 2. Generation, bei einer Meningitis Cephalosporine der 3. Generation eingesetzt werden. Die Epiglottitis erfordert wegen der Erstickungsgefahr v. a. anderen, auch der Antibiotikagabe, eine Intubation.

H. ducreyi

Typische Krankheitsbilder: Er ist der Verursacher des **Ulcus molle (weicher Schanker),** dessen Primäraffekt im Gegensatz zur Syphilis weich und schmerzhaft ist. Kommt v. a. in den Tropen vor.
Therapie: Ähnlich wie bei *H. influenzae*. Daneben spricht *H. ducreyi* auf Tetrazykline an.

Bordetella pertussis

Es handelt sich um einen aeroben, **nur humanpathogenen,** bekapselten Erreger. Frauen entwickeln signifikant häufiger einen Keuchhusten. Der Erreger wird durch Tröpfcheninfektion übertragen. Gesunde Keimträger sind nicht bekannt. Die Inkubationszeit liegt bei 7–14 Tagen.

Pathogenese: Für die Gefährlichkeit des Erregers sind im Wesentlichen vier Pathogenitätsfaktoren verantwortlich:

- **Pertussistoxin:** ein AB-Toxin, dessen A-Komponente eine ADP-Ribosyltransferase ist. G-Protein-gekoppelt erfolgt ein cAMP-Anstieg, durch den die Zielzelle hyperstimuliert wird. Verursacht die Hustenattacken
- **Tracheales Zytotoxin:** schädigt tracheale Zellen
- **Adhäsin:** dient der Anhaftung am menschlichen Epithel
- **Endotoxin**

Typische Krankheitsbilder:

- Der meldepflichtige **Keuchhusten.** Insb. Kinder erkranken. Die Erkrankung läuft in Stadien ab (▶ Tab. 17.1).
- **Komplikationen:** Superinfektionen wie Pneumonien oder Otitiden durch Hib oder Pneumokokken sind denkbar. Daneben kann *B. pertussis* selten Enzephalitiden auslösen, die evtl. zu bleibenden Schäden führen.

Tab. 17.1: Stadienabhängiger Ablauf des Keuchhustens.

Krankheitsstadium	Dauer (Wochen)	Symptome
Stadium catarrhale	1–2	Fieber, Heiserkeit, Husten und Schnupfen
Stadium convulsivum	4–6	Typischer Stakkatohusten mit Apnoen
Stadium decrementi	2–4	Langsame Rekonvaleszenz

Diagnostik: In aller Regel klinisch. Untersucht man das Blut, findet man eine starke Leukozytose (20.000–50.000 Leukozyten/µl). Bakterien für eine Anzucht lassen sich z. B. aus einem nasopharyngealen Abstrich gewinnen. Der Erreger lässt sich nur im Stadium catarrhale anzüchten.
Prophylaxe: Pertussistoxin, tracheales Toxin und Adhäsin bilden gemeinsam eine azelluläre Vakzine, mit der heute geimpft wird. Auch hier empfiehlt die STIKO die dreimalige Impfung nach dem vollendeten 2., 3. und 4. Lebensmonat mit einer Auffrischung im 2. Lj. Meist finden die Impfungen im Rahmen der sechsfachen Immunisierung gegen Diphtherie, Tetanus, Hepatitis B, Hib, Polio (inaktivierte Poliovakzine) und eben Pertussis (azelluläre Pertussisvakzine) statt. Im Alter von 5–6 und 9–17 Jahren sollte der Impfstatus aufgefrischt werden.
Therapie: Makrolide. Sie verkürzen die Dauer der Erkrankung, sind aber nur in den Stadia catarrhale und convulsivum wirksam. Daneben kann man eine passive Immunisierung einsetzen, die nur im Stadium catarrhale wirksam ist und lediglich verlaufsmildernd wirkt.

Legionella pneumophila Serogruppe 1

Legionellen sind aerobe, polar begeißelte, unbekapselte Erreger, die fakultativ intrazellulär in Makrophagen (über)leben.

Reservoir: Legionellen mögen warmes, stehendes Wasser mit Temperaturen bis zu 60 °C (z. B. Klimaanlagen, Kalt- und

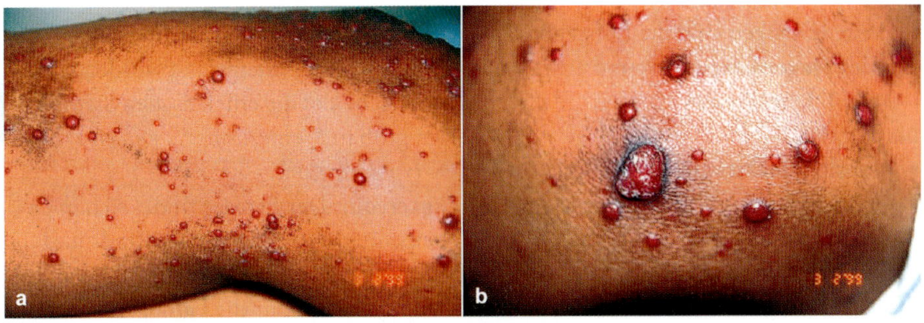

Abb. 17.1: Bazilläre Angiomatose bei einem HIV-Infizierten. [18]

Warmwasseranlagen, lange Wasserleitungen) und leben dort in Symbiose mit Amöben. Eine Übertragung über Aerosole ist üblich, eine Übertragung von Mensch zu Mensch ist bisher **nicht** bekannt.

Typische Krankheitsbilder:

- **Legionärskrankheit:** eine atypische Pneumonie (Kardinalsymptome: Fieber, trockener Husten und Luftnot) mit einer Inkubationszeit von etwa 1 Woche. Weitere Symptome: Fieber, Kopfschmerzen und Diarrhö (in 50 % der Fälle). Bei Immunschwäche kommt es zur Ausbildung nekrotisierender Pneumonien.
- **Pontiac-Fieber:** Nach einer Inkubationszeit von ca. 2 Tagen kommt es zu grippeartigen Symptomen, bei Immunkompetenten selbstlimitierend.

Diagnostik:

- Ag-Nachweis **im Urin**
- Eine Kulturanlage ist ebenfalls möglich. Das beste Material hierfür liefert eine BAL.

Prophylaxe: Die Richtzahl für Legionellen im Wasser beträgt etwa 100 L./ml, höhere Werte sind als gefährlich einzustufen. In der Umgebung immunsupprimierter Patienten sollte die Keimzahl bei 0 L./ml liegen. Mögliche Maßnahmen sind die Sanierung der Wasserleitungen, periodisches Erhitzen des Wassers auf 70 °C oder das ausreichende Chlorieren des gefährdeten Wassers. Eine Immunisierung ist nicht möglich.

Therapie: Legionellen sprechen nicht auf die üblichen Antibiotika gegen eine herkömmliche Pneumonie an. Stattdessen ist die Gabe einer doppelten Dosis Makrolide (z. B. Erythromycin) oder eine Kombination aus Chinolonen und Rifampicin indiziert.

Bartonella henselae

Es handelt sich um ein gramnegatives aerobes Stäbchen.

Reservoir: (Nicht erkrankte) Katzen und erkrankte Menschen.

Typische Krankheitsbilder: Nach Übertragung von der (häufig nicht erkrankten) Katze auf den Menschen, entweder direkt oder indirekt über den Katzenfloh, kommt es zur:

- **Katzenkratzkrankheit:** Sie geht mit Fieber und einer Lymphadenopathie einher.

Bei Immunsupprimierten (insb. bei AIDS-Erkrankten) kommt es häufig zu:

- **Bazillärer Angiomatose:** eine Gefäßproliferation an Haut und Schleimhäuten (► Abb. 17.1)
- **Bakterieller Peliosis:** blutgefüllte Zysten an Leber, Milz und Lymphknoten, die auf eine gesteigerte Gefäßproliferation zurückzuführen sind.

Diagnostik: Es stehen mehrere Möglichkeiten zur Verfügung, den Verdacht auf eine der verschiedenen Bartonellosen zu verifizieren, wie etwa der mikroskopische Nachweis mit Versilberung nach Warthin-Starry, die Kultur, der DNA- und der Ak-Nachweis.

Therapie: *B. henselae* kann mit Tetrazyklinen (z. B. Doxycyclin) und Makroliden (z. B. Erythromycin) behandelt werden. Unter der antibiotischen Therapie sind auch die angioproliferativen Tumoren bei bakterieller Angiomatose und Peliosis rückläufig.

Burkholderia

Die Bakterien dieser Gattung sind allesamt aerobe, gerade oder gekrümmte Stäbchen.

B. cepacia

Der ubiquitäre Umweltkeim wird durch Tröpfchen- und Schmierinfektion übertragen. Er verursacht bei pulmonal vorgeschädigten Menschen (z. B. Mukoviszidosepatienten) schwere **Atemwegsinfekte.** Der Erregernachweis gestaltet sich schwierig, und die Erregeranzucht erfordert Spezialnährböden. Die Therapie erfolgt immer **nach** Antibiogramm.

B. mallei

Ihr Reservoir sind Einhufer wie Pferde und Esel. Die Übertragung erfolgt durch direkten Kontakt. Der Erreger verursacht den **Malleus (Rotz).** Dabei treten nach einer Inkubationszeit von ca. 1 Woche schmerzhafte Geschwüre rund um die Eintrittsstelle des Erregers mit regionärer Lymphknotenschwellung auf. Selten kommt es nach einer Inkubationszeit von bis zu 2 Wochen zu einer Pneumonie. Die Diagnose gelingt mit Kultur, Serologie und selten dem Tierversuch. Therapeutika der Wahl sind Chinolone, Chloramphenicol, Sulfonamide und Tetrazykline. Kommt in unseren Breiten seltener vor. Tritt v. a. in Nordafrika und im Nahen Osten auf.

- Die wichtigste Prophylaxe gegen Hib ist die aktive Immunisierung mit einer Konjugatvakzine.
- Der Keuchhusten läuft in drei Stadien ab und wird prophylaktisch mit einer azellulären Vakzine angegangen.

ZUSAMMENFASSUNG

Bei 80 % aller im menschlichen Körper lebenden Darmbakterien handelt es sich um gramnegative Stäbchen. Man unterteilt diese nach der Sauerstoffverträglichkeit:

- **Obligat anaerob:** z. B. *Bacteroides* (Hauptkeim)
- **Fakultativ anaerob:** z. B. Enterobacteriaceae: Sie können Glukose vergären (d. h. anaerob abbauen), daneben können sie Nitrat zu Nitrit umwandeln (von Interesse bei der Diagnose von HWI). Sie besitzen keine Oxidase und sind peritrich begeißelt.
- **Obligat aerob** (in der Minderheit): z. B. *P. aeruginosa*.

Gastropathogene Bakterien

Helicobacter pylori

H. pylori ist ein bewegliches, gekrümmtes, gramnegatives mikroaerophiles Stäbchen. Bis zu 50 % der Weltbevölkerung beherbergen *H. pylori* in der Magenschleimhaut. Die einzelnen *H.-pylori*-Stämme sind wirtsspezifisch. Wesentliche Kofaktoren für eine *H.-pylori*-Gastritis sind Stress und eine erhöhte Säurebildung.

Pathogenese: Für die Infektiosität und Gefährlichkeit des Keims sind verantwortlich:

- Das **zytotoxische Antigen** (CAG) und das **vakuolisierende Toxin** (VAC): schädigen beide die Magenschleimhaut
- **Urease** (harnstoffspaltendes Enzym): schützt den Erreger vor der Wirkung der Magensäure

Typische Krankheitsbilder:

- Die Besiedlung mit *H. pylori* kann zur Entstehung einer **chronischen Typ-B-Gastritis** führen. In deren Folge können sich ein **Ulcus ventriculi** und ein **Ulcus duodeni** ausbilden.
- Weitere Risiken sind die Entstehung eines **Magenkarzinoms** und eines **MALT-Lymphoms.**

Diagnostik:

- Biopsie **(Goldstandard):** pathologische Untersuchung und Direktnachweis durch Test auf Urease
- ^{14}C-Atemtest: Markierter Harnstoff wird getrunken, durch die Urease von *H. pylori* zu CO_2 abgebaut und wieder abgeatmet.

Therapie: Therapiekonzepte (▶ Tab. 18.1).

Tab. 18.1: *H.-pylori*-Therapie.

Therapieschema	Eingesetzte Medikamente	Therapietage
Dualtherapie	PPI und Amoxicillin	14
Französische Tripeltherapie	PPI, Amoxicillin und Clarithromycin	7
Italienische Tripeltherapie	PPI, Clarithromycin und Metronidazol	7
Quadrupeltherapie	PPI, Tetracyclin, Metronidazol und Bismutsalicylat	10

Pathogene Bakterien im terminalen Ileum

Enteritische Salmonellen

Diese fakultativ anaeroben gramnegativen, beweglichen Stäbchen *(Enterobacteriaceae)* sind obligat pathogen und lösen Lebensmittelinfektionen aus. Inkubationszeit: max. 2 Tage. Nach durchgemachter Erkrankung können reaktive Arthritiden auftreten, ein immunologisch nicht verstandenes Phänomen. Die Gruppe der Salmonellen umfasst mehr als 2.000 Stämme, die im **Kauffmann-White-Schema** zusammengefasst wurden. Man unterscheidet die enteritischen Salmonellen grob in *S. enteritidis (S. enterica)* und *S. typhimurium.*

Reservoir: Der Erreger findet sich in Lebensmitteln (Geflügel, Eier, Rind- und Schweinefleisch sowie Milch).

Pathogenese: Für die Pathogenese ist die Invasion der Darmwand entscheidend (▶ Abb. 18.1).

Typische Krankheitsbilder: Breiige, fieberhafte Durchfälle. Es besteht Meldepflicht.

Prophylaxe: Lebensmittelhygiene: Lebensmittel sollten auf über 60 °C erhitzt werden.

Therapie: Chinolone nur bei komplizierten Krankheitsverläufen, Immunsupprimierten und Neugeborenen.

Typhöse und paratyphöse Salmonellen

Es handelt sich ebenfalls um fakultativ anaerobe gramnegative Stäbchen *(Enterobacteriaceae)*, die obligat pathogen sind und Lebensmittelinfektionen auslösen. Inkubationszeit: max. 14 Tage. Ohne

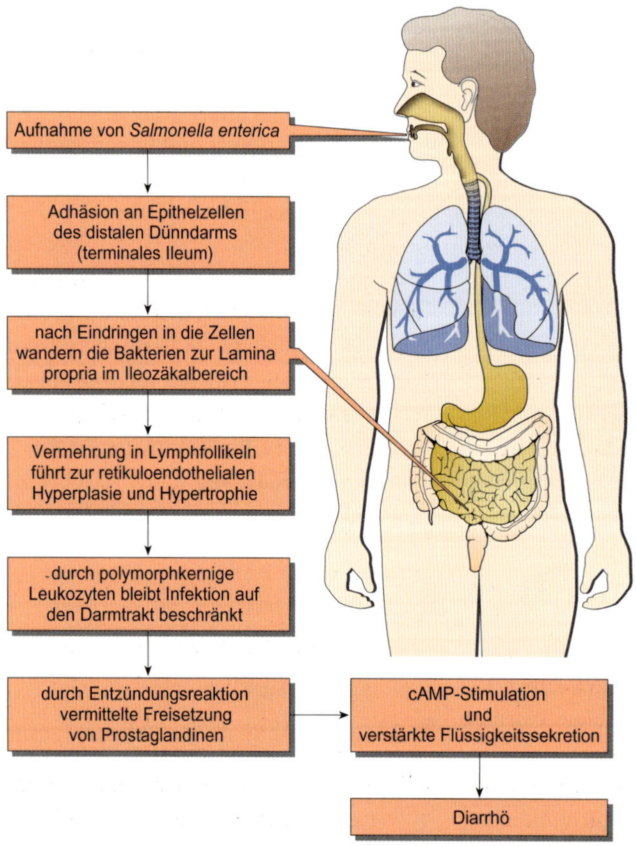

Abb. 18.1: Ablauf der Infektion mit *S. enteritidis (S. enterica)*. [2]

Therapie verläuft die Erkrankung zu 50 % letal, weil die Bakterien, von der Darmwand ausgehend, fast immer eine Sepsis erzeugen. Die Erkrankung mit paratyphösen Stämmen verläuft ähnlich, aber harmloser. Auch nach durchgemachten Infektionen mit (para)typhösen Stämmen können reaktive Arthritiden auftreten (s. o.). Man unterscheidet grob zwischen *S. typhi* und *S. paratyphi* A, B und C.
Reservoir: Nur der Mensch (streng humanpathogen).
Typische Krankheitsbilder: **Typhus abdominalis:** Es kommt zu einem treppenartigen Anstieg des Fiebers im Rahmen der Sepsis und zu einem Befall nahezu aller Organe mit Hepatosplenomegalie, neurologischen Symptomen (Kopfschmerzen, kleinherdige Enzephalitis), einem Befall von Haut und Knochen (typhöser Hautausschlag), daneben Osteomyelitiden, einer relativen Leukopenie und einer relativen Bradykadie. Erbsbreiartige Durchfälle müssen nicht unbedingt bestehen (erst nach längerem Verlauf vermehren sich die Bakterien massiv im Darm, das Epithel stirbt ab, es tritt zuletzt ein ulzeröser blutiger Stuhl auf, Peritonitis kann die Folge sein). Auch hier besteht Meldepflicht.
Diagnostik:
- Zu Beginn der Erkrankung: bei steigendem Fieber Blutkulturen
- Bei fortgeschrittener Erkrankung: Nachweis und Anzucht der Bakterien aus Stuhl und Urin

Prophylaxe: Lebendimpfung mit einem attenuierten („geschwächten") Bakterienstamm.
Therapie: Chinolone (auch als Kur bei den 1–5 % symptomlosen Dauerausscheidern).

Yersinia enterocolitica und *pseudotuberculosis*

Es handelt sich um fakultativ anaerobe gramnegative, peritrich begeißelte Stäbchen *(Enterobacteriaceae)*, die obligat pathogen sind und ebenfalls Lebensmittelinfektionen auslösen. Inkubationszeit: etwa 10 Tage. Sie ähneln in ihrem Verhalten den enteritischen Salmonellen. Bei HLA-B_{27}-Trägern können nach durchgemachter Erkrankung reaktive Arthritiden, Erytheme (Erythema nodosum) und der Morbus Reiter auftreten.
Reservoir: Kontaminierte tierische Nahrungsmittel (z. B. Rindfleisch) und **gesunde** Keimträger.
Typische Krankheitsbilder:
- **Lymphadenitis mesenterica:** Es kommt zu breiigen, fieberhaften Durchfällen.
- Im Kindesalter kann es zur pseudoap**pendizitischen Verlaufsform** kommen.

Diagnostik: Nachweis aus dem Stuhl und Serologie.
Therapie: Kausal mit Chinolonen, Cephalosporinen, Tetrazyklinen (letzteres auch für reaktive Arthritiden).

Campylobacter jejuni

Es handelt sich um mikroaerophile gramnegative, uni- oder bipolar begeißelte Stäbchen *(Enterobacteriaceae)*, die obligat pathogen und inzwischen wichtigste Erreger von Durchfallerkrankungen sind. Inkubationszeit: 2–5 Tage. Nach durchgemachter Erkrankung kommt es vermehrt zum Auftreten eines Guillain-Barré-Syndroms (s. a. Lehrbücher der Neurologie). Haupteintrittspforte sind die enterischen M-Zellen. Von dort breiten sich die Erreger in die Peyer-Plaques aus.
Reservoir: Lebensmittel (Geflügel- und Schweinegedärme).
Typische Krankheitsbilder: Zu je 50 % breiige bzw. blutige selbstlimitierende Durchfälle mit Fieber, Schwindel und kolikartigen Bauchschmerzen.
Diagnostik: Isolierung des Erregers aus Stuhlproben mit Spezialnährböden. Damit wird dann eine Kultur angelegt.
Therapie: Flüssigkeits- und Elektrolyttherapie. Bei schweren Fällen zusätzlich Chinolone.

Obligat pathogene *Escherichia-coli*-Stämme

Der Großteil aller *E.-coli*-Stämme verursacht keine Infektionen. Im Gegenteil: Die meisten Stämme gehören zur physiologischen Flora des Darms. Bei allen *E.-coli*-Stämmen handelt es sich um fakultativ anaerobe, bewegliche gramnegative Stäbchen *(Enterobacteriaceae)*.
Enterotoxische *E. coli* (ETEC): ETEC werden durch verunreinigtes Wasser übertragen und verursachen die **Reisediarrhö.** Die Durchfälle werden durch ihr **Enterotoxin LT,** ein hitzelabiles Toxin, das intrazellulär als ADP-Ribosyltransferase (Wirkweise ähnlich dem Choleratoxin) wirkt und den cAMP-Gehalt der Enterozyten max. ansteigen lässt, ausgelöst. Daneben besitzen einige ETEC **hitzestabile Enterotoxine.** Prophylaktisch sollte das zu gebrauchende Wasser abgekocht werden. Eine aufwändige Diagnostik kann entfallen. Stattdessen sollten Wasser und Elektrolyte substituiert werden.
Enteropathogene *E. coli* (EPEC): Dieser Keim findet sich in verunreinigtem Wasser und Lebensmitteln. Er verursacht die **Säuglingsdiarrhö.** Seine Wirkung entfaltet er mithilfe von Enterotoxinen, welche die Mikrovilli im Darm zerstören. Auch hier kann eine aufwändige Diagnostik entfallen. Es sollten ausreichend Wasser und Elektrolyte substituiert werden.
Enteroinvasive *E. coli* (EIEC): Die EIEC ähneln in ihrem Verhalten den enteritischen Salmonellen. Auch sie finden sich in kontaminiertem Wasser und Lebensmitteln und verursachen breiige, fieberhafte und selbstlimitierende Durchfälle. Diagnose und Therapie entsprechen denen von ETEC und EPEC.
Enterohämorrhagische *E. coli* (EHEC): EHEC sind die gefährlichsten aller *E.-coli*-Stämme. Nach der Erkrankung treten vermehrt ein **HUS** und eine **TTP** auf. Erregerquellen sind v. a. Rindfleisch, unpasteurisierte Milch und Personenkontakt. Inkubationszeit: 3–4 Tage. Wesentliche Pathogenitätsfaktoren sind **Zytolysine** (Lochbildner, die eine intravasale Hämolyse verursachen können) und die **Shiga-like-Toxine 1 und 2,** die durch Transduktion von Bakteriophagen auf *E. coli* übertragen werden. Hierbei handelt es sich um Ribonukleasen, intrazellulär wirksame Enzyme, welche die Ribosomen zerstören, die Proteinbiosynthese unterbinden und den Tod der Enterozyten herbeiführen. Es kommt zu blutigen Diarrhöen, Bauchschmerzen, Erbrechen und Fieber und bei Eintreten eines HUS zu einer hämolytischen Anämie, Thrombozytopenie und akuten Niereninsuffizienz. Der Ver-

dacht auf EHEC wird mit Stuhlkulturen, PCR, DNA-Hybridisierung, dem Nachweis von **freiem fäkalem Verotoxin** (FVT) und der Serologie gesichert. Therapiert wird symptomatisch (Flüssigkeit, Elektrolyte). Eine antibiotische Therapie ist kontraindiziert, verstärkte Toxinfreisetzung!

> Von den obligat pathogenen *E.-coli*-Stämmen muss man die fakultativ pathogenen Stämme unterscheiden, die zur natürlichen Flora des MDT gehören und nur zu Infektionen führen, wenn sie ihren gewohnten Lebensort verlassen und prädisponierende Faktoren (z. B. ein Immundefekt) für eine Infektion bestehen. Zu diesen gehören die uropathogenen *E. coli* (UPEC), die einen wesentlichen Teil aller HWI auslösen, und die komplementresistenten septikämischen *E. coli* (SEPEC).

Pathogene Bakterien im Kolon

Shigellen *(S. dysenteriae, S. flexneri, S. sonnei)*

Es handelt sich um fakultativ anaerobe gramnegative, obligat pathogene Stäbchen *(Enterobacteriaceae)*. Neben dem hauptsächlichen Befall des Kolons kommt es auch zu einem Befall des terminalen Ileums. Inkubationszeit: bis zu 7 Tage.

Reservoir: Genau wie die Meningokokken, die Pneumokokken und *S. typhi* kommt dieser Errreger nur beim Menschen vor (Übertragung durch Schmierinfektion).

Pathogenese: Hierfür verantwortlich sind:

- Das Shiga-Toxin (eine Ribonuklease, identisch mit den Shiga-like-Toxinen der EHEC)
- Das Endotoxin

Typische Krankheitsbilder: Die **bakterielle Ruhr.** Diese ulzeröse Erkrankung mit kaum Durchfällen dauert wenige Tage an und heilt in aller Regel unbehandelt aus. Im schlimmsten Fall kommt es zu schweren blutigen Durchfällen mit Tenesmen. In diesem Fall muss therapiert werden.

Diagnostik: Shiga-Toxin-Nachweis im Stuhl.

Therapie: **Aminopenicilline, Cephalosporine** und Chinolone. Eventuell Flüssigkeits- und Elektrolyttherapie.

Cholerabakterien *(Vibrio cholerae)*

Diese fakultativ anaeroben, polar begeißelten gramnegativen Stäbchen sind obligat pathogen. Inkubationszeit: 2–5 Tage. Es handelt sich **nicht** um *Enterobacteriaceae.*

Reservoir: Der Mensch (Übertragung über Fäzes und/oder Trinkwasser).

Pathogenese: Hierfür verantwortlich ist das **Choleratoxin** (eine ADP-Ribosyltransferase, ähnlich dem Enterotoxin LT der ETEC).

Typische Krankheitsbilder: Die **Cholera.** Es kommt zu stärksten reiswasserartigen Durchfällen und Erbrechen. Die starken Flüssigkeits- und Elektrolytverluste führen zu Blutdruckabfall und Reflextachykardie sowie Anurie und Hypothermie. Unbehandelt verläuft die Infektion häufig bereits in den ersten 24 h tödlich.

Diagnostik: Mikroskopie und Kultur. Bei Nachweis des Erregers besteht Quarantänepflicht (wie auch bei Gelbfieber, Pest und Pocken).

Prophylaxe:

- Aktive Impfung mit einem Todimpfstoff (ganze abgetötete Bakterien)
- Aktive Impfung mit einem Lebendimpfstoff (attenuierte lebendige Bakterien)

Therapie: Wasser- und Elektrolytsubstitution. Tetrazykline und Co-trimoxazol können die Krankheitsdauer verkürzen.

Gramnegative Stäbchen des MDT als Erreger extraintestinaler Infektionen

Obligate Anaerobier (z. B. *Bacteroides fragilis*)

Bacteroides ist der Darmhauptkeim (er macht 80–90 % aller Darmkeime eines Menschen aus). Um eine Infektion zu verursachen, muss er den Darm verlassen. Obligat anaerobe Bakterien wie **Bacteroides** müssen in einem speziellen Medium in das Labor gebracht werden, da sie an der Luft sterben würden.

Reservoir: Die Darmflora des Menschen.

Typische Krankheitsbilder:

- Aspirationspneumonie (infolge starken Erbrechens)
- Organabszesse/tiefe Abszesse
- Peritonitis infolge einer Darmperforation
- Zahnwurzeleiterungen

Therapie: Nitroimidazole wie z. B. Metronidazol.

Fakultative Anaerobier (fakultativ pathogene *Escherichia coli, Klebsiella, Enterobacter, Proteus, Serratia*)

Es handelt sich um fakultativ pathogene, fakultativ anaerobe gramnegative Stäbchen *(Enterobacteriaceae).*

Reservoir: Die Darmflora des Menschen.

Pathogenese: Für diese sind verantwortlich:

- Urease (*Proteus*)
- Hämolysine/Leukozidine (Lochbildner; 50 % der Pyelonephritiden/Urosepses verursachenden *E. coli* tragen diese)
- **ESBL:** Dabei handelt es sich um β-Lactamasen mit einem erweiterten Wirkspektrum. Die höchste Rate an ESBL-Stämmen findet sich auf Intensivstationen. Werden ESBL-Stämme nachgewiesen, muss die antibiotische Therapie umgestellt werden (s. u.).

Typische Krankheitsbilder: Nosokomiale Infektionen:

- 40 % aller HWI (*E. coli* ist der häufigste Erreger; eine Zystitis kann sich zur Pyelonephritis und Urosepsis ausbreiten; prädisponierend für einen HWI sind Geschlechtsverkehr und Harnabflussstörungen wie z. B. durch Urolithiasis)
- 20 % aller Pneumonien, 15 % aller Wundinfektionen und 10 % aller Sepses

Diagnostik:

- Identifikation anhand von Antigeneigenschaften (O-Antigen des LPS, H-Antigen der Geißel oder K-Antigen der Kapsel)
- Biochemische Bestimmung (mit der Bunten Reihe)

Therapie: Chinolone oder bei Multiresistenz Cephalosporine der 3. Generation oder ein Monobactam.

Obligate Aerobier *(Pseudomonas aeruginosa)*

Es handelt sich um obligat aerobe, polar begeißelte gramnegative Bakterien, die selten im Darm leben. Daneben findet man sie vorzugsweise in Kaltwasserleitungen. Nach *St. aureus* sind sie die zweithäufigsten Hospitalkeime.

Reservoir: Die Darmflora des Menschen. Wenige Prozent gesunde Träger.
Pathogenese: Für gesunde Personen ist dieser Keim relativ harmlos, bei Abwehrgeschwächten kann er jedoch aufgrund folgender Pathogenitätsfaktoren bedeutende nosokomiale Infektionen auslösen:

- **Schleimkapsel** (ähnlich wie *St. epidermidis*) mit Biofilmbildung (typischerweise aus Alginat)
- **Exotoxin A:** wichtigster Pathogenitätsfaktor. Eine ADP-Ribosyltransferase, die durch die Ribosylierung von EL 2 die Proteinsynthese am Ribosom stört. Die Wirkweise ähnelt der des Diphtherietoxins.

Typische Krankheitsbilder:

- Wundinfektionen, Infektionen von Verbrennungswunden
- Infektionen der Lunge bei zystischer Fibrose. Typischerweise tritt eine Erstinfektion der Lunge durch *St. aureus* auf, gefolgt von einer Superinfektion durch *P. aeruginosa*.
- Nosokomiale Infektionen: Pneumonie, Wundinfektionen, Sepsis. Hauptrisikofaktor für die nosokomiale Pneumonie ist die künstliche Beatmung. Die Keime wandern aus dem Darm in die Lunge, sie kommen **nicht** aus einer verunreinigten Beatmungsmaschine.
- Auch Augeninfektionen sind möglich. Ebenso kann eine Otitis externa maligna verursacht werden (Bohren zur Entfernung von Ohrenschmalz kann zu einer Verletzung des Epithels und einer Infektion führen). Risikofaktor hierfür ist ein vorbestehender Diabetes mellitus.

Therapie: Intravenös können Chinolone, Peneme, Cephalosporine der 3. Generation (Ceftazidim) und Tazobac® gegeben werden. Lokal aufgetragen wirken Aminoglykoside bei einer Otitis externa maligna oder als Aerosol für die Lunge.

Gramnegative Stäbchen des MDT als Sepsiserreger

Yersinia (Pasteurella) pestis

Diese fakultativ anaeroben gramnegativen Stäbchen (Enterobacteriaceae) sind obligat pathogen. Da es sich im eigentlichen Sinne um eine tierische Erkrankung (insb. Ratten) handelt, spricht man auch von einer **Anthropozoonose.** *Y. pestis* ist die „Schwester" von *Y. enterocolitica*.
Reservoir: Nagetiere, insb. Ratten (von diesen wird die Pest durch den Biss des Rattenflohs auf den Menschen übertragen).
Typische Krankheitsbilder: Die **Pest.** Von der Flohbissstelle breiten sich die Pestbakterien in die Lymphknoten aus und vermehren sich dort. Diese schwellen an (**„Pestbubonen"**), die Bakterien werden freigesetzt und befallen hämatogen nahezu alle Organe – u. a. auch die Lunge. Es kommt zur Pestpneumonie mit begleitendem hohem Fieber. Jetzt können die Bakterien durch Husten auch von Mensch zu Mensch übertragen werden und bei den befallenen Menschen eine **primäre Lungenpest** auslösen. Die Pneumonie führt zum Erstickungstod, wodurch die Patienten dunkelblau anlaufen, worauf sich der Name Schwarzer Tod für die Pest gründet. Daneben schädigen die Endotoxine dieses Erregers auch Herz und Gefäße.
Diagnostik:
Bakteriennachweis im Sputum und Blutkulturen
Therapie: Es wirkt so gut wie jedes Antibiotikum, insbes. Tetrazykline, Chinolone und v. a. Penicillin.

Brucellen

Brucellen sind fakultativ anaerobe, unbewegliche gramnegative Stäbchen, die obligat pathogen sind. Ohne Therapie enden Brucellosen in 30–50 % aller Fälle tödlich. Für alle Brucellen besteht eine **namentliche Meldepflicht.**
Reservoir: Ziegenmilch, nichtpasteurisierte Kuhmilch und Käse (v. a. im Mittelmeerraum), daneben infizierte Tiere (*B. abortus* in Kühen und Rindern und *B. melitensis* in Schafen und Ziegen).
Typische Krankheitsbilder: Über Verletzungen der Haut oder der Schleimhäute (im MDT) gelangen diese Erreger in die Blutbahn und verursachen folgende Erkrankungen:

- **Maltafieber** (Erreger: *B. melitensis*): eine dem Typhus ähnliche Erkrankung
- **Morbus Bang** (Erreger: *B. abortus*): Nach einer Inkubationszeit von bis zu 6 Wochen entwickelt sich eine Sepsis mit undulierendem Fieber, einer Hepatosplenomegalie und multiplen Lymphknotenschwellungen. Im Rahmen der Sepsis kommt es dann gehäuft zu Organmanifestationen (Bronchitis, Endokarditis, Hepatitis, interstitielle Nephritis, Meningoenzephalitis, Orchitis und Osteomyelitis). Spätfolgen sind häufig Arthritiden und Spondylitiden noch bis zu 20 Jahre nach der akuten Infektion (insb. bei insuffizienter Antibiotikatherapie).

Diagnostik: Es müssen **viele** Blutkulturen angelegt werden.
Prophylaxe: Die Milchpasteurisation schützt sowohl vor Salmonellen als auch vor Brucellen.
Therapie: Tetrazykline und Co-trimoxazol.

- *H. pylori* ist maßgeblich an der Entstehung von Ulcera ventriculi und duodeni beteiligt und begünstigt die Entwicklung von Magenkarzinomen und MALT-Lymphomen.
- Bei einem Typhus abdominalis kommt es zu einem treppenartigen Anstieg des Fiebers.
- Shigellen sind die Auslöser der bakteriellen Ruhr.

ZUSAMMENFASSUNG

Aktinomyzeten

Actinomyces

Diese obligat anaeroben, verzweigten Bakterien gehören zur Normalflora der Mundhöhle des Menschen. Entgegen der Bezeichnung Mykose handelt es sich bei den Erkrankungen um rein bakterielle und nicht um Pilzerkrankungen. *A. israelii* ist der Hauptvertreter (verursacht mehr als 90 % aller Aktinomykosen), seltener finden sich endogene Infektionen durch *A. naeslundii.*

Reservoir: Sie bewohnen v. a. die Mundhöhle und die tiefen Zahntaschen.
Typische Krankheitsbilder: Bei Vorliegen eines geringen Sauerstoffgehalts im Gewebe (z. B. infolge mangelnder Durchblutung) kommt es zur Ausbildung von Konglomeraten mit umgebendem Leukozytenwall, den sog. **Drusen.** Aufgrund der Morphologie dieser Drusen spricht man auch von einem **Strahlpilz.** Häufig bilden sich **Fisteln.** Die häufigste Aktinomykose ist die **zervikofaziale Aktinomykose,** daneben kommt es zu Kanalikulitiden und Dakryozystitiden. Seltener treten thorakale, abdominale und genitale Aktinomykosen auf.
Diagnostik: Die Diagnose wird durch Mikroskopie und Kultur gestellt.
Therapie: Antibiotika der Wahl sind Aminopenicilline, evtl. müssen die Drusen und Fisteln chirurgisch angegangen werden.

Tropheryma whippelii

Der Erreger wird den Aktinomyzeten zugerechnet.

Typische Krankheitsbilder: In der Mehrzahl der Fälle kommt es zu Infektionen der Dünndarmmukosa (der klassische **Morbus Whipple**). Seltener befällt der Erreger Atemwege, Augen, Herz, Gefäße und ZNS.
Diagnostik: Mikroskopischer Erreger (PAS-Färbung) aus Dünndarmbiopsien bei Verdacht auf Morbus Whipple. Prinzipiell ist auch ein molekulargenetischer Erregernachweis möglich. Die Kultur gelingt meist nicht.
Therapie: Über 2 Wochen sollte ein Cephalosporin der 3. Generation (z. B. Ceftriaxon) gegeben werden. Anschließend sollte Co-trimoxazol über mehr als 1 Jahr eingenommen werden.

Korynebakterien

Apathogene Korynebakterien (wie z. B. *Corynebacterium* JK) gehören zur Normalflora von Haut und Schleimhäuten und sind, wenn überhaupt, nur unter besonderen Bedingungen pathogen (z. B. bei starken Immundefekten etc.). Davon unterscheiden muss man das äußerst pathogene *C. diphtheriae*, dessen Infektion ohne Therapie zu 80 % letal verläuft.

C. diphtheriae

Dieses unbewegliche pleomorphe Stäbchen ist bes. umweltresistent. Inzidenz in Deutschland < 0,001/100.000/a, in Ländern der Dritten Welt wesentlich häufiger. Seine Pathogenität und Virulenz werden im Wesentlichen durch die Besiedlung mit einem Bakteriophagen bestimmt, der dem Bakterium zur Bildung des Diphtherietoxins (ein Exotoxin, s. u.) verhilft.

Reservoir: Der Rachenraum des Menschen. Die Übertragung findet durch Tröpfcheninfektion statt.
Pathogenese: Das **Diphtherietoxin** wird von einem lysogenen Bakteriophagen kodiert. Das Toxin entspricht dem Exotoxin A von *P. aeruginosa* und zerstört das Epithel. Es besteht aus einer die Proteinbiosynthese der humanen Zelle hemmenden A-Untereinheit und einer der Adhäsion an die Zielzelle dienenden B-Untereinheit.
Typische Krankheitsbilder: Die **Diphtherie.** Sie ist meldepflichtig. Man muss zwischen einer Lokalinfektion der oberen Luftwege, einer Systemintoxikation sowie einer Haut- und Wunddiphtherie unterscheiden:

- Lokalinfektion (▸ Abb. 19.1): *C. diphtheriae* verursacht eine Mandel- oder Rachenentzündung, die zu einer Laryngitis führen kann. Dabei kommt es zur Bildung von **Pseudomembranen,** was zum Ersticken führen kann (daher auch als **Würgeengel** bezeichnet).

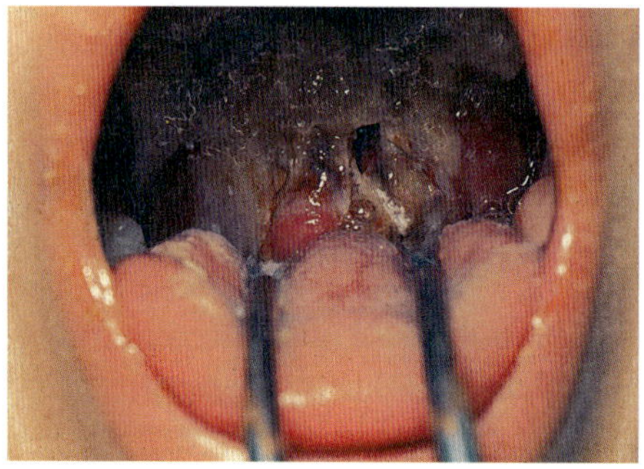

Abb. 19.1: Mandel- und Rachendiphtherie. [19]

- Systemintoxikation: Im Bereich der Lokalinfektion kann es zur hämatogenen Streuung des Diphtherietoxins mit Schädigung von Herz **(Myokarditis),** Leber, (Neben-)Nieren und motorischen Hirnnerven **(Polyneuritis diphtherica)** kommen.

> *C. diphtheriae* verlässt den Rachenraum nicht, sondern nur sein Exotoxin. Daher darf man nicht von einer Sepsis sprechen.

- Haut- und Wunddiphtherie: häufig bei Neugeborenen auftretend **(Nabelschnurdiphtherie)**

Diagnostik: Erregerkultur (mit Tellurit-Agar) aus Rachenabstrichmaterial. Wichtig ist, das Material aus der Tiefe des Herds und nicht von der Oberfläche der Pseudomembranen zu entnehmen.
Prophylaxe: Laut Empfehlung der STIKO wird eine aktive Impfung mit einem Totimpfstoff vorgenommen. Als Vakzine wird das inaktivierte Toxin (als **Toxoid** bezeichnet) verwendet. Geimpft wird nach dem vollendeten 2., 3. und 4. Lebensmonat mit einer Auffrischung im 2. Lj. Die Vakzine wird meist kombiniert mit der gegen Tetanus, Pertussis (azelluläre Pertussisvakzine), Polio (inaktivierte Poliovakzine) und Hepatitis B. Aufgefrischt wird die Immunisierung gegen die Diphtherie im Alter von 5–6 und 9–17 Jahren mit reduziertem Diphtherietoxoidgehalt.
Ab dem 18. Lj. wird die Impfung alle 10 Jahre aufgefrischt.

Therapie: Antitoxintherapie (Ig-Therapie) mit Pferdeserum. Dazu sollte Penicillin oder ein Makrolid gegeben werden.

Listeria monocytogenes

Bei den Listerien handelt es sich um fakultativ intrazellulär (in Makrophagen) lebende Stäbchen, die temperaturabhängig begeißelt sind.

Reservoir: Tiere (Infektion mit diesem Erreger daher auch als **Anthropozoonose** bezeichnet), daneben Lebensmittel wie Fleisch und Milch. Häufig im Mittelmeerraum zu finden.

Pathogenese: Listerien werden durch die M-Zellen des MDT aufgenommen und gelangen zu den Makrophagen. Diese phagozytieren die Listerien und verschleppen sie in die verschiedensten Organe. Die Keime können nach der Phagozytose in den Makrophagen persistieren, was an der Wirkung von **Listeriolysin O** liegt: Ein Absinken des pH in den Phagolysosomen aktiviert ungewollt dieses Toxin. Es zerstört die Membranen der Lysosomen. So befreien sich die Bakterien aus den Lysosomen (als **Endosome escape** bezeichnet). Sie induzieren anschließend eine Aktinschwanzpolymerisation, die es den Bakterien ermöglicht, von Zelle zu Zelle zu gelangen, ohne dem Immunsystem ausgesetzt zu sein. Auf diese Art passieren die Bakterien auch die Plazentarschranke und können das Ungeborene infizieren. Einige Bakterien lassen sich allerdings erfolgreich lysieren. Die die Bakterien lysierenden Makrophagen präsentieren die Erreger mittels MHC-II-Molekülen den TH-Zellen, die daraufhin Zytokine produzieren, die wiederum die Makrophagen stärken. TH-Zellen und Makrophagen sammeln sich an, und es entstehen **Granulome.**

Typische Krankheitsbilder: Die meldepflichtige **Listeriose.** Abhängig von der Immunitätslage entstehen verschiedene Krankheitsbilder. Bei Immunkompetenten bleibt es meist bei einer Art „Grippe“. Bei Abwehrgeschwächten entstehen häufig multiple Granulome in Leber, Lymphknoten und Milz. Im schlimmsten Fall kommt es zu Sepsis, Meningitis (< 3 Lebensmonate oder ≥ 60 Lj.) und bei Erstinfektion in der Schwangerschaft zu einer Fetopathie (**Granulomatosis infantiseptica**) mit (Meningo-)Enzephalitis, hämorrhagischer Bronchitis und Granulomen in Darm, Leber, Lunge und Milz des Ungeborenen.

Diagnostik:

- Bei Granulomatosis infantiseptica: Bestimmung von IgM-Antikörpern beim Kind ab der 22. SSW und Direktnachweis des Erregers in Blut, Fruchtwasser, Liquor und Mekonium
- Bei einer Sepsis: Blutkulturen

Prophylaxe: Pasteurisation (bietet ebenfalls Schutz vor Salmonellen und Listerien).

Therapie: Ampicillin in Kombination mit einem Aminoglykosid. Cephalosporine wirken **nicht** (wichtig für die Therapie der Meningoenzephalitis, die sonst nahezu immer mit Cephalosporinen der 3. Generation behandelt wird).

Nocardien

Sie sind aerob, verzweigt und ähneln den Aktinomyzeten. Die meisten Nokardiosen werden beim Menschen durch *N. asteroides* und *N. brasiliensis* verursacht.

Reservoir: Nocardien leben im Erdboden, gern feucht, und verursachen exogene Infektionen.

Pathogenese: Eintrittspforte für Nocardien sind einerseits der Respirationstrakt und andererseits Hautläsionen. Vor allem Immunsupprimierte erkranken. Nocardien können die intrazelluläre Abtötung umgehen.

Typische Krankheiten: Nocardien befallen bevorzugt die Lunge. Von dort oder direkt nach Erregereintritt über Hautwunden streuen diese Bakterien bevorzugt hämatogen in das ZNS und lösen eine Enzephalitis aus.

Diagnostik: Der Erreger lässt sich vorläufig in Gram-gefärbten Präparaten nachweisen. Der endgültige Beweis für eine Infektion wird durch Anzucht in der Kultur gestellt.

Therapie: Antibiotisch werden Imipenem, das Aminoglykosid Amikacin oder bei Sensibilität das erheblich günstigere Co-trimoxazol eingesetzt.

Weitere sporenlose grampositive Stäbchen

Propionibakterien

Propionibakterien sind mikroaerophil, manche sogar obligat anaerob. *P. acnes* wird eine Beteiligung an der Entstehung der Akne vulgaris zugeschrieben. Superinfektionen mit *St. aureus* sind möglich und häufig. Andere Propionibakterien verursachen (selten) Endokarditiden. Therapeutisch werden Tetrazykline eingesetzt.

Lactobacillen

In Form der Döderlein-Stäbchen gehören sie zur Normalflora der Vagina. Dort sorgen sie für die Umsetzung des Glykogens des Vaginalepithels zu Laktat, was für das saure Scheidenmilieu entscheidend ist und die Ansiedlung von pathogenen Keimen weitgehend verhindert. Daneben findet man sie als Bestandteil der physiologischen Flora von Oropharynx und Intestinaltrakt. Sie sind apathogen, mikroaerophil bis anaerob und senken die Wahrscheinlichkeit, an einer atopischen Dermatitis zu erkranken. In aller Regel sind sie nicht behandlungsbedürftig.

- Die häufigste Aktinomyzeteninfektion ist die zervikofaziale Aktinomykose.
- Aktinomykosen werden mit Aminopenicillinen behandelt. Manchmal ist eine chirurgische Intervention unumgänglich.
- Die Diphtherie hat unbehandelt eine Letalität von bis zu 80 %.
- Im Rahmen der Listeriose können sich Granulome bilden. Bei Erstinfektion in der Schwangerschaft kommt es beim Ungeborenen zur Granulomatosis infantiseptica.

ZUSAMMENFASSUNG

Bei für sie ungünstigen Umweltbedingungen bilden einige Bakterienarten Sporen, die Temperaturen bis über 100 °C aushalten. Mittel der Wahl zur Ausschaltung von Sporen sind in erster Linie die Sterilisation von Gebrauchsmaterial, die Flächendesinfektion und die Chlorierung des Wassers.

Bazillen (aerobe Sporenbildner)

B. anthracis

Es handelt sich um den Erreger des Milzbrands **(Anthrax).** Die Sporen dieses bekapselten, unbeweglichen Erregers kommen ubiquitär vor. Der Milzbrand gilt als klassische Anthropozoonose. Er ist eine anerkannte Berufskrankheit bei Landwirten, Metzgern und Tierärzten, und für die Erkrankung besteht Meldepflicht. Bislang wurde der Erreger mehrfach als Biowaffe missbraucht (allerdings mit geringem Erfolg).

Reservoir: Erkrankte Tiere oder tierische Produkte (Lebensmittel), die mit Sporen kontaminiert sind.

Pathogenese: Für die Pathogenese des Milzbrands ist nahezu ausschließlich die Wirkung des **Anthratoxinkomplexes** entscheidend. Es handelt sich dabei um ein Exotoxin, das aus drei Untereinheiten besteht:

- **Protektives Antigen:** sorgt für das Eindringen in das Zytoplasma der Makrophagen, welche die Bakterien phagozytiert haben. Hiergegen bildet der Körper Immunglobuline.
- **Letales Antigen:** eine Protease, die MAPK spaltet. Entfaltet seine Wirkung im Zytoplasma der Makrophagen
- **Ödemfaktor**

Typische Krankheitsbilder:

- **Darmanthrax:** Er tritt nach dem Genuss kontaminierter Nahrungsmittel auf und geht mit Erbrechen und blutigen Diarrhöen einher.
- **Hautanthrax:** Er ist die häufigste Form des Anthrax (über 90 % aller Fälle). Die Sporen gelangen in Wunden und verursachen nach einer Inkubationszeit von 2–3 Tagen einen Milzbrandkarbunkel (sog. **Pustula maligna** mit Nekrosen und Einblutungen).
- **Lungenanthrax:** Er entsteht durch Inhalation der Milzbrandsporen. In der Lunge gelangen die Sporen mit den Makrophagen in das Interstitium, sodass später eine blutige (interstitielle) Pneumonie auftritt.

> Die Komplikation von Darm- und Lungenanthrax und selten auch Hautanthrax ist die sog. Milzbrandsepsis (Anthrax maligna). Dabei handelt es sich um ein foudroyantes hochakutes Krankheitsbild, das mit Durchfall, Erbrechen, Fieber, Herzmuskelnekrosen, Koliken und einem Milztumor einhergeht.

Prophylaxe: Hier ist im Prinzip nur die Expositionsprophylaxe von medizinischer Relevanz. Bei stark gefährdeten Bevölkerungsgruppen kann entweder mit einer **zellfreien Vakzine,** die das protektive Antigen enthält, geimpft oder eine Chemoprophylaxe mit einem Chinolon oder einem Tetrazyklin vorgenommen werden. Schwangere und stillende Mütter sowie Kinder können als Chemoprophylaxe ein Aminopenicillin erhalten.

Therapie: *B. anthracis* ist extrem antibiotikaempfindlich. Für Darm- und Lungenmilzbrand kommen meist Chinolone zum Einsatz, für den Hautmilzbrand Penicillin. Daneben werden Makrolide, Tetrazykline und Chloramphenicol eingesetzt.

> Ein manifester Milzbrand ist eine Kontraindikation für jeden chirurgischen Eingriff.

B. cereus

Es handelt sich um einen ubiquitären Sporenbildner, der häufig in Lebensmitteln anzutreffen ist und meist Lebensmittelintoxikationen auslöst. Er ist ein klassischer Umweltkeim. Für die durch ihn ausgelösten Intoxikationen sind zwei Enterotoxine entscheidend:

- Ein hitzelabiles diarrhoisches Enterotoxin (wirkt als Porenbildner)
- Ein hitzestabiles emetogenes Enterotoxin (führt zu einem deutlich schwereren Krankheitsbild)

Beide führen mit einer Inkubationszeit von maximal 16 h zu explosiven, selbstlimitierenden Durchfällen und/oder massivstem Erbrechen. Die Therapie gestaltet sich meist symptomatisch.

B. subtilis

Er löst ähnlich wie *B. cereus* Lebensmittelintoxikationen und daneben selten Kathetersepses aus. Im Fall einer Kathetersepsis muss aufgrund der β-Lactamase-Bildung Vancomycin oder wegen der guten Gewebegängigkeit Clindamycin eingesetzt werden. Lebensmittelintoxikationen werden meist symptomatisch behandelt.

Clostridien (anaerobe Sporenbildner)

Clostridien sind mit Ausnahme von *C. perfringens* in ihrer vegetativen Form begeißelte Erreger. Sie finden sich einerseits im Erdboden, andererseits im Darm von Mensch und Tier. Zunächst sollen die Neurotoxinbildner unter den Clostridien beschrieben werden. Dabei handelt es sich zum einen um *C. tetani* und zum anderen um *C. botulinum*. Die Neurotoxine sind intrazelluläre Proteasen, welche die Andockproteine spalten, die für die Entleerung der Neurotransmittervesikel in den synaptischen Spalt verantwortlich sind:

- Das **Tetanustoxin** hemmt die Inhibitorneurone der Motoneurone **zentral** auf Rückenmarksebene.
- Das **Botulinumtoxin** hemmt die Motoneurone **peripher** an der motorischen Endplatte.

> *C. tetani* und *C. botulinum* verursachen niemals eine Sepsis. Sie bleiben immer an der Infektionsstelle (z. B. der Wunde), lediglich ihr Toxin wird systemisch über das Blut gestreut.

C. tetani

Reservoir: Sporen in der Erde.
Pathogenese: **Tetox** (Syn. Tetanustoxin, Tetanospasmin): Hierbei handelt es sich um ein AB-Toxin, bestehend aus:

- Einer B-Untereinheit: Sie sorgt für die Bindung an die Rezeptoren der Motoneurone und verhilft der A-Untereinheit zur Translokation in das Neuroplasma der Neurone.
- Einer A-Untereinheit: Hierbei handelt es sich um eine Zink-Metalloprotease. Sie wird retrograd von der motorischen Endplatte in das Vorderhorn des Rückenmarks transportiert und dort in die motorische Neurone blockierenden Nervenzellen aufgenommen. In diesen spaltet sie **Synaptobrevine** und verhindert so die Neurotransmitterexozytose.

Typische Krankheitsbilder: Der **Tetanus** (**Wundstarrkrampf,** Inkubationszeit: 1–2 Wochen). Die bakteriellen Sporen gelangen in Wunden und wandeln sich unter anaeroben Bedingungen in ihre vegetative Form um. Auch eine Flora aus aeroben Erregern kann anaerobe Bedingungen hervorrufen, indem diese Keime den Sauerstoff verbrauchen. Das ebnet den Clostridien den Weg. Die Bakterien vermehren sich und produzieren ihr Exotoxin, das in die Blutbahn gelangt und sich überall im Körper in die motorischen Endplatten verteilt. Nach einer retrograden Diffusion des Toxins in das Rückenmark, insb. das Vorderhorn, findet eine selektive Aufnahme in die Hemmneurone statt. Selektiv wird das gesamte motorische System durch die tonisch-klonischen Krämpfe in Mitleidenschaft gezogen. Durch die starke unkontrollierte motorische Aktivität der Muskulatur kann es zur Atemlähmung und sogar zu begleitenden Knochenbrüchen kommen. Bei all dem bleibt das Bewusstsein des Erkrankten unbeeinflusst. Es besteht bei Verdacht, Erkrankung und Tod namentliche **Meldepflicht.**
Diagnostik: Da das klinische Bild, das sich beim Tetanus bietet, so eindrucksvoll und einzigartig ist, wird der Tetanus meist klinisch diagnostiziert. Pathognomonisch ist die Trias aus:

- **Opisthotonus** (stark durchgebogener Rücken)
- **Risus sardonicus** (eine Art Grinsen, ▶ Abb. 20.1)
- **Trismus** (der Kiefer geht nicht auf)

Der Nachweis im Tierversuch ist obsolet.

Prophylaxe: Die STIKO empfiehlt die dreimalige Impfung nach dem vollendeten 2., 3. und 4. Lebensmonat mit einer Auffrischung im 2. Lj. Die Impfung wird häufig kombiniert mit der gegen Diphtherie, Pertussis (azelluläre Pertussisvakzine), Hib, Hepatitis B und Polio (inaktivierte Poliovakzine). Im Alter von 5–6 und 9–17 Jahren findet eine Auffrischung statt. Ab dem 18. Lj. muss die Immunisierung alle 10 Jahre aufgefrischt werden (meist in Kombination mit der Diphtherievakzine).
Therapie: Es bietet sich eine passive Immunisierung mit einem Hyperimmunglobulin (von menschlichen Spendern) an. Parallel kann die Muskulatur mit Curare ruhig gestellt werden. Adjuvant können außerdem Antibiotika gegeben werden (z. B. Penicillin und Metronidazol). Chirurgisch sollte eine offene Wundbehandlung angestrebt werden (Sauerstoff ↑).

> Bei einer (ausreichend großen) Wunde und unklarer bzw. unvollständiger Immunitätslage wird simultan aktiv und passiv gegen *C. tetani* geimpft. Die passive Impfung bietet sofortigen Schutz, allerdings nur für 3–4 Wochen. Dann sind die Immunglobuline abgebaut. Sie dient der Überbrückung der Zeit bis zur Bildung schützender Antikörper infolge der aktiven Impfung (ca. 4 Wochen).

C. botulinum

C. botulinum ist der Erreger des Botulismus. Er verursacht Lebensmittelintoxikationen. In Lebensmitteln persistiert er als hitzestabile Spore und wandelt sich unter anaeroben Bedingungen in seine vegetative Form um, die das Botulinustoxin produziert. Dieses Exotoxin gilt als das stärkste bakterielle Gift (bereits die Einnahme von 100 μg ist für den Menschen tödlich). Daneben kommen die Sporen von *C. botulinum* ubiquitär vor. Bei Verdacht, Erkrankung und Tod besteht Meldepflicht.

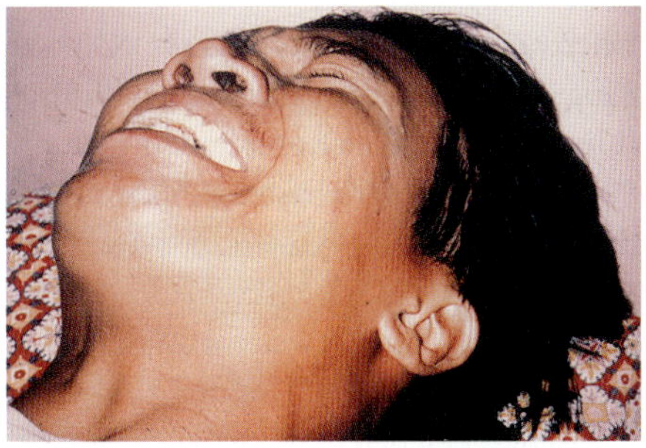

Abb. 20.1: Risus sardonicus. Durch den massiv gesteigerten Tonus der mimischen Gesichtsmuskulatur kommt es zu einer Art „Grinsen". [20]

Reservoir: Der Erreger findet sich v. a. in verdorbenen (Fleisch-)Konserven. Sind Dosen „bombiert" (d. h. gebläht und nach außen gewölbt), könnte die Konserve mit diesem Erreger belastet sein. Kochen oder Erhitzen in der Mikrowelle zerstört das Toxin. Daneben finden sich die Sporen dieses Keims ubiquitär in der Natur (s. o.).
Pathogenese: Für die gefährliche Wirkung von *C. botulinum* ist das von ihm produzierte Exotoxin Botulinustoxin (**Botox**) verantwortlich. Sieben Typen des Toxins sind bekannt (A–G). Nach i. d. R. oraler Aufnahme des Erregers und des von ihm produzierten und sezernierten Exotoxins wird das Toxin im MDT resorbiert und über den Blutweg an die motorischen Endplatten der Muskulatur im ganzen Körper getragen. Anschließend wird es in die Präsynapse aufgenommen, wo es Synaptophysin/Synaptobrevin-Komplexe spaltet und damit die Ausschüttung von Acetylcholin in den synaptischen Spalt verhindert. Lediglich das PNS wird in Mitleidenschaft gezogen.
Typische Krankheitsbilder: Der **Botulismus.** Bei Verdacht, Erkrankung und Tod besteht namentliche **Meldepflicht.** Es kommt zu über den ganzen Körper verteilten **schlaffen Lähmungen** der Muskulatur. Es treten Diplopien, Dysphonien, Dysphagien, eine Lähmung der Atemmuskulatur, Miktions- sowie Defäkationsstörungen und eine Schwäche des Bewegungsapparats auf. Insbesondere über die Lähmung der Atemmuskulatur kann der Tod eintreten. Neben der häufigen

Übertragung des Toxins über die Nahrung kommt es selten zu einem **Wundbotulismus** (über eine Kontamination der Wunde mit erregerbelasteten Materialien).

Diagnostik: Üblicherweise wird der Botulismus anhand der charakteristischen klinischen Zeichen diagnostiziert:

- Beispielsweise können die Augen dem Finger bei der Perimetrie nicht mehr folgen.
- Der Patient klagt über Doppelbilder und Mundtrockenheit.
- Der Patient verschluckt sich gehäuft.
- Der Zunge-Blatt-Test fällt pathologisch aus.

Daneben lässt sich die Diagnose Botulismus mittels Ag-Nachweis (auf Botulinustoxin) in Lebensmitteln oder Erbrochenem sichern. Die sicherste Nachweismethode ist der Tierversuch. Bei Wundbotulismus findet sich *C. botulinum* auch im Wundsekret.

Prophylaxe: Lebensmittel abkochen (15-minütiges Kochen bei 100 °C zerstört das Toxin) und bombierte Dosen verwerfen. Eine aktive Immunisierung steht **nicht** zur Verfügung.

Therapie: Hier kommt das Botulinusantitoxin, ein Immunglobulin, zum Einsatz. Es wirkt nur, solange sich das Toxin extraneuronal befindet.

C. difficile

Es handelt sich um den Erreger der antibiotikaassoziierten pseudomembranösen Kolitis. Unter den Clostridien ist er der jüngstentdeckte Keim. Die (vermutlich endogene) Infektion beginnt immer im Dickdarm, häufig nach Zerstörung der Darmflora durch Antibiotika. Selten finden sich aber auch Erkrankungen ohne vorangehende Antibiotikatherapie. Der Keim breitet sich zusammen mit seinem Toxin (eine Monoglykosyltransferase, s. u.) aus.

Reservoir: *C. difficile* gehört bei bis zu 5 % der erwachsenen Bevölkerung und bis zu 50 % der Säuglinge zur natürlichen Darmflora.

Pathogenese: Die Pathogenese der pseudomembranösen Kolitis beruht im Wesentlichen auf der Wirkung der beiden **hitzelabilen Exotoxine** des Erregers:

- **Toxin A** (ein Enterotoxin): führt zur vermehrten Sekretion von Flüssigkeit und Elektrolyten
- **Toxin B** (ein Zytotoxin): wirkt als Monoglykosyltransferase. Es inaktiviert ein kleines G-Protein durch Glukoseanhängung. Dies führt zur Einstellung der Zytoskelettbildung. Die Zellen runden sich ab, und das Epithel fällt ab.

So entsteht die Enterokolitis, die zum Tod führen kann.

Typische Krankheitsbilder: **(Antibiotikaassoziierte) pseudomembranöse Enterokolitis.** Es handelt sich um eine hämorrhagisch-fibrinöse Enterokolitis, die mit Diarrhöen, Fieber und krampfartigen Bauchschmerzen einhergeht.

Diagnostik: Die Diagnose gelingt einerseits mittels Ag-Nachweis (Nachweis von Zytotoxin/Toxin B) im Stuhl. Der Nachweis des Keims im Stuhl reicht **nicht** aus, da es genügend gesunde Keimträger gibt (s. o.). Daneben lässt sich der Erreger kultivieren. Endoskopisch zeigt sich die Kolonschleimhaut ödematös geschwollen und mit gelblich-weißlichen Belägen, bestehend aus Fibrin und Leukozyten, bedeckt.

Therapie: Antibiotisch sollte entweder Vancomycin oral (wird so nicht resorbiert und wirkt daher lokal nur im Darm, was ja gewünscht ist) oder besser noch Metronidazol (oral oder i. v.) gegeben werden. Dazu Elektrolyt- und Flüssigkeitstherapie.

> Bei Verdacht auf pseudomembranöse Enterokolitis sollte eine bestehende Antibiotikatherapie umgehend eingestellt werden.

C. perfringens

C. perfringens ist der häufigste Erreger des Gasbrands/Gasödems und der anaeroben Zellulitis. Beide Erkrankungsbilder sind heute selten.

Reservoir: Der Erreger kommt ubiquitär in Form von Sporen in der Erde vor. Kleine Mengen dieses Bakteriums finden sich sogar in vegetativer Form im Darm des Menschen.

Pathogenese: Von den vielen humanzytopathogenen Exotoxinen/Exoenzymen, die dieser Erreger nutzt, um den menschlichen Körper zu schwächen, ist das **α-Toxin** (eine Phospholipase C) sicher das wichtigste. Es spaltet die Kopfgruppen von Phosphatidylcholin/Lezithin in Zellmembranen ab. Das führt zur Lochbildung insb. in den Membranen der Erythrozyten und Leukozyten, aber auch in den Membranen des Parenchyms. Von weiterem Interesse sind die **Exotoxine A–E** dieses Erregers, von denen insb. Exotoxin A zu Lebensmittelintoxikationen führt.

Typische Krankheitsbilder:

- **Gasbrand/Gasödem** (► Abb. 20.2): Die Sporen gelangen über offene Verletzungen in den menschlichen Körper und vermehren sich in anaerober Umgebung, aber auch bei Mischinfektionen mit Aerobiern. Innerhalb von Stunden bis wenigen Tagen entwickeln sich Myonekrosen und eine Toxinämie. Im nekrotischen Gewebe kommt es zu Schmerzen, übel riechender Sekretion aus offenen Stellen und zur Gasbildung (z. B. Methan oder Wasserstoff, daher auch der Name der Erkrankung). Daneben treten im Gesamtorganismus Fieber, Tachykardie und im schlimmsten Fall ein toxischer Herz-Kreislauf-Stillstand auf. Der Gasbrand verläuft meist foudroyant und führt häufig zu Amputationen der betroffenen Gliedmaßen. Nicht selten endet er letal.
- **Anaerobe Zellulitis:** Von dieser harmloseren Variante des Gasbrands sind lediglich einzelne Faszienlogen betroffen, die Muskulatur bleibt unbeeinflusst, und es tritt auch keine Toxinämie auf.
- **Darmbrand:** Selten kommt es bei Menschen, die diese Bakterien im Darm tragen, im Rahmen einer Darmperforation zu Darmbränden.
- **Gelenkbrand:** Bei stark immunsupprimierten Menschen kann es zu dieser ebenfalls eher seltenen Form einer Infektion mit *C. perfringens* kommen.
- **Lebensmittelintoxikationen** (s. o.)

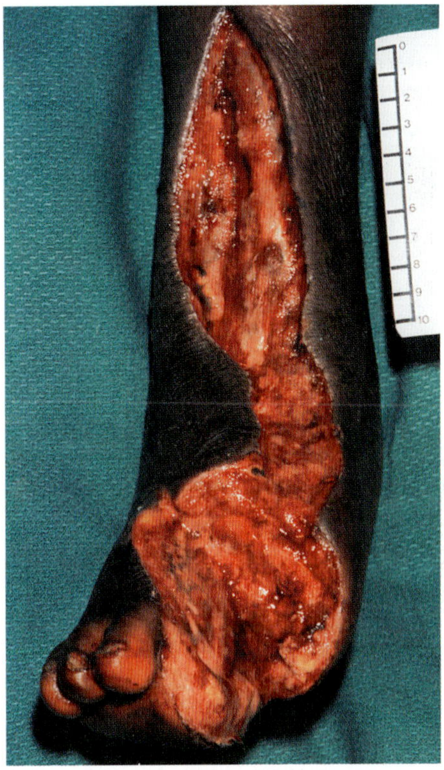

Abb. 20.2: Gasbrandinfektion der Muskeln von rechtem Unterschenkel und rechtem Fuß. [21]

Diagnostik: Das erste klinische Zeichen einer Gasentwicklung in *C.-perfringens*-infiziertem Gewebe sind häufig **Krepitationen** (knisternde Reibegeräusche). Ansonsten lässt sich infiziertes Untersuchungsmaterial (insb. auch bei Darm- und Gelenkbrand) mikroskopisch untersuchen, entweder in HE-gefärbten Präparaten oder im Gram-gefärbten Muskelquetschpräparat (▶ Abb. 20.3). Des Weiteren können eine Kultur mit dem gewonnenen Material und (anaerobe) Blutkulturen angelegt werden.

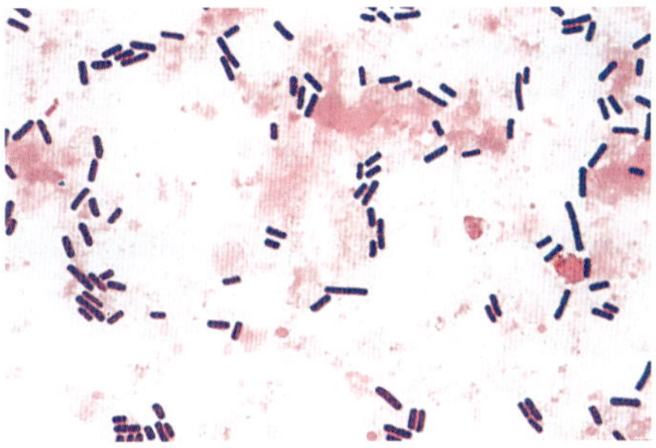

Abb. 20.3: Grampositive Stäbchen im Muskelquetschpräparat. [22]

> Ein alleiniger Nachweis von Clostridien im Untersuchungsmaterial reicht für die klinische Diagnose „Gasbrand/Gasödem" nicht aus, da *C. perfringens* ubiquitär vorkommt und teilweise sogar in der Darmflora des Menschen zu finden ist. Für die Diagnose bedarf es des zusätzlichen Nachweises von nekrotischem Muskelgewebe.

Prophylaxe: An erster Stelle stehen die Reinigung verschmutzter Wunden und die anschließende offene Wundbehandlung. Die Ausbildung anaerober Wundverhältnisse muss auf jeden Fall verhindert werden.

Therapie: Die operative Therapie steht ganz klar im Vordergrund. Infiziertes Gewebe muss debridiert werden, und mitbetroffene Faszien sind zu spalten. Für eine anschließende gute Sauerstoffversorgung sollte gesorgt werden. Dazu gehören die Schaffung einer guten Durchblutung und ggf. auch eine **hyperbare Sauerstoffbehandlung** in speziellen Zentren. Adjuvant sollten Penicilline oder Cephalosporine gegeben werden.

Weitere Clostridien

Clostridien wie *C. histolyticum*, *C. novyi* oder *C. septicum* sind ebenfalls Erreger des Gasbrands/Gasödems und der anaeroben Zellulitis. Allerdings werden sie deutlich seltener als Ursache dieser Erkrankung gefunden als *C. perfringens*. Diagnose, Prophylaxe und Therapie gleichen denen für *C. perfringens*.

- *B. anthracis* löst Darm-, Lungen- und Hautmilzbrand aus, wobei der Hautmilzbrand die häufigste Form ist.
- In einen bestehenden Milzbrand sollte nicht hineinoperiert werden.
- *B. cereus* ist ein klassischer Umweltkeim, der v. a. Lebensmittelintoxikationen auslöst, die zu massiven Durchfällen und Erbrechen führen.
- Das Tetanustoxin wirkt zentral im Rückenmark, das Botulinustoxin peripher an den motorischen Endplatten.
- *C. tetani* und *C. botulinum* verursachen niemals eine Sepsis, sondern lediglich eine Toxinämie.
- Der Tetanus führt zu spastischen, der Botulismus zu schlaffen Paresen.
- *C. difficile* ist der Erreger der (antibiotikaassoziierten) pseudomembranösen Enterokolitis.
- *C. perfringens* ist der häufigste Erreger des Gasbrands/Gasödems und der anaeroben Zellulitis. Seltener verursacht er Darm- und Gelenkbrände.

ZUSAMMENFASSUNG

Typische Mykobakterien

Mykobakterien sind unbewegliche, fakultativ in unspezifischen Makrophagen intrazellulär überlebende, säurefeste Stäbchen. Im Vergleich zu anderen Bakterienspezies weist ihre Zellwand eine Besonderheit auf: Sie hat zusätzlich einen hohen Gehalt an Proteinen, Phosphaten und v. a. Glykolipiden, Mykolsäuren und Wachsen. Insbesondere letztere drei Bestandteile verhelfen diesen Bakterien zu einer Resistenz gegen die Phagozytose durch Makrophagen sowie gegen widrige Umweltbedingungen und bedingen die Säurefestigkeit, die sich v. a. in der Ziehl-Neelsen-Färbung zeigt. Mykobakterien gehören zu den Bakterien mit den längsten Teilungszeiten.

M. tuberculosis

M. tuberculosis, der Erreger der Tuberkulose, untergliedert sich in den häufiger gefundenen Subtyp *hominis* und den selteneren Subtyp *bovis*. *M. tuberculosis* und das später beschriebene *M. leprae* sind in der Lage, nahezu jede Erkrankung nachzuahmen. Man schätzt, dass rund ein Drittel der Weltbevölkerung mit diesem Erreger infiziert ist. Jährlich kommen etwa 100 Mio. Neuinfektionen hinzu, aus denen etwa 10 Mio. Neuerkrankungen pro Jahr resultieren. Mit etwa 3 Mio. Todesfällen pro Jahr ist die Tuberkulose eine der tödlichsten Infektionskrankheiten weltweit. In Deutschland findet sich eine Inzidenz an Neuerkrankungen von 10–20/100.000/a für die Gesamtbevölkerung, wobei die Rate für in Deutschland lebende Ausländer etwa um das Dreifache höher liegt.

Reservoir: Man muss zwei Situationen unterscheiden:

- Für *M. tuberculosis* vom Subtyp *hominis* sind infizierte Menschen das Reservoir. Grob geschätzt infiziert ein Erkrankter pro Jahr 10 weitere Menschen. Die Übertragung erfolgt durch Tröpfcheninfektion.
- Für den Subtyp *bovis* ist das Rind der Träger. Die Übertragung erfolgt hier durch infiziertes Rindfleisch und **Milch.**

Pathogenese: Für die Pathogenese der Erkrankung sind zum einen die wachshaltige, vor Phagozytose und darauf folgendem Verdau schützende Hülle und zum anderen die aktive Verhinderung der Phagolysosomfusion durch den Erreger entscheidend.

> Risikofaktoren, an Tuberkulose zu erkranken, bestehen für arme und alte Menschen, Menschen mit Begleiterkrankungen (Diabetes mellitus, onkologische Erkrankung, Silikose etc.), AIDS-Kranke (Immunsupprimierte), Ausländer (aus Ländern mit hoher Tuberkuloseprävalenz), Alkoholiker und Mangelernährte.

Typische Krankheitsbilder: Die **Tuberkulose (Schwindsucht).** Die Krankheit läuft folgendermaßen ab:

- **Primäre Tuberkulose:** Über aerogene Aufnahme oder den Verzehr mit *M. tuberculosis* belasteter Nahrungsmittel gelangen die Keime sowohl in die Lunge als auch in den MDT. Nachdem sie von Makrophagen (in der Lunge die Alveolarmakrophagen, im Darm die Makrophagen der Peyer-Plaques) aufgenommen wurden, persistieren sie in diesen. An der Stelle der Primärinfektion entsteht der **Primäraffekt.** Anschließend kommt es durch die Interaktion von APZ und CD4-TH1-Zellen zur Granulombildung (► Kap. 19) in der Lunge v. a. in den mediastinalen Lymphknoten, im Darm in den Peyer-Plaques und den mesenterialen Lymphknoten. Der Primäraffekt in Darm oder Lunge mit den jeweils betroffenen Lymphknoten wird als **Primärkomplex** bezeichnet. Er heilt in etwa 90 % der Fälle aus. Zurück bleiben einzelne verkalkte Lymphknoten. Allerdings persistieren die Erreger inapparent im Körper und können bei einer Immundefizienz reaktiviert werden und das Vollbild der Erkrankung einleiten. In 10 % der Fälle kommt es direkt zur manifesten Erkrankung mit den Symptomen:
  - **Lungentuberkulose** (► Abb. 21.1): Abgeschlagenheit, Dyspnoe, Fieberschübe, Husten mit Auswurf, Gewichtsabnahme (verursacht durch einen hohen TNF-α-Spiegel im Erkrankungsverlauf) und Nachtschweiß. Damit hat sie viele Gemeinsamkeiten mit der B-Symptomatik unter einer onkologischen Erkrankung. Durch den verkäsenden granulomatösen Gewebeuntergang bilden sich Kavernen. Eine sog. **offene Tuberkulose** entsteht, wenn diese Kavernen Anschluss an das Bronchialsystem gewinnen.
  - **Darmtuberkulose:** Meist kommt es nur zu Fieber und Schmerzen.
- **Sekundäre Tuberkulose:** Sie bezeichnet die Streuung von Bakterien aus einem ruhenden oder aktiven Herd in die Blutbahn. Bei guter Abwehrlage kann daraus eine postprimäre Tuberkulose (s. u.) oder eine Miliartuberkulose (s. u.) resultieren, bei schlechter Abwehrlage eine lebensbedrohliche Sepsis (Landouzy-Sepsis).
- **Postprimäre Tuberkulose** (bei relativ guter Abwehrlage): Darunter versteht man Tuberkulosen, die aus einer nicht abgeheilten sekundären Tuberkulose hervorgegangen sind. Prominente Beispiele sind die Knochentuberkulose, die (erneute) Lungentuberkulose **(Simon-Spitzenherd)** und die Nierentuberkulose. Aus der postprimären Tuberkulose kann durch hämatogene Streuung erneut eine sekundäre Tuberkulose entstehen.
- **Miliartuberkulose** (bei nur mäßiger Abwehrlage): Sie bezeichnet eine sehr

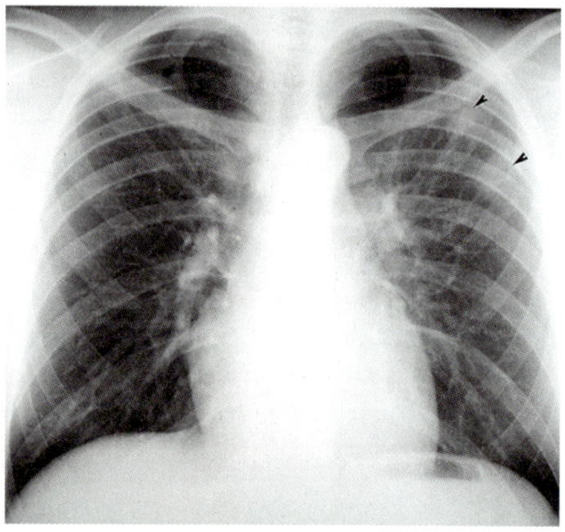

Abb. 21.1: Primäre Lungentuberkulose im Röntgen-Thorax p. a. Die kurzen Pfeile markieren die den Primäraffekten entsprechende Verschattungen im linken Oberlappen. [23]

kleinherdige Tuberkulose. Man unterscheidet zwei Formen:
- **Meningeale Form:** Der Name ist leicht irreführend: Bei dieser Form sind nahezu alle Organe des Körpers befallen. Das Überleben dieser Form entscheidet sich v. a. an der Behandelbarkeit der **Meningitis tuberculosa,** einer chronisch verlaufenden **basalen Meningitis,** die mit Fieber, Hirnnervenausfällen und Kopfschmerzen einhergeht. Sie tritt etwa bei der Hälfte der unbehandelten Tuberkulosekranken auf und ist die häufigste Ursache tuberkulosebedingter Todesfälle in der Dritten Welt.
- **Pulmonale Form:** Bei dieser Form ist nahezu ausschließlich die Lunge befallen.

- **Tuberkulide:** Dabei handelt es sich um abakterielle, wahrscheinlich hyperergе Reaktionen meist der Haut.

Diagnostik: Verschiedene Methoden unterschiedlicher Zuverlässigkeit stehen zur Verfügung, um den Verdacht einer Tuberkulose zu sichern:
- Mikroskopischer Nachweis: Er wird zum einen in HE-gefärbten Standardpräparaten aus Biopsaten geführt. Hier zeigen sich epitheloidzellige Granulome mit einer zentralen Nekrose und umgebenden Epitheloidzellen, Langhans-Riesenzellen und T-Zellen. Gut abgegrenzte Granulome deuten dabei auf eine relativ gute, schlecht abgegrenzte auf eine schlechte Abwehrlage hin **(exsudative Tuberkulose).** Zum anderen kommt die Ziehl-Neelsen- oder die Auraminfärbung zum Einsatz. Keine sicheren Verfahren: erfordern mindestens 5.000 Keime/ml, und Granulome anderer Ursache können nicht sicher abgegrenzt werden. Sind nur in etwa 30 % der positiven Kulturen positiv.
- Mykobakterienkultur: entweder traditionell mit einer Festkultur oder einer Flüssigkultur, z. B. mit BACTEC- oder MGIT-Verfahren (Positivität innerhalb von 10–20 Tagen). Goldstandard.
- Molekularbiologischer Nachweis: Die Spezifität dieses Nachweises ist sehr hoch, die Sensitivität lässt allerdings zu wünschen übrig. Die molekularbiologischen Verfahren können meist nicht zwischen lebenden oder bereits abgestorbenen Mykobakterien differenzieren.
- Ag-Nachweis: Mykobakterielle Antigene werden z. B. mit dem ELISA nachgewiesen. Die Sensitivität ist auch hier gering.
- Tuberkulintest **(Test nach Mendel-Mantoux):** Bei diesem Test wird ein Stempel mit Tuberkulin, einem Antigen des Tuberkuloseerregers, intrakutan injiziert. Entwickelt sich nach 48–72 h eine Rötung mit kleinen Indurationen, ist der Test als positiv zu werten. Das kann auf eine stattgefundene Impfung **oder** eine Infektion hinweisen. Fällt der Test negativ aus, so bedeutet das, dass eine Person nicht infiziert ist **und** auch keine Impfung gehabt hat. Eine Testkonversion deckt eine frische Infektion auf (der Test wechselt von negativ nach positiv).
- **γ-Interferon-Test:** Relativ neues Testverfahren. Zusammmenbringen von Blutabwehrzellen mit selektierten Tuberkuloseantigenen: Falls bereits eine Vorstimulation stattfand, produzieren diese spezifisches Interferon-γ.

Prophylaxe: Hier stehen verschiedene Methoden zur Verfügung:
- Früher wurde die aktive Impfung mit dem Lebendimpfstoff **Bacille Calmette-Guérin** (BCG, ein abgeschwächter *M.-tuberculosis-bovis*-Stamm) durchgeführt. Das Prinzip dieses Impfstoffs ist eine zelluläre Abwehrstärkung der T-Zellen und insb. eine Aktivierung von CD4-T-Zellen, jedoch nicht die Ak-Bildung. Die Impfung musste alle 10 Jahre aufgefrischt werden. Sie ist aber **nicht sehr effektiv** und wird nicht mehr empfohlen. Im schlimmsten Fall kann bei Immunsupprimierten (z. B. AIDS-Kranke) sogar eine **BCGitis** mit theoretisch all den Folgen, die eine „wahre" Tuberkulose auch hervorbringen würde, auftreten.
- Isolierung von Erkrankten, solange sie infektiös sind (max. 2–3 Wochen)
- Langfristige Einnahme des Tuberkulostatikums Isoniazid (INH, s. u.) über 9–12 Monate

Therapie: Zur medikamentösen Behandlung stehen verschiedene Antibiotika und spezielle Therapieschemata zu Verfügung. Als Antibiotika kommen zum Einsatz:
- **Streptomycin:** ein Aminoglykosid. Wirkt nur unter aeroben Bedingungen. Nebenwirkungen: Nephro- und Ototoxizität
- **Isoniazid:** wird unter aeroben Bedingungen in die mykobakterielle Zelle aufgenommen und mittels Katalasen und Peroxidasen in die Isonikotinsäure umgewandelt. Diese hemmt die Mykolsäure- und damit die Zellwandsynthese. Die Bakterien verlieren ihre Säurefestigkeit. Nebenwirkungen: Hepato- und periphere Neurotoxizität
- **Rifampicin:** das aktivste Tuberkulostatikum. Kann auch gegen *M. leprae* und atypische Mykobakterien (s. u.) eingesetzt werden. Nebenwirkungen: Es ist hepatotoxisch und verursacht Übelkeit und Erbrechen.
- **Ethambutol:** wirkt als einziges Tuberkulostatikum bakteriostatisch und nicht bakterizid. Nebenwirkungen: kann insb. bei Kindern unter 9 Jahren zu Schädigungen des N. opticus führen
- **Pyrazinamid:** ähnlicher Wirkmechanismus wie INH. Nebenwirkungen: verursacht Arthralgien, Hyperurikämien und Myopathien und ist hepatotoxisch.

Aufgrund der hohen Resistenzraten gegen einzelne Antibiotika und der schnellen Entwicklung neuer Resistenzen werden immer Kombinationstherapien eingesetzt. Verschiedene Therapieschemata haben sich bewährt:
- Die Standardtherapie ist die **Kurzzeittherapie** über etwa ein ¾ Jahr. Sie setzt sich zusammen aus einer Intensivphase, in der immer drei bis vier der o. g. Präparate gleichzeitig verabreicht werden: Als feste Größen werden meist INH und Rifampicin in Kombination mit Ethambutol, Pyrazinamid oder Streptomycin gegeben. Danach folgt eine Stabilisierungsphase über 4–6 Monate mit

einer Kombination aus zwei Präparaten (z. B. Rifampicin und Pyrazinamid).
- Bei schweren Verläufen erfolgt eine **Langzeittherapie** über etwa 2 Jahre mit den o. g. Präparaten.

M. leprae

M. leprae ist der Erreger der meldepflichtigen Lepra. Weltweit sind etwa 12 Mio. Menschen daran erkrankt, die Mehrzahl in den Tropen und Subtropen (Tendenz sinkend!). Die Keime befallen das Corium und die Hautnerven. Morphologisch ist der Erreger nicht von *M. tuberculosis* zu unterscheiden, im Gegensatz zu diesem lässt sich *M. leprae* nicht auf unbelebten Nährböden anzüchten. Die Inkubationszeit kann bei mehreren Jahren liegen, selten wurden Inkubationszeiten bis zu 20 Jahren beobachtet.

Reservoir: Personen mit offener lepromatöser Lepra. Von diesen erfolgt die Übertragung durch leprabakterienhaltiges Nasen- und Wundsekret.
Typische Krankheitsbilder: Die **Lepra (Aussatz).** Sie beginnt mit einem unterschiedlich langen Frühstadium, der **Lepra indeterminata.** Darauf folgt die eigentliche Lepra. Je nach Leistungsfähigkeit der zellulären Immunität entwickelt sich eine Lepra zwischen den beiden Polen **tuberkuloide Lepra** und **lepromatöse Lepra:**
- Eine gut funktionierende zelluläre Immunität bedingt die tuberkuloide Lepra (benigne Form, ▶ Abb. 21.2): Sie geht mit tuberkuloiden Granulomen im Corium und stark ausgeprägter Oligoneuritis im Bereich makulöser Hautveränderungen einher. Durch die Neuritiden kommt es zu Sensibilitätsstörungen, die bei den Patienten zu ungewollten Traumen führen. Diese werden superinfiziert. Im schlimmsten Fall kommt es am ganzen Körper zu Verstümmelungen.
- Eine schlecht funktionierende zelluläre Immunität bedingt die lepromatöse Lepra (maligne Lepra). Sie beruht wahrscheinlich auf einem isolierten Defekt der zellulären Immunität gegenüber *M. leprae.* Es kommt zu einem flächenhaften Befall der Haut mit knotigen und wulstigen Veränderungen und teilweisen Hyperpigmentierungen. Im Gesicht bildet sich als Maximalform die **Facies leontina** (▶ Abb. 21.3). Die Hautnerven werden bei dieser Form erst relativ spät befallen.
- Borderline-Lepra: Sie rangiert hinsichtlich der Funktion der zellulären Abwehr zwischen der tuberkuloiden und der lepromatösen Lepra. Es kommt zu charakteristischen, scharf begrenzten, rotbräunlichen, flach erhabenen und zentral abgeheilten stammbetonten Herden.

Von der tuberkuloiden über die Borderline-Form zur lepromatösen Lepra kann man eine Zunahme der Erregerzahl im Körper feststellen. Im Laufe der Erkrankung kann ein Patient mehrere Zustandsformen der Lepra durchlaufen. Ein Wechsel von einer besseren zu einer schlechteren Immunitätslage wird als Downgrading (Syn. **Leprareaktion**) bezeichnet. Möglich ist dies z. B. bei einer weiteren hinzutretenden Infektionskrankheit („Man kann Flöhe und Läuse haben!"). Ein Wechsel von einer schlechteren zu einer besseren Immunitätslage wird dementsprechend als Upgrading bezeichnet.

Diagnostik: Die Bakterien sind **nicht** anzüchtbar. Stattdessen gelingt der mikroskopische Nachweis mit Ziehl-Neelsen-gefärbten Präparaten. Leider ist hiermit keine Abgrenzung zu *M. tuberculosis* möglich. In HE-gefärbten Biopsiepräparaten zeigen sich die gleichen zentral verkäsenden Granulome wie bei der Tuberkulose. Die Präparate können ebenso nach Fite-Faraco oder Triff gefärbt werden. Des Weiteren lassen sich die Bakterien molekularbiologisch nachweisen. Für die diagnostische Wertigkeit gelten die gleichen Einschränkungen wie bei der Tuberkulosediagnostik. Häufig wird ein dem Tuberkulintest ähnliches Verfahren auch für die Lepra eingesetzt: die **Lepromin- oder Mitsuda-Reaktion.** Sie eignet sich zur Ermittlung, ob es sich um eine lepromatöse, Borderline- oder tuberkuloide Lepra handelt, nicht jedoch zur Feststellung, ob jemand erkrankt ist oder nicht. Sie ist auch häufig bei Gesunden aus Endemiegebieten positiv und damit **kein** Diagnostikum für die Lepra im eigentlichen Sinne.

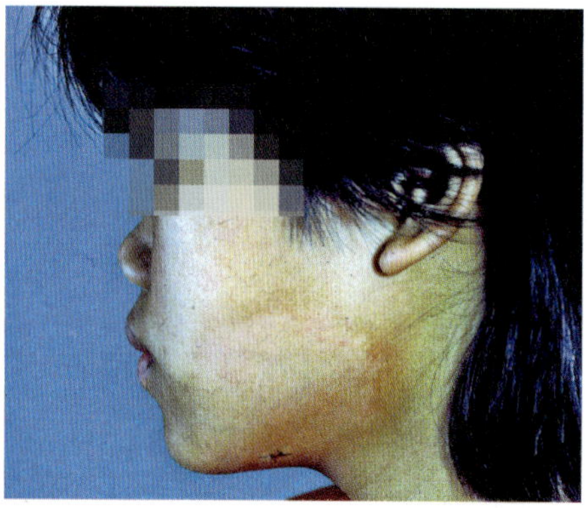

Abb. 21.2: Tuberkuloide Lepra (mit einem Herd an der linken Wange). [24]

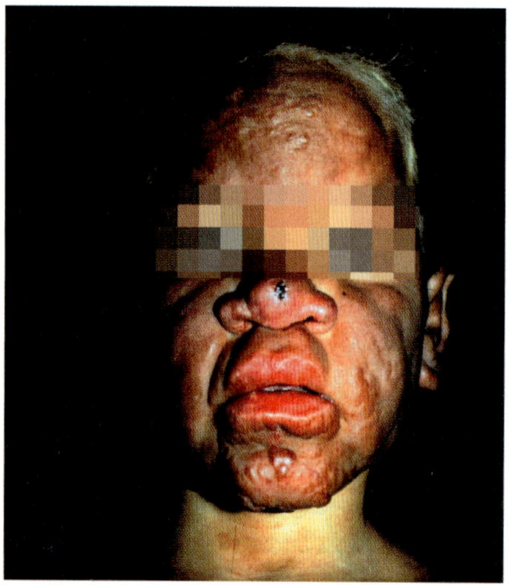

Abb. 21.3: Facies leontina. [24]

Prophylaxe: Eine Isolierung von Erkrankten, die unter Behandlung stehen, ist nicht notwendig. Kontaktpersonen von an Lepra Erkrankten werden in regelmäßigen Abständen (alle 6–12 Monate über bis zu 5 Jahre nach stattgehabtem Kontakt) untersucht.
Therapie: Wie bei der Tuberkulose stehen zum einen spezielle antibiotische Substanzen und zum anderen spezielle Therapieschemata zur Verfügung. Zunächst die Antibiotika:
- **Dapson:** gehört zur Gruppe der Sulfone und wirkt immunmodulierend (Adhärenz der eosinophilen und neutrophilen Granulozyten ↓, Chemotaxis ↓). Wie die Sulfonamide hemmt es die Dihydrofolsäuresynthese. Neben-

wirkungen: Agranulozytose, Exantheme, Hämolyse, Methämoglobinäme und Neuropathie
- **Clofazimin:** wirkt antigranulomatös, antiinflammatorisch und bedingt eine vermehrte Phagozytose und eine Lysosomstabilisierung. Nebenwirkungen: erhöhte Photosensibilität und Rotfärbung von Schweiß, Tränenflüssigkeit und Urin
- **Thalidomid:** wirkt antiinflammorisch und immunsuppressiv (Zytokinsynthese ↓). Nebenwirkungen: Müdigkeit, periphere Neuropathie, Schwindel, Teratogenität und Übelkeit
- **Rifampicin:** hemmt die mRNA-Synthese. Kann auch gegen *M. tuberculosis* und atypische Mykobakterien (s. u.) eingesetzt werden. Nebenwirkungen: ist hepatotoxisch und verursacht Übelkeit und Erbrechen
- **Ethionamid, Protionamid:** Wirkungen und Nebenwirkungen ähneln denen von INH.
- **Terizidon:** wird nur noch als absolute Reserve gegen *M. leprae* und *M. tuberculosis* eingesetzt. Nebenwirkungen: Neurotoxizität

Je nach Erregerreichtum der Lepra unterscheidet man eine **paucibazilläre** von einer **multibazillären Lepra.** Daran orientiert sich das Therapieregime:

- Paucibazilläre (erregerarme) Lepra: Dapson in Kombination mit Rifampicin über 6 Monate
- Multibazilläre (erregerreiche) Lepra: Dapson, Rifampicin und Clofazimin über 24 Monate

Atypische Mykobakterien

Atypische Mykobakterien werden nach neuer Nomenklatur als Mycobacteria other than tuberculosis **(MOTT)** oder nichttuberkulöse Mykobakterien (NTM) bezeichnet. Die MOTT spielten bis zum Auftreten von AIDS keine Rolle in der Medizin. Bei immunsupprimierten Patienten verursachen sie Erkrankungen, die der Tuberkulose gleichen. Die einzige Ausnahme stellt *M. marinum* dar, das auch bei Immunkompetenten eine Granulombildung verursacht (s. u.).

Reservoir: MOTT kommen ubiquitär vor und finden sich auch auf Haut und Schleimhäuten des Menschen. Es sind klassische Umweltkeime.

Typische Krankheitsbilder:
- **Tuberkuloseähnliche disseminierte Erkrankungen:** Ein Vertreter der MOTT, der diese verursacht, ist *M. avium-intracellulare* (Reservoir: Vögel). Eine Immunsuppression ist hier Pflicht.
- Das **Buruli-Ulkus:** wird in den Tropen durch *M. ulcerans* ausgelöst und verläuft chronisch manchmal über Jahrzehnte. Betroffen sind auch hier meist Immunsupprimierte.
- Das **Schwimmbadgranulom:** wird durch *M. marinum* verursacht und tritt auch bei Immunkompetenten auf. Das Reservoir dieses Keims sind Tropenfische und damit zwangsläufig auch Aquarien. Über Hautläsionen dringt dieser Erreger in den Menschen ein und breitet sich entlang den Lymphbahnen aus.

Diagnostik: MOTT sind, wenn auch äußerst langsam, anzüchtbar. Besser ist jedoch eine 16S-RNA-Sequenzanalyse (Goldstandard bei den MOTT).

Therapie: MOTT sind häufig multiresistent und daher schwer zu bekämpfen. Oft kommt eine Kombinationstherapie aus Ethambutol, Makroliden und Rifampicin über 6–12 Monate zum Einsatz. Reserveantibiotika sind Aminoglykoside und Chinolone. Hautherde werden häufig chirurgisch saniert.

- Etwa ein Drittel der Weltbevölkerung ist mit *M. tuberculosis* infiziert.
- Die häufigsten primären Tuberkulosen finden sich in Lunge und Darm, seltener an der Haut.
- Die sekundäre Tuberkulose entspricht einer Bakteriämie, aus der im besten Fall eine postprimäre Tuberkulose bzw. im schlimmsten Fall eine Landouzy-Sepsis resultiert.
- Die Inkubationszeit für *M. leprae* kann in Extremfall bis zu 20 Jahre betragen.
- Je nach Kompetenz der zellulären Immunität des Erkrankten unterscheidet man eine lepromatöse, eine Borderline- und eine tuberkulöse Form.
- Atypische Mykobakterien verursachen mit Ausnahme von *M. marinum* nur bei Immunsupprimierten tuberkuloseähnliche Erkrankungen.

ZUSAMMENFASSUNG

Spirochäten sind durch Rotation aktiv bewegliche und gewundene Bakterien.

Borrelien

B. recurrentis/B. duttonii

Diese Erreger verursachen das Rückfallfieber.

Reservoir: Das Reservoir für *B. recurrentis* ist die Kleiderlaus, für *B. duttonii* sind es Zecken.

Pathogenese: Für den Verlauf der Erkrankung sind zwei Dinge entscheidend:

- Die Ag-Variation in der Zellwand: Auf diese Weise entziehen sich die Bakterien der menschlichen Immunabwehr.
- Die Fähigkeit der Bakterien, menschliche Endothelzellen zur Transzytose der Bakterien zu „zwingen": Auf diese Weise verlassen die Bakterien den menschlichen Blutstrom und verstecken sich in RES und Organparenchym.

Durch die Ag-Variation und den anschließenden periodischen Wiedereinbruch in den Blutkreislauf kommt es zu den charakteristischen wiederkehrenden Fieberschüben.

Typische Krankheitsbilder: Das **Rückfallfieber.** Nach einer 1-wöchigen Inkubationszeit kommt es zu starker Fieberentwicklung. Das Fieber dauert ebenfalls etwa 1 Woche an, fällt dann ab, um nach wenigen Tagen erneut anzusteigen. Dieser Zyklus wiederholt sich mehrmals, allerdings verlängern sich die fieberfreien Intervalle immer mehr, und die Fieberintervalle fallen immer blander aus, bis die Erkrankung schließlich ausheilt. Beim Rückfallfieber unterscheidet man:

- **Epidemisches Rückfallfieber:** durch *B. recurrentis* verursacht. Durch die weitgehende Ausrottung der Kleiderlaus ist diese Erkrankung seit Beginn des 20. Jahrhunderts so gut wie verschwunden.
- **Endemisches Rückfallfieber:** durch *B. duttonii* (und weitere Borrelien) verursacht. Tritt in Mitteleuropa so gut wie nicht auf. Findet sich v. a. Afrika, Arabien und Zentralamerika

Diagnostik: Zunächst einmal sind diese Bakterien während eines Fieberschubs mikroskopisch im Blut nachweisbar (nach Giemsa gefärbte Präparate). Des Weiteren lassen sie sich in der Dunkelfeld- oder Phasenkontrastmikroskopie zeigen. Daneben ist es möglich, den Erreger im Mausversuch nachzuweisen: Patientenblut wird einer Maus intraperitoneal injiziert: Wenn nach etwa 3 Tagen bei der Maus eine Bakteriämie entstanden ist, wird dieser Blut entnommen und mikroskopisch untersucht. Eine Kultur gelingt meist **nicht.**

Therapie: Antibiotisch kommen beim Erwachsenen Tetrazykline, bei Kindern Makrolide und Penicillin zum Einsatz.

B. burgdorferi

B. burgdorferi ist der Erreger der Lyme-Borreliose. Wie bei vielen Spirochätosen verläuft die Erkrankung in Stadien. Die Inkubationszeit liegt bei 3–30 Tagen. Überträger der Erkrankung sind Zecken, in Deutschland v. a. die Zecke *Ixodes ricinus* (der Gemeine Holzbock). Etwa 30 % der Zecken sind hierzulande von Borrelien befallen, aber nur in etwa 10 % aller Zeckenbisse resultiert eine Infektion des Menschen mit Borrelien. Je länger eine Zecke am Körper belassen wird, desto höher ist das Risiko, dass es zu einer Übertragung der Borrelien zwischen Zecke und Mensch kommt. Eine Manipulation des Patienten an der Zecke (Klebstoff, Öl etc.) kann den Erregerübertritt ebenfalls begünstigen. Die akute Lyme-Borreliose tritt in Europa mit einer Inzidenz von knapp 50/100.000 Einwohner/a auf.

Reservoir: Ein ständiges Reservoir für diese Borrelien sind Wild- und Waldtiere. Zwischen diesen und dem Menschen zirkuliert der Erreger durch die Zecken, die beide befallen.

Typische Krankheitsbilder: Die **Lyme-Borreliose.** Die Erkrankung verläuft charakteristischerweise in drei Stadien und wird in eine Früh- und eine Spätform unterteilt:

- Die Frühform (dauert mehrere Wochen bis Monate an):
  - **Stadium I:** An der Haut kommt es zu dem charakteristischen **Erythema (chronicum) migrans** (► Abb. 22.1), das keinesfalls immer und wenn, dann an der Zeckenbissstelle auftritt. Von dort breitet es sich zentripetal mit zentraler Abblassung aus und geht in mehr als 50 % der Fälle mit Schmerzen einher. Es kommt zur Abheilung. Daneben bildet sich häufig ein **benignes Lymphozytom** an Mamille und Ohr aus.
  - **Stadium II:** Neben grippalen Beschwerden kann es zu multiplen Erythemata migrantia kommen. Des Weiteren treten vermehrt Lymphknotenvergrößerungen, akute Arthritiden, eine Myokarditis, **Fazialisparesen** und die **Meningopolyneuritis Garin-Bujadoux-Bannwarth** auf.
- Die Spätform (findet sich oft erst nach vielen Jahren):
  - **Stadium III:** An der Haut tritt gehäuft die **Acrodermatitis chronica atrophicans Herxheimer** (eine pergamentartige, livide Hautatrophie) auf. An den Gelenken findet man häufig die reaktive **Lyme-Arthritis** (immunologisch bedingt), am Herzen eine Kardiomyopathie, daneben eine **progressive Enzephalomyelitis** und periphere Neuropathien. Die Lyme-Borreliose kann Stadium II überspringen und nach Jahren direkt in Stadium III übergehen.

Diagnostik: Neben der Anamnese auf einen stattgehabten Zeckenbiss lässt sich der Keim mit der Immunhistochemie, Kultur, PCR und in der Dunkelfeld- oder Phasenkontrastmikroskopie nachweisen. Wichtig ist auch der Ak-Nachweis, der allerdings mit Vorsicht zu bewerten ist:

- Stadium I: Antikörper der Klasse IgM lassen sich nur etwa in der Hälfte aller Lyme-Borreliosen nachweisen, IgG noch seltener.
- Stadium II: IgM lassen sich jetzt nahezu immer nachweisen, IgG nur in etwa 80 % der Fälle.
- Stadium III: IgG lassen sich jetzt quasi immer nachweisen, IgM nur noch selten.

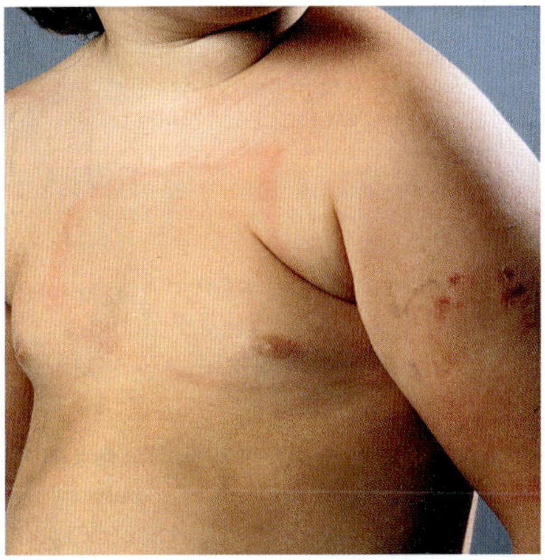

Abb. 22.1: Erythema (chronicum) migrans am Oberkörper eines Kleinkinds. [19]

Prophylaxe: Trotz entsprechender Bemühungen ist eine Impfung gegen *B. burgdorferi* aktuell nicht möglich. Daher heißt es v. a. achtsam zu sein: den eigenen Körper nach Zecken absuchen, auf das Erythem und ungeklärte Arthritiden achten.
Therapie: Die Therapie ist stadienadaptiert:

- Stadium I: Tetrazykline über 2–3 Wochen. Wegen der irreversiblen Zahnverfärbungen durch langfristig eingenommene Tetrazykline erhalten Kinder unter 9 Jahren Penicilline/Aminopenicilline.
- Stadium II/III: Es werden hochdosiert Cephalosporine der 3. Generation und Penicilline gegeben.

Leptospiren

Leptospiren werden in zwei Gattungen unterteilt: *L. biflexa* (die apathogene Leptospirengattung) und *L. interrogans* (die pathogene Leptospirengattung). *L. interrogans* wird weiter nach unterschiedlichen Oberflächenantigenen in 19 Serogruppen unterteilt: Von den Leptospiren der Gattung *L. interrogans* wie *L. canicola* (Verursacher des **Canicola-Fiebers**) und *L. grippotyphosa* (Erreger des **Ernte- und Schlammfiebers**) soll im Folgenden nur *L. icterohaemorrhagiae* besprochen werden.

L. icterohaemorrhagiae

Der Erreger ist obligat aerob und besitzt nur eine geringe Umweltresistenz. Bei der Infektion handelt es sich um eine Anthropozoonose und eine anerkannte Berufskrankheit für Kanalarbeiter, Landwirte und Metzger.

Reservoir: Die Keime halten sich v. a. in Nagetieren (Mäuse und Ratten) sowie Haus- und Nutztieren (Hunde und Schweine) auf.
Pathogenese: Von den o. g. Tieren werden die Erreger über den Urin ausgeschieden und gelangen dann über Haut- und Schleimhautwunden (aber auch durch die intakte Konjunktiva) in den Menschen. Über das Blut streuen die Keime in den gesamten Organismus.
Typische Krankheitsbilder: Die meldepflichtige **Leptospirose.** Es handelt sich um eine **generalisierte Vaskulitis.** Nach einer Inkubationszeit von maximal 14 Tagen kommt es zu einem stadienabhängigen Krankheitsverlauf mit **zweigipfeliger Fieberkurve.** Klinisch unterscheidet man die anikterische und die ikterische Leptospirose **(Morbus Weil):**

- Anikterische Leptospirose. Sie verläuft in zwei Phasen:
  - Septische Phase: dauert maximal 1 Woche und geht mit Fieber, Kopfschmerzen, Myalgien und Schüttelfrost einher. Daneben kommt es zu Exanthemen, Gelenkschmerzen, einer Hepatosplenomegalie, Husten und Konjunktivitiden.
  - Immunphase: folgt auf die septische Phase und hält bis zu 4 Wochen an. Häufig tritt eine aseptische Meningitis auf. Während dieser Phase eliminiert der Körper die Leptospiren.
- Ikterische Leptospirose (Morbus Weil). Verläuft ebenfalls in zwei Phasen:
  - Septische (präikterische) Phase: Sie gleicht der septischen Phase bei der anikterischen Leptospirose.
  - Ikterische Phase: Es treten Fazialisparesen, Hämorrhagien im ganzen Körper, kardiovaskuläre Symptome, Meningitiden mit Bewusstseinsstörungen, nekrotisierende Hepatitiden und Nephritiden auf. Trotz Therapie besteht in dieser Phase eine Letalität von etwa 50 %.

Nach durchgemachter Erkrankung besteht eine lebenslange Immunität.

> Die hier beschriebenen Leptospiren, daneben die Listerien und die später besprochenen Coxiellen sind typische bakterielle Hepatitiserreger.

Diagnostik: In erster Linie ist natürlich die Anamnese (Hat man sich irgendwo aufgehalten, wo sich auch viele Nagetiere befinden?) von Bedeutung. Daneben lässt sich der Erreger während der septischen (präikterischen) Phase aus dem Blut und während der Immun- oder ikterischen Phase aus Organproben oder Urin isolieren. Mit dem gewonnenen Material können eine Kultur (Spezialmedien) angelegt oder eine Dunkelfeld- oder Phasenkontrastmikroskopie sowie eine Immunfluoreszenz durchgeführt werden. Ansonsten lassen sich die Bakterien nur schwach anfärben. Das gängigste Diagnostikum ist der Ak-Nachweis, der allerdings erst ab der 2. Krankheitswoche positiv wird.
Prophylaxe: Hier steht v. a. die Expositionsprophylaxe im Vordergrund: Vermeidung des Kontakts mit den entsprechenden Tierarten und deren bevorzugten Lebensräumen, Tragen von Handschuhen und Schutzbrillen. Eine Isolierung der Erkrankten ist nicht erforderlich. Eine aktive Immunisierung steht nicht zur Verfügung.
Therapie: Allgemein lässt sich sagen, dass die Leptospirose nur im Fieberschub therapierbar ist. Mittel der Wahl sind:

- Bei leichten (anikterischen) Formen Tetrazykline
- Bei schweren Formen Penicillin G in hohen Konzentrationen

Treponemen

T. pallidum (spp. *pallidum*)

Es handelt sich um den Erreger der venerischen Syphilis, der beweglich und schlecht anfärbbar ist und höchst temperatursensibel reagiert. Daher wird er nahezu ausschließlich venerisch (sexuell) übertragen. Seine Teilungszeit ist ähnlich wie die der Mykobakterien mit 30 h äußerst lang. Neben der Gonorrhö gilt die Syphilis als die Geschlechtskrankheit der armen Leute. Wie die Tuberkulose ist die Syphilis in der Lage, nahezu alle Erkrankungen zu imitieren. Man findet die venerische Syphilis weltweit. In Deutschland beträgt die jährliche Inzidenz 4/100.000, und es besteht eine nichtnamentliche Meldepflicht bei labordiagnostischem Nachweis des Erregers.

Reservoir: Erregerreservoir sind erkrankte Menschen. Die venerische Syphilis findet sich ausschließlich beim Menschen.

Typische Krankheitsbilder:

- Die **venerische Syphilis (Lues).** Über Schleimhautläsionen dringen die Keime in den Körper ein. Es kommt zu einer intraepithelialen Vermehrung des Erregers:
  - **Primärstadium:** Nach einer Inkubationszeit von 2–3 Wochen bildet sich an der Erregereintrittsstelle der **schmerzlose** Primäraffekt der Erkrankung, das sog. **Ulcus durum (harter Schanker,** ► Abb. 22.2). Etwa 1 Woche darauf kommt es häufig zu einer begleitenden Lymphadenitis in der Nähe des Primäraffekts, der sog. **Bubo.** Ulcus durum und Bubo werden auch gemeinsam als **syphilitischer Primärkomplex** bezeichnet. Das Ulcus durum ist extrem infektiös, heilt aber nach einer gewissen Zeit ab, wobei die Keime im Körper persistieren. Dieses erste Stadium wird auch als **Lues I** bezeichnet. Die Patienten fühlen sich i. d. R. gesund und entwickeln meist kein Fieber. Während des Primärstadiums sind die Keime mikroskopisch im Dunkelfeld oder durch direkte Immunfluoreszenz nachweisbar. Eine Anzucht gelingt hier nicht (Diagnostik s. u.).

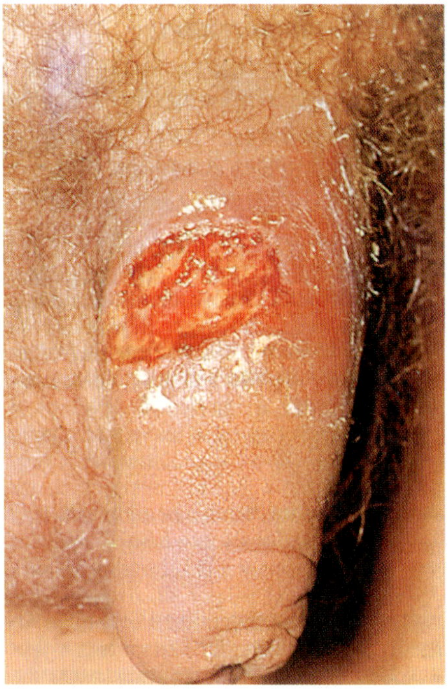

Abb. 22.2: Syphilitischer Primäraffekt am Penisschaft. [25]

  - **Sekundärstadium:** tritt 4–8 Wochen nach dem Primäraffekt auf. Es ist durch die Generalisierung (Bakteriämie) der Bakterien aus dem Infektionsherd gekennzeichnet. Aufgrund von Ag-Ak-Reaktionen (Typ-III-Reaktion nach Coombs und Gell) kommt es zu den typischen vielgestaltigen syphilitischen Exanthemen. Sie werden als **Syphilide** bezeichnet und „ahmen" insb. Arzneimittel- und Virusexantheme nach. Daneben kommt es zu Enanthemen **(Angina specifica** und **Plaques muqueuses).** Des Weiteren treten eine **Alopecia areata, Condylomata lata,** eine generalisierte Lymphknotenschwellung **(Polyskleradenitis)** und ein auf die Exantheme folgendes Leukoderm (im Nacken als **Corona venerea** bezeichnet) auf. Es kann eine frühluische Meningitis auftreten **(Lues cerebrospinalis).** Auch in diesem Stadium beklagen die Patienten keine Einschränkung ihres Wohlbefindens, obwohl die Treponemen fast alle Organe befallen. Das Sekundärstadium wird auch als **Lues II** bezeichnet. In der Lues III lassen sich insb. Antikörper nachweisen (Diagnose, s. u.).

> Bei einer Immundefizienz kann das Sekundärstadium bes. „bösartig" ausfallen. Dies wird als Lues maligna bezeichnet.

  - Nach durchgemachtem Sekundärstadium gibt es hinsichtlich des Krankheitsverlaufs mehrere Möglichkeiten. Einerseits kann es zu einer spontanen Ausheilung der Erkrankung kommen. Andererseits kann sich die sog. **Lues latens seropositiva** entwickeln, bei der die Erkrankung entweder symptomlos persistiert oder nach Jahren in die Tertiärsyphilis übergeht:
  - **Tertiärstadium (Lues III):** Das Tertiärstadium ist kaum noch infektiös, und Bakterien sind ebenfalls kaum noch nachweisbar. Es tritt im Schnitt etwa 5 Jahre nach Infektion auf, selten können mehrere Jahrzehnte bis zur Ausbildung der Lues III vergehen. Es treten infektionsallergische granulomatöse Gewebereaktionen auf, die man als **Gummen** oder **Syphilome** bezeichnet. Daneben kommt es zum Knochenbefall **(Sattelnase)** und es treten kardiovaskuläre Symptome (**Mesaortitis luetica** mit der möglichen Folge einer Entstehung von Aortenaneurysmen) sowie selten die **Neurosyphilis** auf.

> Die Neurosyphilis im Tertiärstadium tritt als meningovaskuläre oder parenchymatöse Form auf. Erstere führt zu Hirnnervenläsionen und aufgrund von Gefäßverschlüssen zu Infarkten. Letztere führt zur Nervenzellzerstörung und manifestiert sich als progressive Paralyse (Enzephalitis; Symptome: Anisokorie, Demenz, Lähmungen und Persönlichkeitsveränderung) und/oder Tabes dorsalis (Myelitis; Symptome: Ataxie, Pupillenstarre, Schmerzattacken, Verlust der Somatosensibilität und Reflexausfälle).

- Die **konnatale Syphilis.** Der Keim wird von der Mutter auf das Ungeborene übertragen und verursacht eine Fetopathie. Man unterscheidet:

- **Frühsyphilis:** Sie tritt im 2.–3. Trimenon der Schwangerschaft auf und entspricht klinisch einer Sekundärsyphilis. Allem voran kommt es zur Ausbildung von Hauterscheinungen **(luetisches Pemphigoid)** und einem blutigen Schnupfen **(Koryza).** Dazu treten häufig eine Hepatosplenomegalie, eine Nephritis, eine Osteochondritis mit Scheinlähmung **(Parrot-Pseudoparalyse)** und eine Pneumonie auf. Sie ist extrem infektiös.
- **Spätsyphilis:** Klinisch entspricht sie einem Zustand zwischen der Sekundär- und Tertiärsyphilis mit späteren Übergang in eine definitive Tertiärsyphilis. Das Neugeborene kommt zunächst gesund auf die Welt, weist aber Entwicklungsstörungen auf, wie eine Demenz, eine Keratitis luetica, Knochenentwicklungsstörungen, eine Innenohrschwerhörigkeit, eine Sattelnase und Tonnenzähne.

> Die Trias aus Keratitis luetica, Innenohrschwerhörigkeit und Tonnenzähnen bezeichnet man als Hutchinson-Trias.

Diagnostik: Für die Diagnose einer Lues steht der direkte Nachweis der Bakterien in der Dunkelfeldmikroskopie an erster Stelle. Das Material, **klares Reizsekret,** wird durch Auspressen der Primäraffekte oder eines Condyloma latum gewonnen. Die andere Säule der Diagnostik ist der serologische Ak-Nachweis. In der Luesdiagnostik unterscheidet man zwei Typen von Antikörpern:

- Unspezifische Antikörper: Diese werden gegen Kardiolipin, ein Phospholipid der mitochondrialen Membran, gebildet. Diese als **nichttreponemale Lipoidantikörper** bezeichneten Immunglobuline werden etwa 5–6 Wochen nach stattgehabter Infektion positiv. Sie werden mit dem **VDRL-Test** (Venereal disease research laboratory test) nachgewiesen. Früher wurde dazu der **Wassermann-Test** durchgeführt.
- Treponemenspezifische Antikörper werden durch folgende Tests nachgewiesen:
  - **TPHA-Test** (*Treponema-pallidum*-Hämagglutinationstest)
  - **FTA-Abs-Test** (Fluoreszenz-*Treponema*-Antikörper-Absorptionstest)
  - *Treponema-pallidum*-**Western-Blot:** weist die Treponemenantigene p15, p17, p44,5 und p47 nach
- Alle drei Tests werden etwa 3–4 Wochen nach der Infektion positiv. Sie sind in der Lage, zwischen Antikörpern der Klassen IgG und IgM zu unterscheiden.

Unbehandelt steigen beide Ak-Typen bis zur Sekundärsyphilis an. Danach fallen die unspezifischen Antikörper stark ab, bleiben aber vorhanden. Die treponemenspezifischen Antikörper fallen leicht ab. Unter erfolgreicher Therapie müssen die unspezifischen Antikörper innerhalb von 6–12 Monaten auf 0 abfallen. In seltenen Fällen können Letztere auch ohne Therapie „fälschlicherweise" verschwinden, beispielsweise wenn die Erkrankung bereits lang anhält. Die spezifischen Antikörper bleiben lebenslang in geringem Maße vorhanden. Insbesondere IgG-Antikörper persistieren auch nach erfolgreicher Therapie im Sinne einer sog. Seronarbe häufig lebenslang. Jeder der o. g. Tests hat spezielle Vorzüge. So sind der TPHA- und der VDLR-Test bes. als Suchtests für die Lues geeignet. Zur Bestätigung einer Infektion eignen sich der FTA-Abs-Test und der *Treponema-pallidum*-Western-Blot, da insb. der TPHA-Test häufig falsch negativ ist. Da bei einer unbehandelten Lues IgM-Antikörper nachweisbar sind, eignet sich der 19S-IgM-FTA-Abs-Test zur Beurteilung der Behandlungsbedürftigkeit. Abschließend wird der VDRL-Test zur Verlaufskontrolle eingesetzt.

Prophylaxe: Da eine entsprechende Impfung nicht existiert, ist die Expositionsprophylaxe von immenser Wichtigkeit (Verhütung mit Kondom etc.).
Therapie: Penicillin G ist das Mittel der Wahl. Bei Penicillinallergie werden Cephalosporine der 3. Generation, Makrolide oder Tetrazykline eingesetzt. Häufig ist die Therapie im Stadium der Tertiärsyphilis nur noch wenig wirkungsvoll.

Andere *T.-pallidum*-Subspezies

Gemeinsam bilden diese Erreger den Formenkreis der nichtvenerischen Syphilis.

***T. pallidum* spp. *carateum*:** Es ist der Erreger der **Pinta** (endemische Treponematose), einer chronischen Hauterkrankung, die zum Leukoderma führt. Kommt in Zentral- und Südamerika vor. Diagnostisch fallen Dunkelfeldmikroskopie und Treponemenserologie positiv aus. Therapeutisch kommen Penicilline zum Einsatz.
***T. pallidum* spp. *endemicum*:** Hierbei handelt es sich um den Erreger der **endemischen Syphilis** (nichtvenerische Syphilis, **Bejel**). Sie verursacht Hauterscheinungen, die der Sekundärsyphilis ähneln, und kommt in bestimmten Regionen Afrikas, Asiens und Südosteuropas vor. Zur Diagnose wird die Treponemenserologie eingesetzt. Therapeutikum der Wahl ist Penicillin.
***T. pallidum* spp. *pertenue*:** Der Keim verursacht die **Frambösie.** Auch hierbei handelt es sich um eine Hauterkrankung, die mit Ankylosen, Gummata und Hyperkeratosen einhergeht. Sie tritt weltweit in den (Sub-)Tropen auf. Auch bei dieser Erkrankung fällt die oben beschriebene Treponemenserologie positiv aus. Therapie: Penicillin.

- *B. recurrentis* und *B. duttonii* verursachen das Rückfallfieber, während *B. burgdorferi* der Erreger der Lyme-Borreliose ist.
- Die ikterische Leptospirose (Morbus Weil) hat unbehandelt eine hohe Letalität. Leider steht keine Impfung zur Verfügung.
- Die venerische Syphilis verläuft in Stadien und kann mit Beginn des 4.–5. Schwangerschaftsmonats bei einer Primärinfektion der Mutter auch das Ungeborene befallen.

ZUSAMMENFASSUNG

Chlamydien

Bei den Chlamydien handelt es sich um obligat intrazellulär wachsende Keime. Sie färben sich gramnegativ. Im Gegensatz zu vielen anderen Bakterien fehlen ihnen Enzyme zur Energiegewinnung (z. B. ATP-Synthetase). Obwohl in der Vergangenheit oft diskutiert, handelt es sich dennoch um Bakterien und nicht um Viren, insb. weil sie im Gegensatz zu diesen DNA und RNA besitzen. Übertragen werden diese Erreger meist durch Schmierinfektion, seltener durch Insekten. In der äußeren Membran enthält der Keim die Major outer membrane proteins **(MOMPs),** die der Stabilität dienen. Eine richtige Mureinschicht fehlt den Chlamydien. Anhand der MOMPs wird *C. trachomatis* in Serotypen eingeteilt (s. u.). Des Weiteren vollziehen die Chlamydien einen ganz charakteristischen Entwicklungszyklus (► Abb. 23.1):

- Zunächst überleben die Chlamydien außerhalb ihrer Wirtszelle als widerstandsfähiges **Elementarkörperchen.** Nachdem das Elementarkörperchen in den Körper eingedrungen ist und endozytiert wurde, verhindert es die Endolysosomfusion. Als Energieparasiten entwenden die Chlamydien den Wirtszellen das ATP.
- In den Endosomen entstehen nun durch Querteilung aus den Elementarkörperchen die **Initial- oder Retikularkörperchen.** Sie stellen die intrazelluläre Vermehrungsform der Chlamydien dar. Nach mehrfacher Querteilung entwickeln sich aus den Retikularkörperchen wieder Elementarkörperchen. Diese zerstören das Endosom und führen zu einem Platzen der Wirtszelle, sodass die Chlamydien wieder frei sind und weitere Zellen befallen.

> Das Elementarkörperchen ist die infektiöse Verbreitungsform der Chlamydien, die Retikularkörperchen sind nicht infektiös.

Chlamydien befallen ausschließlich Epithelzellen, insbes. die des Urogenitaltrakts, des Respirationstrakts und der Bindehaut.

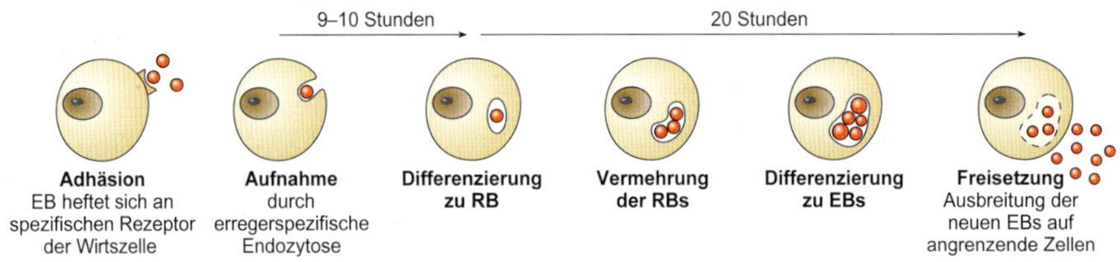

Abb. 23.1: Entwicklungszyklus der Chlamydien (EB = Elementarkörperchen, RB = Initial- oder Retikularkörperchen). [2]

C. trachomatis

Die Serotypen A–C trifft man häufiger in warmen Klimazonen an (insb. in Afrika und Indien). Sie verursachen das Trachom, die weltweit **häufigste** infektiöse Ursache der Erblindung (ist für etwa 6 Mio. Blinde weltweit verantwortlich). Die Serotypen D–K sind die harmloseren Verwandten der Serotypen A–C, und man findet sie auch in Deutschland. Der Serotyp L, der v. a. in Afrika und Südamerika vorkommt, verursacht das äußerst bösartige inguinale Lymphogranulom.

Reservoir: Der Urogenitaltrakt, insbes. die Cervix uteri, stellt ein wichtiges Reservoir dar.

Typische Krankheitsbilder: Die verschiedenen Serotypen rufen verschiedene Krankheitsbilder hervor:

- Die Serotypen A–C verursachen das **Trachom.** Durch Schmierinfektion gelangen die Bakterien vom Urogenitaltrakt in das Auge und führen zu einer (Kerato-)Konjunktivitis. Neben der granulomatösen Entzündung kommt es zu einer immunologischen Verstärkungsreaktion, die zur Narbenbildung und Lidentstellung führt. Durch die Hornhauterosionen kommt es nicht selten zu Superinfektionen (z. B. durch *St. aureus*).
- Die Serotypen D–K lösen die **Einschlusskörperchenkonjunktivitis (Schwimmbadkonjunktivitis, Neugeborenenkonjunktivitis)** aus. Diese Erkrankung verläuft deutlich harmloser als das Trachom, kann aber genau wie dieses bei langer Krankheitsdauer zu Vernarbungen der Konjunktiva führen. Insbesondere Neugeborene werden bei Befall des weiblichen Urogenitaltrakts unter der Geburt von dieser Erkrankung befallen. Aber auch Kinder und Erwachsene können sich mittels Schmierinfektion infizieren.
- Die Serotypen A–K verursachen zu gleichen Teilen folgende Erkrankungen:
  - Sie sind noch vor den Mykoplasmen die häufigsten Auslöser der **nichtgonorrhoischen Urethritis** und Zervizitis. Nach venerischer Übertragung kann es beim Mann z. B. zu einer Prostatitis kommen.
  - **Reaktive Arthritiden:** immunologisch bedingt (wie auch durch Yersinien, Salmonellen oder etwa Borrelien)
  - **Chlamydienpneumonie:** eine atypische, interstitielle Pneumonie. Entsteht bei massiver perinataler Infektion eines Neugeborenen.

> Die Trias aus Arthritis, Konjunktivitis und Urethritis wird als **Reiter-Trias** bezeichnet.

- Die Serotypen L_{1-3} bedingen das **Lymphogranuloma inguinale (L. venereum),** das mit herpetischen Bläschen an der Eintrittsstelle einhergeht und nach 3–4 Wochen zu einer einseitigen, oft monströsen und selten exulzerierenden inguinalen Lymphknotenschwellung führt.

Diagnostik: Zur Diagnose einer Chlamydieninfektion stehen verschiedene Verfahren zur Verfügung:

- Der **Chlamydien-DNA-Nachweis** (ist einfach durchführbar, meist Einsatz der PCR)
- Die **Zellkultur:** Chlamydien werden zunächst auf belebten Zellkulturen gezüchtet und anschließend im Giemsa-gefärbten Präparat nachgewiesen. Ein

sicheres, aber teures und zu allem Überfluss auch langwieriges Verfahren

- Neu und relativ sicher ist der **Ag-Nachweis** aus Urin oder einem Zervixabstrich (z. B. mit Immunfluoreszenz).
- Der serologische **Ak-Nachweis** gelingt nur bei komplizierten Chlamydieninfektionen.

Prophylaxe: Auch hier steht die Expositionsprophylaxe im Vordergrund (Kondome, Hygiene). Zur Vorbeugung der Einschlusskörperchenkonjunktivitis des Neugeborenen können Makrolidantibiotika (z. B. Erythromycinsalbe) gegeben werden. Daneben ist ein Schwangerschaftsscreening auf Chlamydien im weiblichen Genitaltrakt etabliert. Beides scheint wichtig, da knapp 25 % der Schwangeren mit *C. trachomatis* infiziert sind und unter der Geburt eine 50-prozentige Wahrscheinlichkeit der Übertragung des Erregers besteht.

> Eine Credé-Prophylaxe, wie sie gegen die durch die Gonokokken ausgelöste Gonoblenorrhö durchaus noch eingesetzt wird, hilft nicht gegen die Chlamydienkonjunktivitis.

Therapie: Erwachsene erhalten Tetrazyklinantibiotika. Makrolide sind für Kinder und Erwachsene geeignet.

Weitere Chlamydien

Die beiden hier vorgestellten *C. pneumoniae* und *C. psittaci* treten weltweit auf.

Reservoir: Das Reservoir für *C. pneumoniae* sind nur erkrankte Menschen. Dieses Bakterium ist streng humanpathogen. *C. psittaci* wird von Vögeln ausgeschieden und aerogen über vogelkothaltigen Staub auf den Menschen übertragen.

Typische Krankheitsbilder:

- *C. pneumoniae:* Dieser Keim verursacht Atemwegserkrankungen von der Sinusitis bis zur blande verlaufenden, **atypischen Pneumonie.** Die Durchseuchungsrate ist in der Bevölkerung sehr hoch. Bis zu 60 % der erwachsenen Deutschen besitzen Antikörper gegen diesen Keim. Die Beteiligung dieses Bakteriums an der Entstehung der Arteriosklerose und der koronaren Herzerkrankung wird diskutiert.
- *C. psittaci:* Dieser Keim verursacht die **Ornithose** (Syn. **Psittakose** oder **Papageienkrankheit**). Hierbei tritt ebenfalls eine relativ blande verlaufende, atypische Pneumonie auf. Daneben kommt es zu hohem Fieber mit Schüttelfrost, Kopf- und Muskelschmerzen, einem Exanthem, und in zwei Drittel der Fälle tritt eine Splenomegalie auf. Komplikationen dieser Erkrankung sind Endo-, Myo- und Perikarditiden, selten Thrombophlebitiden und eine Beteiligung des ZNS.

Diagnostik: Wie beim *C.-trachomatis*-Nachweis kommen molekularbiologische Verfahren (DNA-Nachweis), die Kultur, der Ag-Nachweis (gegen das Chlamydien-LPS) und seltener der Ak-Nachweis zum Einsatz. Ein weiteres Verfahren ist die KBR.

Therapie: Erwachsene erhalten Tetrazyklinantibiotika. Makrolide sind für Kinder und Erwachsene geeignet.

Coxiellen

Auch hierbei handelt es sich um obligat intrazellulär wachsende Bakterien, die sich gramnegativ anfärben. Sie sind unbeweglich und einigermaßen umweltresistent.

C. burnetii

C. burnetii wurde von Burnet entdeckt. Früher gehörte dieser Erreger in die Systematik der Rickettsien. Im Gegensatz zu den Rickettsien wird er **nicht** durch Arthropoden übertragen. Das durch ihn ausgelöste Q-Fieber tritt selten in Form von Epidemien in Europa auf.

Reservoir: Das Reservoir für diesen Keim ist die Plazenta von Huftieren. Das Bakterium wird dann durch Staub auf den Menschen übertragen.

Typische Krankheitsbilder: Das **Queensland- oder Q-Fieber (Query-Fieber):** Der Keim gelangt aus der Plazenta der Huftiere in die Umwelt. Von dort wird er mit dem Staub eingeatmet und gelangt in die Lunge, wo er eine atypische Pneumonie verursacht (wie auch Legionellen, Chlamydien und Mykoplasmen). Dort erlangt der Keim im Rahmen von Bakteriämien Anschluss an das Blut und erreicht u. a. die Leber und das Herz. Es entsteht das Vollbild des Q-Fiebers mit atypischer Pneumonie, Fieber, Leberbefall und einer Endokarditis.

Diagnostik: Ein Ak-Nachweis ist möglich. Daneben lässt sich das Bakterium im Tierversuch nachweisen.

Therapie: Erwachsene erhalten Tetrazyklinantibiotika. Makrolide sind für Kinder und Erwachsene geeignet. Daneben kann Chloramphenicol eingesetzt werden.

Rickettsien

Rickettsien sind obligat intrazellulär lebende Bakterien und befallen ausschließlich die Endothelzellen kleiner Gefäße. Sie werden von Arthropoden übertragen und verursachen eine systemische Vaskulitis.

R. prowazekii/R. rickettsii

Reservoir: *R. prowazekii* wird von Kleiderläusen übertragen und tritt hauptsächlich in Osteuropa (insb. Polen und Russland) auf, während *R. rickettsii* von Schildzecken übertragen wird und sich überwiegend in Nordamerika findet.

Pathogenese: Nachdem die Erreger über die verletzte Haut in den Körper eingedrungen sind, vermehren sie sich in den Endothelzellen von Arteriolen, Kapillaren und Venolen. Das führt zu einer Vaskulitis mit perivaskulärer Infiltration. Durch den Befall der Endothelzellen werden diese geschädigt und zerstört. Dabei kommt es immer zu (begrenzten) Bakteriämien.

Typische Kranksbilder: Die **Rickettsiosen.** Hierbei handelt es sich um lebensgefährliche Erkrankungen:

- Das meldepflichtige **epidemische Fleckfieber:** durch *R. prowazekii* übertragen. Nach einer Inkubationszeit von max. 14 Tagen kommt es zu hohem

Fieber und einem makulopapulösen typhusähnlichen Exanthem. Die Letalität liegt unbehandelt bei bis zu 20 %. Im Rahmen einer endogenen Reinfektion (wenige Rickettsien persistieren im RES) bei reduzierter Abwehrlage kann es zu einem sog. **Morbus Brill-Zinsser** kommen, der allerdings weniger letal als die Erstinfektion ist.

- Das **Rocky Mountain spotted fever (Zeckenbissfieber):** durch *R. rickettsii* verursacht. Nach einer Inkubationszeit von etwa 1 Woche tritt neben Fieber ein extremitätenbetontes makulopapulöses typhusähnliches Exanthem auf.

Beide Erkrankungen haben Gemeinsamkeiten: Es kommt zur Sepsis und zu einer Vaskulitis von Haut, Herz, Nieren, Skelettmuskulatur und ZNS.

Diagnostik: Da sich Rickettsien nur im Tierversuch vermehren und nachweisen lassen, steht der serologische Ak-Nachweis an erster Stelle. Mit der **Weil-Felix-Reaktion** können zusätzlich einzelne Rickettsienstämme nachgewiesen werden (dieses Diagnostikum gilt heute aber als überholt).
Therapie: Erwachsene erhalten Tetrazyklinantibiotika. Makrolide sind für Kinder und Erwachsene geeignet. Daneben kann Chloramphenicol eingesetzt werden. Um keine Rückfälle zu erleiden, darf die Therapie nicht zu kurz gehalten werden.

Weitere Rickettsien

R. typhi: Es handelt sich um den Erreger des **murinen Fleckfieber**s. Klinisch ähnelt es dem durch *R. prowazekii* ausgelösten epidemischen Fleckfieber, verläuft aber harmloser. Diagnostik und Therapie entsprechen dem Vorgehen bei *R. prowazekii* und *R. rickettsii.*
Orienta tsutsugamushi: Der zur Familie der Rickettsien gehörende Erreger löst das **Tsutsugamushi-Fieber (japanisches Fleckfieber)** aus. Übertragen wird dieses Bakterium durch Milbenlarven. Klinisch ähnelt die durch *O. tsutsugamushi* ausgelöste Infektionskrankheit ebenfalls dem durch *R. prowazekii* verursachten epidemischen Fleckfieber. Diagnostik und Therapie entsprechen dem Vorgehen bei *R. prowazekii* und *R. rickettsii.*

Ehrlichien

Ehrlichien sind obligat intrazellulär lebende Bakterien und befallen ausschließlich Granulozyten und Monozyten, in denen sich diese Bakterien durch Querteilung vermehren. Es handelt sich um klassische tierische Infektionskrankheiten, die selten beim Menschen Krankheiten verursachen. Aus der Gruppe der Ehrlichien werden *E. chaffeensis* und *E. ewingii* vorgestellt.

Reservoir: Das Reservoir für *E. chaffeensis* sind Hunde und Wildtiere, für *E. ewingii* insb. Pferde. Von diesem tierischen Reservoir kommt es zur Übertragung auf den Menschen durch Zecken.
Pathogenese: Durch den Biss der Zecke dringen die Erreger in den menschlichen Körper ein und gelangen in das Blut. Dort dringt *E. chaffeensis* in Monozyten ein, um sich dort zu vermehren, und *E. ewingii* dringt in Granulozyten ein, um sich ungeschlechtlich fortzupflanzen.
Typische Krankheitsbilder: Nach einer Inkubationszeit von 5–10 Tagen kommt es im menschlichen Körper zu folgenden Erkrankungen:

- **Humane monozytotrophe Ehrlichiose:** von *E. chaffeensis* ausgelöst
- **Humane granulozytotrophe Ehrlichiose:** durch *E. ewingii* verursacht

Zur Klinik der Ehrlichiosen lässt sich ganz allgemein Folgendes sagen: Es treten Anämien, Fieber, Kopfschmerzen, Leukopenien, Myalgien und seltener sogar Thrombozytopenien auf. Oft ist ein Anstieg der Transaminasen zu beobachten, und in einem Drittel der Fälle kommt es zur Symptombildung im GIT, im Respirationstrakt und auch im ZNS.

Diagnostik: Der Erregernachweis wird v. a. molekularbiologisch und über den serologischen Ak-Nachweis geführt. Die Kultur aus Blut und Liquor ist wenig ergiebig.
Therapie: Erwachsene erhalten Tetrazyklinantibiotika. Makrolide sind für Kinder und Erwachsene geeignet.

Mykoplasmen

Mykoplasmen sind zellwandlos. Das hat einige Konsequenzen: Die herkömmlichen bakteriologischen Färbungen (z. B. nach Gram) gelingen nicht, und die Antibiotika, welche die bakterielle Zellwand zum Ziel haben, sind in diesem Fall unwirksam. Außerdem sind die Mykoplasmen durch die fehlende Zellwand formvariabel und können z. B. bakteriendichte Filter passieren. Die fehlende Zellwand macht sie aber äußerst empfindlich gegenüber Austrocknung. Sie besitzen weder Fimbrien, Pili noch eine Kapsel.

> β-Lactam-Antibiotika (Penicilline, Cephalosporine etc.) und die Glykopeptide wirken bei den Mykoplasmen **nicht.**

M. pneumoniae

Es handelt sich um einen obligat pathogenen Erreger, der nach Übertragung durch Tröpfchen und Anheftung an das respiratorische Epithel das Interstitium des Respirationstrakts (insb. der Lunge) befällt. Durch diverse Pathogenitätsfaktoren (Proteine und H_2O_2) kommt es zu einer Zerstörung des respiratorischen Epithels. Man schätzt, dass der Keim für knapp 20 % der ambulant erworbenen Pneumonien verantwortlich ist. Infektionen durch *M. pneumoniae* treten bes. bei engem zwischenmenschlichem Kontakt auf, wie dies in Schulen, Kinderheimen oder Militärkasernen der Fall ist, mit einem Altersgipfel zwischen 5 und 15 Jahren. Man findet den Erreger weltweit.

Reservoir: Das einzige Reservoir für diesen Keim ist der Respirationstrakt des Menschen. Die Übertragung findet durch Tröpfcheninfektion statt.
Typische Krankheitsbilder: Folgende durch *M. pneumoniae* ausgelöste Krankheitsbilder sind von Bedeutung:

- **Pharyngotracheitis:** Sie geht mit trockenem Husten und häufig Halsschmerzen einher. Eine Therapie ist nicht erforderlich.
- **Mykoplasmenpneumonie** (► Abb. 23.2): eine der häufigsten ambulanten Pneumonien (s. o.) nach der

durch Pneumokokken oder *H. influenzae*. Nach einer Inkubationszeit von 10–20 Tagen manifestiert sich diese atypische Pneumonie mit Atemnot, erhöhter Temperatur, unproduktivem Husten, Müdigkeit, Mattigkeit und Abgeschlagenheit, und das möglicherweise schleichend über einen langen Zeitraum. Parainfektiöse immunologische Phänomene können entstehen und das Auftreten von Autoantikörpern hervorrufen, z. B. Kälteagglutinine, und eine intravasale Hämolyse verursachen. Auch ein Erythema exsudativum multiforme kann folgen. Daneben wird der Erreger (wie *C. jejuni*) in Zusammenhang mit der Entstehung des Guillain-Barré-Syndroms gebracht. Weitere Komplikationen sind Arthritiden, Myo- und Perikarditiden sowie Pankreatitiden.

Diagnostik: Zunächst einmal können die Erreger nativ mit der Dunkelfeld- oder Phasenkontrastmikroskopie nachgewiesen werden. Entsprechendes Untersuchungsmaterial sind Punktate und v. a. Sputum. Färbungen gelingen nicht. Sie führen nur zur Zerstörung dieser Bakterien. Im Vordergrund steht der serologische Ak-Nachweis (früher mit der KBR, heute eher mit EIA/ELISA). Wie bei den typischen Krankheitsbildern erwähnt, lassen sich häufig auch Kälteagglutinine nachweisen. Deren diagnostische Aussagekraft ist jedoch begrenzt: Nur in der Hälfte aller Mykoplasmeninfektionen fallen sie positiv aus. Daneben lässt sich der Keim auf Spezialmedien kultivieren.

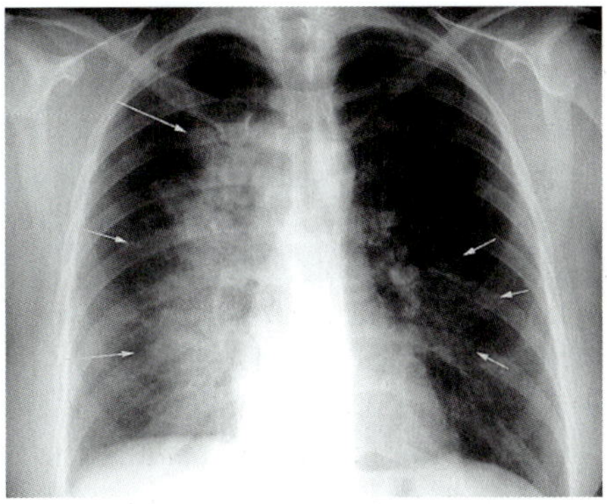

Abb. 23.2 Mykoplasmenpneumonie (die Pfeile markieren die Begrenzung der interstitiellen Infiltrate). [23]

Therapie: Erwachsene erhalten Tetrazyklinantibiotika. Makrolide sind für Kinder und Erwachsene geeignet.

Weitere Mykoplasmen

Vorgestellt werden *M. hominis, Ureaplasma urealyticum* und das schwer nachweisbare *M. genitalium*. Im Gegensatz zu *M. pneumoniae* sind diese Bakterien lediglich fakultativ pathogen. Sie gehören gewöhnlich zur Normalflora des Urogenitaltrakts. Diese Bakterien sind ebenfalls zellwandlos und infiltrieren das Interstitium.

Reservoir: Das Reservoir für diese Bakterien stellen die Urogenitalschleimhäute sexuell aktiver Menschen dar.

Typische Krankheitsbilder: Unter für sie günstigen Bedingungen lösen diese Bakterien opportunistische Infektionen aus:

- **Nichtgonorrhoische Urethritis:** v. a. durch *U. urealyticum* ausgelöst. Scheint beim Mann für bis zu 20 % aller nichtgonorrhoischen Urethritiden verantwortlich zu sein. Über diesen Weg löst das Bakterium auch Prostatitiden beim Mann aus.
- **Salpingitiden:** werden v. a. durch *M. hominis* verursacht
- **Chronisch rezidivierende Urethritiden:** Für diese scheint das etwas pathogenere *M. genitalium* verantwortlich zu sein.

Durch den Befall des weiblichen Genitaltrakts kann es unter der Geburt zu einer Übertragung auf das Neugeborene kommen, bei dem diese Mykoplasmen **Konjunktivitiden** auslösen. Weitere Komplikationen der Mykoplasmeninfektionen sind Abszesse und Sepsis.

Diagnostik: Serologische Ak-Tests bleiben bei diesen Mykoplasmen meist erfolglos. Stattdessen scheint der molekularbiologische Erregernachweis (z. B. mit der PCR etc.) Erfolg versprechend.

Prophylaxe: Spezifische prophylaktische Maßnahmen (z. B. Impfungen etc.) stehen nicht zur Verfügung.

Therapie: Erwachsene erhalten Tetrazyklinantibiotika. Makrolide sind für Kinder und Erwachsene geeignet. Gegebenenfalls sollte der Sexualpartner immer mitbehandelt werden, um gegenseitige Reinfektionen nach der Therapie einzudämmen.

- Die *C.-trachomatis*-Serotypen A–C verursachen das Trachom, die weltweit häufigste infektiöse Erblindungsursache.
- Die *C.-trachomatis*-Serotypen D–K verursachen die Einschlusskörperchenkonjunktivitis, die wesentlich harmloser als das Trachom verläuft.
- Alle *C.-trachomatis*-Serotypen sind gemeinsam für nichtgonorrhoische Urethritiden, reaktive (immunologische) Arthritiden und die Chlamydienpneumonie verantwortlich.
- Die Neugeborenenkonjunktivitis durch Chlamydien lässt sich mit einer Makrolidsalbe verhindern. Sie ist wesentlich häufiger als die durch Gonokokken ausgelöste Neugeborenenkonjunktivitis.
- *M. pneumoniae* ist einer der häufigsten Auslöser ambulanter Pneumonien.

ZUSAMMENFASSUNG

Humane Herpesviren (HHV)

Die acht bekannten humanen Herpesviren werden in drei Gruppen unterteilt:

- **α-Herpesviren:** zeichnen sich durch ein breites Wirtsspektrum, schnelle Replikation und Persistenz in Ganglienzellen aus. Zu ihnen gehören das HSV-1, -2 und VZV.
- **β-Herpesviren:** verfügen über ein schmales Wirtsspektrum und eine langsame Replikation. Zu ihnen gehören das CMV, HHV-6 und -7.
- **γ-Herpesviren:** haben ein sehr enges Wirtsspektrum und infizieren B- und T-Lymphozyten, außerdem epitheliale und mesenchymale Zellen. Zu ihnen gehören das EBV und HHV-8.

Herpes-simplex-Virus (HSV-1 und HSV-2)

HSV sind umhüllte Doppelstrang-DNA-Viren. Ihre Vermehrung findet im Zellkern statt. HSV-1 wird durch Tröpfchen- und Schmierinfektion übertragen und kommt v. a. **orofazial** vor, während HSV-2 durch Sexualkontakte übertragen wird und sich v. a. **anogenital** findet. Je nach sexueller Präferenz können sich die Viren auch an entgegengesetzter Lokalisation finden. Befallen die Viren die Haut- oder Schleimhaut, breiten sie sich von der Hautläsion neurotrop retrograd in die sensiblen Ganglien aus und etablieren dort nach Primärinfektion eine lebenslange Latenz, HSV-1 im **Ganglion trigeminale** (Gasseri), HSV-2 in **lumbosakralen Ganglien.** Intermittierend kommt es zu einer Rekurrenz, wenn der Körper geschwächt ist. Dann wandern die Viren orthograd in das dem sensiblen Ganglion zugehörige Innervationsgebiet und rufen eine bullöse Entzündung hervor. Der Durchseuchungsgrad zumindest an HSV-1 geht bei Erwachsenen gegen 100 %.

Typische Krankheitsbilder:

- **Stomatitis aphthosa** (Gingivostomatitis herpetica, Mundfäule): Sie kann bei einer Primärinfektion mit HSV-1 im Kindesalter entstehen und geht mit Fieber, Lymphknotenschwellung, starken Schmerzen und ulzerösen Läsionen im Mund einher. Die Abheilung findet i. d. R. nach 7–10 Tagen statt.
- **Herpes labialis:** meist durch HSV-1 verursacht. Zuerst entstehen Papeln, dann nässende Bläschen, die nach 10–14 Tagen eintrocknen.
- **Herpes genitalis** (Vulvovaginitis herpetica): meist durch HSV-2 verursacht
- **HSV-Enzephalitis:** meist durch HSV-1 verursachte, akute lebensbedrohliche hämorrhagisch-nekrotisierende Entzündung des Gehirns mit bevorzugtem Befall des limbischen Systems, temporo- und frontobasal meist links- früher als rechtshemisphärisch. Bei Verdacht sofortige Behandlung (ohne die mikrobiologische Bestätigung abzuwarten) mit Aciclovir, da die Letalität unter Therapie bei ca. 30 %, unbehandelt dagegen bei 70 % liegt.
- **Keratoconjunctivitis herpetica**
- **Ekzema herpeticatum:** Prädisponierend für die Infektion der Haut mit HSV ist deren Vorschädigung, z. B. ein atopisches Ekzem (▶ Abb. 24.1).
- **Herpes neonatorum:** Besteht bei der Mutter ein Herpes genitalis, kann es perinatal zu einer Übertragung auf das Kind mit isolierter Infektion von Haut, Schleimhaut und Augen, aber auch zu einem Befall des Gehirns sowie der Entwicklung einer Sepsis kommen.

Diagnostik: Direktnachweis der HSV-DNA mittels PCR, v. a. im Liquor bei Verdacht auf Enzephalitis, aber auch aus Bläscheninhalt bei Infektion der Haut.

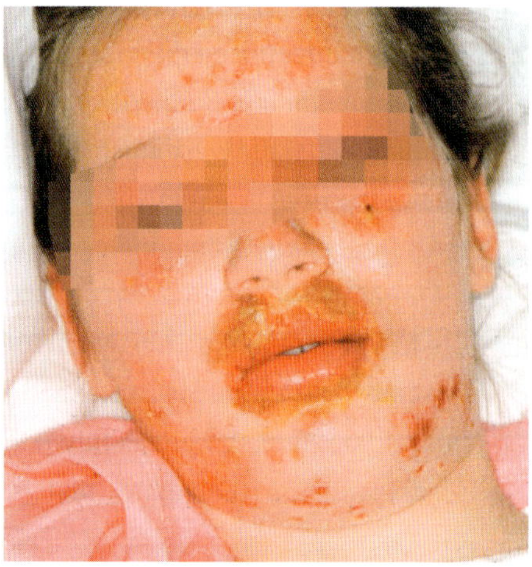

Abb. 24.1: Ekzema herpeticatum. [13]

Therapie: Nukleosidanaloga (Aciclovir). Diese haben aber keinen Einfluss auf die Latenz, und die Entwicklung einer Resistenz gegen sie ist möglich.

Varicella-Zoster-Virus (VZV)

Das VZV ist ein Doppelstrang-DNA-Virus mit vorhandener Hülle. Seine Replikation findet im Zellkern statt. Auch beim VZV kann es aus der Latenz heraus zu einer Rekurrenz kommen. Die Übertragung findet durch Tröpfchen- und Kontaktinfektion statt, aber auch aerogen über große Distanzen. Apparent Erkrankte sind hochkontagiös, jedoch ist der Herpes zoster weniger ansteckend als die Windpocken. Bis zu 95 % der erwachsenen Bevölkerung tragen den Erreger in der Latenz. Die Inkubationszeit beträgt 10–21 Tage.

Typische Krankheitsbilder:

- **Varizellen (Windpocken):** Nach der Prodromalphase mit Fieber und Krankheitsgefühl bildet sich ein kleinherdiges Exanthem, welches zuerst am Stamm auftritt und sich dann zentripetal ausbreitet, wobei die Kopfhaut und Schleimhäute ebenfalls befallen werden, die Handteller und Fußsohlen dagegen frei bleiben. Kontagiosität besteht ca. 2–3 Tage vor dem Erscheinen der Effloreszenzen bis ca. 6 Tage nach deren Verschwinden. Als Komplikation kann es zur Varizellenpneumonie, Varizellenenzephalitis oder auch zum fetalen Varizellensyndrom kommen.

> Das Varizellenexanthem besteht aus Einzeleffloreszenzen wie Flecken, Bläschen, Pusteln und Krusten in verschiedenen Stadien **(Heubner-Sternenkarte).**

- **Herpes zoster (Gürtelrose):** Er entsteht meist einseitig, ist auf ein oder mehrere Dermatome begrenzt und kann nach durchgemachten Windpocken als Reaktivierung auftreten. Eine Immunsuppression ist Voraussetzung (z. B. eine Transplantation). Als erste Symptome entwickeln sich Schmerzen und Sensibilitätsstörungen (starke **zosteriforme Neuralgie**), und erst nach ca. 3 Tagen bilden sich Hauteffloreszenzen. Die

Abheilung der Effloreszenzen findet innerhalb von 2–3 Wochen statt. Der Schmerz kann noch lange nach durchgemachtem Herpes zoster fortdauern.

Diagnostik:
- Charakteristisch ist das klinische Bild (Heubner-Sternenkarte).
- Direktnachweis der VZV-DNA mittels PCR im Bläschensekret, Blut, Liquor
- Serologischer Ak-Nachweis

Prophylaxe: Aktive Impfung mit einem attenuierten Lebendimpfstoff. Empfohlen für alle Neugeborenen ab dem 11.–14. Lebensmonat und alle ungeimpften Jugendlichen ohne eruierbare Varizellenanamnese. Wird häufig kombiniert mit dem Masern-Mumps-Röteln-(MMR-)Impfstoff.

Therapie:
- Nukleosidanaloga (Aciclovir; Reserve: Valaciclovir, Famciclovir oder Brivudin)
- Passive Impfung mit dem Varicella-Zoster-Immunglobulin für seronegative Schwangere und auch Neugeborene

Zytomegalievirus (CMV)

Dieses Doppelstrang-DNA-Virus wird im Zellkern repliziert und befällt ausschließlich menschliche Zellen. Nach meist oraler Aufnahme wird das Virus via Blut in KM, Leber, Milz, Lunge etc. verteilt. Die befallenen Zellen (meist Endothelien) zeigen einen charakteristischen zytopathischen Effekt: Ihr Zytoplasma und ihr Kern sind stark vergrößert **(Eulenaugenzellen).** Eine Übertragung der Viren ist durch Bluttransfusion und Organtransplantation möglich.

Typische Krankheitsbilder:
- **Embryopathie:** Bei Primärinfektion der Mutter während der Schwangerschaft kann das Virus intrauterin auf das Kind übertragen werden und Schäden bei diesem hervorrufen.
- Mononukleoseähnliche Symptomatik: durch peri- und postnatale Infektion (Mononukleose, s. u.).
- **Komplikation unter Immunsuppression:** Wichtig ist hier v. a. die **Pneumonie,** des Weiteren können u. a. Ösophagitis, Retinitis, Nephritis, Enzephalitis und Kolitis auftreten.

Diagnostik:
- Kurzzeitkultur: Nachweis der Viren innerhalb von wenigen Stunden
- Nachweis der CMV-DNA mittels PCR, z. B. aus Fruchtwasser
- Antigenämietest (Nachweis des viralen Antigens **pp-65** in humanen Blutzellen)

Therapie: Nukleosidanaloga (Ganciclovir). Zur Reserve Cidofovir, Foscarnet oder Formivirsen (Vitravene®).

Humanes Herpesvirus 6 (HHV-6)

Es handelt sich um ein Doppelstrang-DNA-Virus mit Hülle und Replikation im Zellkern. Es gibt **HHV-6A** und **-6B.** Die Übertragung findet durch Tröpfcheninfektion statt. Infektionsquelle sind v. a. subklinisch infizierte Menschen. Das Virus persistiert in Speichel- sowie Vaginalsekret und infiziert CD4-positive T-Lymphozyten. Der Durchseuchungsgrad liegt bereits bei Kleinkindern bei 95 %. Die Inkubationszeit beträgt ca. 3–15 Tage.

Typische Krankheitsbilder: **Exanthema subitum (Roseola infantum, Dreitagefieber, sechste Krankheit):** Haupterreger ist HHV-6B. Es handelt sich um eine selbstlimitierende, systemische Infektion zwischen dem 6. Lebensmonat und dem 3. Lj. Der Beginn ist gekennzeichnet durch **hohes, 3 Tage anhaltendes Fieber** (bis 40 °C) mit Auftreten von Fieberkrämpfen und Enanthem. Später kann ein Exanthem v. a. an Rumpf und Extremitäten auftreten, das nach 1–3 Tagen verschwindet.

Diagnostik: PCR auf HHV-6-DNA.

Therapie: Symptomatisch. Bei schweren Verläufen/Immunsupprimierten Ganciclovir oder Foscarnet.

Humanes Herpesvirus 7 (HHV-7)

Es handelt sich um ein Doppelstrang-DNA-Virus mit Hülle und Replikation im Zellkern. Die Übertragung findet durch Speichel statt.

Typische Krankheitsbilder: Diese Erkrankung kann Exanthema-subitum-ähnliche Zustände hervorrufen, verläuft aber häufig asymptomatisch.

Therapie: Symptomatisch.

Epstein-Barr-Virus (EBV)

Es handelt sich um ein Doppelstrang-DNA-Virus mit Hülle und Replikation im Zellkern. Nach Infektion persistiert das Virus in B-Lymphozyten. Es sorgt dafür, dass die Zellen proliferieren und immortalisiert werden. Unter Immunsuppression kann es zur malignen Transformation dieser Zellen kommen. Die Durchseuchung liegt ab etwa dem 30. Lj. bei 100 %. Die Inkubationszeit kann bis zu 50 Tage betragen.

Typische Krankheitsbilder:
- **Infektiöse Mononukleose** (Kissing disease, **Pfeiffer-Drüsenfieber**): je älter der Patient, desto schwerer der Verlauf. Im Blut treten EBV-spezifische reaktive T-Lymphoblasten auf, welche die B-Lymphozyten kontrollieren sollen. Es kommt zu Fieber, einer generalisierten Lymphknotenschwellung, Tonsillenbelägen, einer Hepatosplenomegalie mit Anstieg der Transaminasen und dem Auftreten von Autoantikörpern. Der Häufigkeitsgipfel liegt zwischen dem 15. und 25. Lj. Die Übertragung findet durch Tröpfchen- und Schleimhautinfektionen statt.
- Es findet sich eine Assoziation mit Lymphomen der B-Zell-Reihe (z. B. **Burkitt-Lymphom,** einschl. **Morbus Hodgkin**). Bei diesen lässt sich das Virusgenom in den malignen Zellen nachweisen.

Diagnostik:
- Nachweis der atypischen Lymphozytose (in 90 % der Fälle positiv). Es finden sich bis zu 20.000 Leukozyten/µl mit mehr als 66 % Lymphozyten, von denen bis zu 40 % atypischen T-Lymphozyten entsprechen (sog. **Pfeiffer-Zellen**).
- EBV-spezifische Antikörper (► Tab. 24.1)
- Paul-Bunnell-Hämagglutinationstest: Nachweis heterophiler Antikörper (bei akuter Infektion in 90 % positiv)
- PCR auf EBV-DNA zur Bestimmung der Viruslast

Therapie: Symptomatisch. Bei B-Zell-Malignomen: Anti-CD20-Antikörper (Rituximab). Cave: Es treten regelmäßig allergische Reaktionen bei Einnahme von Amoxicillin auf.

Humanes Herpesvirus 8 (HHV-8, Kaposi-Sarkom-assoziiertes Herpesvirus)

Es handelt sich um ein Doppelstrang-DNA-Virus mit Hülle und Replikation im Zellkern. Nach Primärinfektion kommt es zu lebenslanger Persistenz in CD19-positiven B-Lymphozyten. Die Durchseuchungsrate liegt bei max. 5 % der Bevölkerung.

Pathogenese: Gene für virale Zytokine/-Rezeptoren, Chemokine/-Rezeptoren, immunregulatorische Proteine, Onkogene und antiapoptotische Proteine. Diese sorgen für eine ungeregelte Proliferation der befallenen Zellen und evtl. deren maligne Transformation unter Immunsuppression.

Typische Krankheitsbilder: **Primäres Effusionslymphom (Kaposi-Sarkom):** HHV-8-DNA findet sich in fast allen Kaposi-Sarkomen. Es bildet sich unter Immunsuppression aus, insb. bei AIDS.

Diagnostik:

- PCR auf HHV-8-DNA
- LANA-Antikörper

Therapie: Verminderung der Immunsuppression.

Hepatitis-B-Virus (HBV)

Dieses partielle Doppelstrang-DNA-Virus mit RNA-Prägenom, Hülle und Replikation im Zellkern (das Prägenom im Zytoplasma) verfügt über das Enzym reverse Transkriptase (wie die Retroviren). Das Virus ist streng hepatotrop und wird nur parenteral übertragen, v. a. durch Blut und Blutprodukte sowie beim Geschlechtsverkehr.

> Nach einer Verletzung mit einer kontaminierten Nadel bestehen folgende Infektionsrisiken: HBV 30 %, HCV 3 %, HIV 0,3 %.

Das vollständige Virion wird als **Dane-Partikel** bezeichnet. Diagnostisch wichtige Bestandteile des Virions sind HBcAg (Core-Antigen aus dem Kapsid), HBeAg (verkürzte Version des HBc) und HBsAg (überschüssiges Hüllprotein). Die Inkubationszeit beträgt mehrere Monate. Der hepatische Schaden ist immunologisch bedingt. Eine HBV-Infektion kann durch das **HDV,** ein „defektes" Negativstrang-RNA-Virus mit zirkulärem Genom, superinfiziert werden, was dann grundsätzlich zu einer chronischen Hepatitis führt. Etwa 300 Mio. Menschen tragen das Virus.

Typische Krankheitsbilder: Die HBV-Infektion kann zu verschiedenen Verläufen und damit auch Krankheitsbildern führen.

- **Stille Feiung:** In 60–70 % der Fälle entsteht eine asymptomatische Infektion.
- **Akute Hepatitis:** Sie entsteht in 30–40 % der Fälle und geht in 10 % in eine **chronische Hepatitis** über. Klinisches Zeichen ist der Ikterus. Die chronische Hepatitis erhöht das Risiko, an einem HCC zu erkranken, signifikant.

> Die asymptomatische und die akute Hepatitis heilen in ca. 90 % aus und führen meist zu lebenslanger Immunität.

- **Fulminante Hepatitis:** entsteht in 0,1–0,5 % der Fälle aus der akuten Hepatitis und kann in 80 % zum Tode führen

Diagnostik:

- PCR auf HBV-DNA (bei Positivität besteht Infektiosität)
- Ag-Nachweis (► Abb. 24.2):
  - Positives HBs-Ag ist in 90 % der akuten Krankheitsfälle positiv (bereits vor Auftreten klinischer Symptome, zeigt Infektiosität an).
  - Positives HBeAg deutet auf eine produktive Infektion hin. Allerdings kann es bei chronischen Verläufen falsch negativ ausfallen **(HBe-Minus-Mutante).**
  - HBcAg ist als einziges nicht peripher, sondern nur in Hepatozyten nachweisbar.
  - Persistierendes HBs-Ag und HBe-Ag (meistens) deuten auf eine chronische Infektion hin.
- Ak-Nachweis (► Abb. 24.2):
  - Anti-HBc-IgM ist bei akuter Hepatitis B **immer** positiv. Dies kann die einzige Möglichkeit sein, eine akute Hepatitis B nachzuweisen (zwischen dem Verschwinden von HBs-Ag und dem Auftreten von Anti-HBs (s. u.) sowie bei grundsätzlich Anti-HBs-negativen Fällen).
  - Neu auftretendes Anti-HBs zeigt eine Ausheilung an. Es tritt erst auf, wenn HBs-Ag negativ geworden ist. In 10 % der Fälle wird kein Anti-HBs gebildet.

Prophylaxe:

- Expositionsprophylaxe (Kontrolle von Blutprodukten, Benutzen von Kondomen bei Sexualkontakten).
- Impfung: Nach Empfehlung der STIKO findet eine aktive Immunisierung mit einem Totimpfstoff statt (nur das HBsAg, rekombinant in Hefezellen hergestellt). Geimpft wird nach dem vollendeten 2., 3. und 4. Lebensmonat mit einer Auffrischung im 2. Lj., häufig im Rahmen einer sechsfachen Kombinationsimpfung gegen Tetanus, Diphtherie, Pertussis (azelluläre Pertussisvakzine), Hib, Polio (inaktivierte Poliovakzine) und Hepatitis B. Im Alter von 9–17 Jahren ist eine Grundimmunisierung aller noch nicht oder unzureichend Geimpften empfohlen (► Kap. 8).

Tab. 24.1: EBV-Serologie.

Krankheitsstadium	Anti-VCA-IgM	Anti-VCA-IgG	Anti-EA-IgG	Anti-EBNA-IgG
Akute Mononukleose	↑	↑	–/↑	–
Abgelaufene Mononukleose	–	↑	–	↑
Chronisch aktive Mononukleose	–/↑	↑↑	↑↑	–/↑
EBV-assoziierte lymphoproliferative Erkrankungen	–/↑	↑↑	↑↑	–/↑

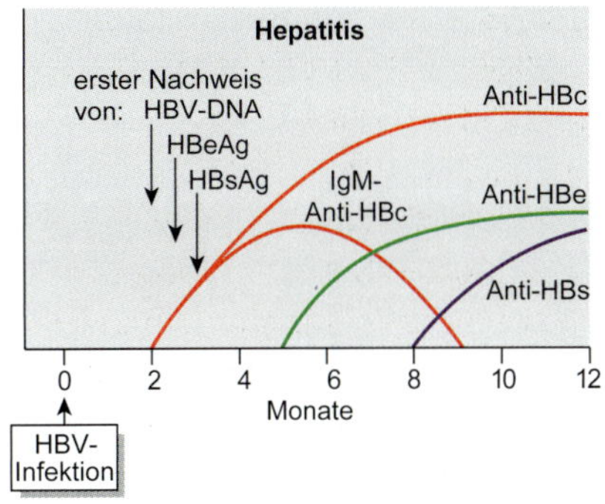

Abb. 24.2: Hepatitis-B-Serologie. [8]

Therapie:
- Ein Reverse-Transkriptase-Hemmer (z. B. Lamivudin) in Kombination mit IFN-α. Bei Lamivudinresistenz Adefovir
- Passive Immunisierung mit Immunglobulinen

Adenoviren

Bei diesen Doppelstrang-DNA-Viren ohne Hülle mit Replikation im Zellkern unterscheidet man 51 humanpathogene Serotypen. Die Übertragung findet durch Tröpfcheninfektion und fäkal-oral statt. Adenoviren befallen die Atemwege, den GIT sowie die Augen und sind mit Invaginationen und Appendizitiden bei Kindern assoziiert. Die Inkubationszeit liegt bei ca. 5–8 Tagen.

Typische Krankheitsbilder:
- **Atemwegsinfektionen** (vom Schnupfen bis zur Pneumonie): hervorgerufen durch die Serotypen 1–3 und 5–7
- **Akute follikuläre Konjunktivitis** (Schwimmbadkonjunktivitis): ausgelöst durch die Serotypen 3, 4 und 7
- **Epidemische Keratokonjunktivitis**: ausgelöst durch die Serotypen 8, 19 und 37
- **Diarrhöen:** ausgelöst durch die Serotypen 31, 40 und 41 und nach den Rotaviren die zweithäufigste Ursache für Diarrhöen bei Kleinkindern
- **Akute hämorrhagische Zystitis:** ausgelöst durch die Serotypen 11 und 21

Diagnostik: Immunzytologischer Ag-Nachweis aus Abstrichmaterial oder Ag-Nachweis im Stuhl mittels EIA bei GIT-Infektionen.
Therapie: Symptomatisch.

Polyomaviren

Bei diesen Doppelstrang-DNA-Viren ohne Hülle mit Replikation im Zellkern unterscheidet man das **JC**- und das **BK-Virus.** Die Übertragung findet durch Tröpfcheninfektion statt. Die Durchseuchungsrate liegt bei bis zu 80 %. Aus der normalerweise latenten Infektion kann unter Immunsuppression eine apparente Infektion resultieren.

Typische Krankheitsbilder:
- **PML** (durch JC-Virus), v. a. bei AIDS-Patienten
- **TIN** (durch BK-Virus), v. a. bei Patienten nach KM-Transplantationen

Diagnostik:
- Bei Verdacht auf PML: PCR aus Liquor oder Hirngewebe
- Bei Verdacht auf TIN: Genomnachweis im Blut, Nierenbiopsie zur Bestätigung

Therapie: Symptomatisch.

Parvovirus B19

Es handelt sich um ein **Einzelstrang-DNA-Virus** ohne Hülle mit Replikation im Zellkern. Das Virus wird aerogen oder über Blutprodukte übertragen und befällt Erythrozytenpräkursoren, indem es das Erythrozyten-P-Antigen als Rezeptor bindet, um in diese einzudringen. Das Virus gilt als das kleinste bekannte (Durchmesser: 19–25 nm). Die Inkubationszeit beträgt 4–14 Tage. Es findet sich weltweit in gemäßigten Klimazonen und ist sowohl human- als auch tierpathogen.

Reservoir: Infektionsquelle sind v. a. erkrankte bzw. subklinisch infizierte Menschen.

Pathogenese: Etwa 1 Woche nach der Übertragung kommt es zur Infektion der hämatopoetischen Stammzellen. Während dieser Woche zeigt der Patient Prodromi wie Fieber, Kopfschmerzen und Schnupfen. Daraus resultiert eine etwa 2 Wochen andauernde KM-Depression.

Typische Krankheitsbilder:
- **Ringelröteln (Erythema infectiosum, fünfte Krankheit):** Sie beginnen mit einem Gesichtserythem, gefolgt von einem makulopapulösen Exanthem an den Extremitäten. Häufig kommt es zu begleitenden Arthritiden.
- Passagere Anämien durch Aplasie der Erythropoese
- Myokarditiden
- Wegen der Möglichkeit einer transplazentaren Übertragung des Virus kann es in der Schwangerschaft aufgrund des Mangels an Sauerstoffträgern zu einem **Hydrops fetalis** und in 10 % der Fälle zu einem Abort kommen.

Diagnostik:
- Ak-Nachweis: Bei Exanthemausbruch lässt sich häufig bereits IgM im Blut und Speichel nachweisen.
- Häufig finden sich eine variable Anämie und Thrombopenie.
- PCR auf Parvovirus-B19-DNA

Prophylaxe: Hier ist lediglich eine Expositionsprophylaxe, aber keine aktive Impfung möglich.
Therapie: Symptomatisch. Manchmal sind Bluttransfusionen nötig. Für Schwangere kann eine Ig-Gabe erwogen werden.

- Die HSV-Enzephalitis hat selbst unter Therapie mit Aciclovir eine Letalität von 30 %.
- Das EBV verursacht das Pfeiffer-Drüsenfieber, das Parvovirus B19 die Ringelröteln.
- Die Hepatitis-B-Impfung ist der wesentliche Schutzfaktor gegen die Ausbildung eines HCC.

ZUSAMMENFASSUNG

Humane Papillomaviren (HPV)

Es handelt sich um Doppelstrang-DNA-Viren ohne Hülle mit einer Replikation im Zellkern. Das DNA-Genom des Virus ist nur 8 kb groß und besteht aus den Bereichen LCR (die Kontrollregion), E1–E7 (sog. Early genes) und L1 sowie L2 (kodieren für Kapsidproteine und werden im Replikationszyklus zuletzt gebildet). E6 und E7 haben **nur** bei High-Risk-Viren ein onkogenes Potenzial (s. u., Pathogenese). Man unterscheidet über 150 humanpathogene Genotypen. Die Übertragung findet über Haut- und Schleimhautkontakt meist direkt von Mensch zu Mensch statt. HPV können an der Entstehung von gutartigen Warzen (Papillome), aber auch von Karzinomen beteiligt sein. Aus diesem Grund kann man die Viren anhand ihres Risikos der Karzinombildung unterscheiden:

- **Gutartige Viren:** z. B. HPV1, 3 und 10
- **Low-Risk-Viren:** z. B. HPV6 und 11
- **High-Risk-Viren:** z. B. HPV16, 18, 31, 33, 35 und 45

Hauptsächlich werden Kinder und Jugendliche befallen. Die Inkubationszeit beträgt bis zu 8 Monate.

Pathogenese: Einige HPV-Genotypen verfügen über Onkoproteine. Diese als **E6** und **E7** bezeichneten Proteine deaktivieren p53 und p107 (pRB) und führen zu einer ungeregelten Proliferation der durch sie befallenen Zellen.

Typische Krankheitsbilder:

- **Gutartige Hauterkrankungen:**
  - Verrucae vulgares (vulgäre Warzen, ▶ Abb. 25.1): z. B. durch HPV2 und 4
  - Verrucae plantares (Fußsohlenwarzen): z. B. durch HPV1 und 4
  - Verrucae filiformes (filiforme Warzen): z. B. durch HPV 7
- **Hauterkrankungen mit Entartungsrisiko:**
  - Epidermodysplasia verruciformis (Verrucosis generalisata): Sie ist eine familiär gehäufte Hauterkrankung, die jedoch selten ist. Es besteht ein 30-prozentiges Risiko, dass sich aus diesen ein Plattenepithelkarzinom entwickelt, z. B. durch HPV3, 5, 8 und 17.

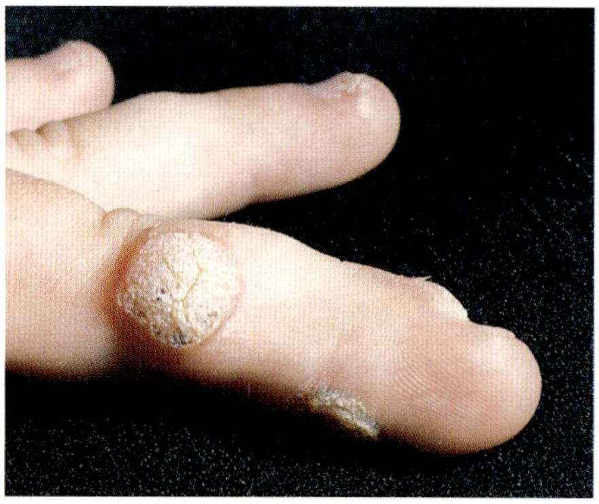

Abb. 25.1: Verrucae vulgares am Mittelfinger. [26]

- **Orolaryngeale Schleimhauterkrankungen mit Entartungsrisiko:**
  - Larynxpapillome mit dem Risiko der Entstehung von Larynxkarzinomen durch HPV6 und 11
  - Orale Papillome und Leukoplakien mit dem Risiko der Entstehung von Plattenepithelkarzinomen durch HPV2, 6, 11 und 16
- **Anogenitale Schleimhauterkrankungen mit Entartungsrisiko:**
  - Condylomata plana: Sie entwickeln sich mit einer Latenzzeit von 20–30 Jahren zu **Karzinomen der Cervix uteri** (z. B. durch HPV16, 18, 31, 33, 35 und 45). Dabei handelt es sich um das zweithäufigste Genitalmalignom der Frau nach dem Endometriumkarzinom.
  - Condylomata acuminata: durch HPV6 und 11 verursachte Warzen im Anogenitalbereich (▶ Abb. 25.2a). Sie neigen zu bakterieller Superinfektion. Seltene Sonderform sind die **Riesenkondylome Buschke-Löwenstein** (Condylomata acuminata gigantea) mit dem Risiko der Entartung in ein Plattenepithelkarzinom.

> Die wichtigste Prophylaxe gegen HPV-assoziierte Karzinome der Cervix uteri dürfte die neu eingeführte Impfung gegen die HPV-Stämme 6, 11, 16 und 18 werden.

Diagnostik:

- In den meisten Fällen genügt das charakteristische klinische Bild, um von HP-Läsionen sprechen zu können.

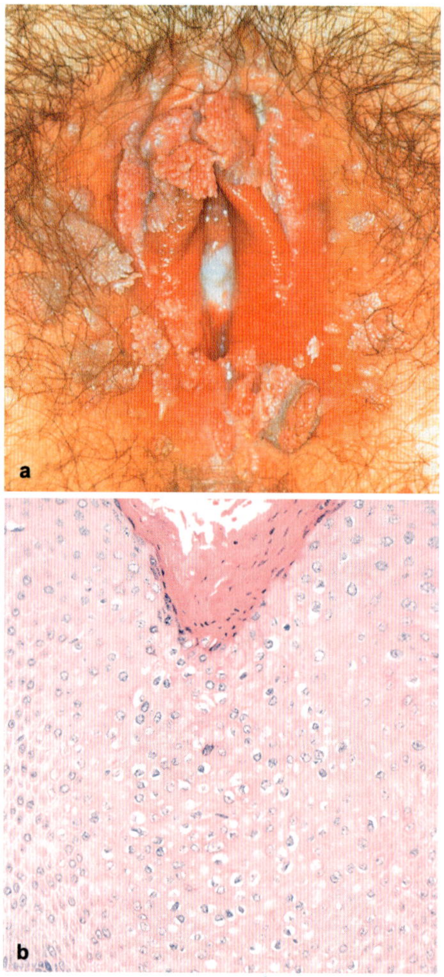

Abb. 25.2: Condylomata acuminata (a) mit histologischem Bild und Koilozyten (b). [22]

- Mikroskopischer Nachweis von **Koilozyten** (vakuolisierte Keratinozyten im Stratum granulosum, ▶ Abb. 25.2b)
- Direkte Immunfluoreszenz
- PCR auf HPV-DNA aus Biopsiematerial
- DNA-Hybridisierung

Prophylaxe: Von der STIKO wird die dreimalige Impfung mit einem Totimpfstoff für alle Mädchen zwischen 12 und 17 Jahren empfohlen. Zugelassen ist der Impfstoff für 9- bis 25-Jährige. Er enthält das Hauptkapsidprotein L1 und bietet Schutz gegen HPV6, 11, 16 und 18. Die HPV-Impfung soll die Primärinfektion verhindern und erzeugt hohe Ig-Spiegel. Sie ist damit ein Schutzfaktor gegen die Ausbildung von Condylomata acuminata und Zervixkarzinomen. Für junge Männer ist die HPV-Impfung noch nicht etabliert.

Therapie: Als Initialmaßnahme steht meist die Keratolyse mit Salicylsäure im Vordergrund. Dann können die Viruspapillome operativ mittels Exzision, Exkochleation, Kryotherapie, Kürettage und Laser angegangen werden. Als Virustatika stehen Cidofovir, 5-Fluorouracil, Imiquimod und IFN-α, als zytotoxische Externa Podophyllotoxinlösungen und Ätzmittel (z. B. Trichloressigsäure) zur Verfügung. Wichtig ist außerdem die Mitbehandlung des Sexualpartners des Patienten, und disponierende Faktoren wie eine periphere Durchblutungsstörung sollten behoben werden.

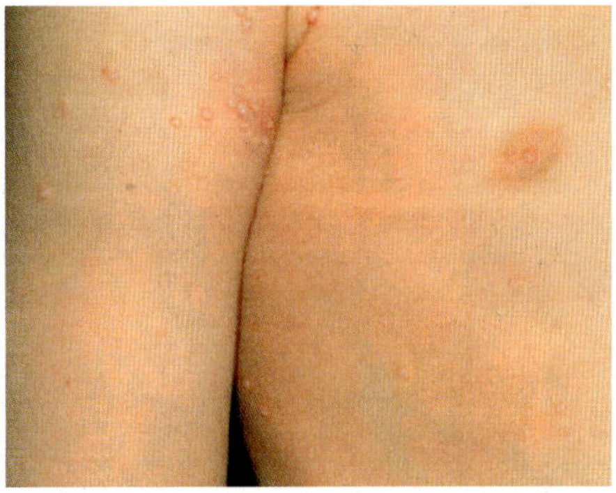

Abb. 25.3: Mollusca contagiosa (am rechten Oberarm und lateralen Thorax eines Kleinkinds). [13]

Pockenviren

Es handelt sich um Doppelstrang-DNA-Viren mit Hülle. Die Replikation findet im Zytoplasma, abgegrenzt von Membranen des ER, statt. Dieses Séparée nennt sich **Guarnieri-Einschlusskörperchen.** Es lässt sich lichtmikroskopisch färberisch abgrenzen. Pockenviren sind mit bis zu 350 nm die **größten bekannten Viren.** Sie werden aktuell in vier Gattungen eingeteilt.

Pathogenese: Die Viren produzieren eine Vielzahl von Proteinen, die in die Zell-Zell-Kommunikation und die Zellwachstumskontrolle eingreifen.

Typische Krankheitsbilder:

- **Variola** (Pocken, Variola vera, echte Pocken, Blattern) durch das Variolavirus: 1977 wurden die Pocken von der WHO für ausgerottet erklärt. Sollten sie jedoch wieder auftreten, sind sie meldepflichtig. Die Inkubationszeit beträgt etwa 1–2 Wochen. Das Variolavirus ist hochinfektiös und wird durch Tröpfchen- oder Schmierinfektion übertragen. Die Krankheit beginnt mit Fieber, Kreuzschmerzen sowie Lymphknotenschwellungen und führt nach einer gewissen Zeit zur Ausbildung des charakteristischen Pockenexanthems an Gesicht und Extremitäten. Dieses Exanthem heilt nach 3–4 Wochen ab und hinterlässt meist Narben sowie eine lebenslange Immunität.

> Charakteristisch für das Pockenexanthem ist, dass sich alle Effloreszenzen im gleichen Entwicklungsstadium befinden (im Gegensatz zu den Windpocken).

- **Vacciniavirusinfektion:** Der Grund für die Ausrottung des Variolavirus ist das Vacciniavirus, das von Edward Jenner entdeckt wurde und als Impfstoff zur Pockeneradikation diente. Heute wird es aufgrund der bestehenden Impfkomplikationen (z. B. Hautexanthem, **Enzephalitis** etc.) nicht mehr verwendet.
- **Mollusca contagiosa** (Syn. Dellwarzen, ▸ Abb. 25.3) durch das Molluscum-contagiosum-Virus. Sie treten weltweit und bes. bei Kindern auf. Die Übertragung findet durch Schmierinfektion statt. Die Inkubationszeit beträgt 2–7 Wochen. Das klinische Bild wird durch hautfarbene, einige Millimeter große Papeln mit zentraler Delle geprägt.
- **Melkerknoten** durch das Melkerknotenvirus: Reservoir und Infektionsquelle sind mit dem Virus infizierte Kühe. Die Inkubationszeit beträgt 4–14 Tage, danach entstehen einige Knoten an Händen und Unterarmen. Diese Knoten sind gutartig, heilen nach 4–6 Wochen narbenlos ab und hinterlassen eine lebenslange Immunität.

Diagnostik: Charakteristisch ist das klinische Bild. Des Weiteren Nachweis der Viruspartikel im EM und Genomnachweis. Der Nachweis des Variolavirus bleibt Speziallaboren vorbehalten. Die Molluscum-contagiosum-Viren können histologisch im HE-gefärbten Präparat durch die intraepidermalen eosinroten Einschlusskörperchen **(Henderson-Paterson-Körperchen)** nachgewiesen werden.

Prophylaxe: Aktive Impfung mit einem attenuierten Lebendimpfstoff (Vacciniavirus). Schützt vor einer Erkrankung mit dem Variolavirus. Wird nicht mehr empfohlen.

Therapie: Der Melkerknoten ist selbstlimitierend, und die Dellwarzen können mit einem scharfen Löffel entfernt werden, aber auch von allein verschwinden.

- Die HPV können an der Entstehung von gutartigen Warzen, aber auch von Karzinomen beteiligt sein.
- Zu den High-Risk-HPV mit hohem Karzinomrisiko zählen HPV16, 18, 31, 33 und 45.
- HPV verursachen u. a. Hautpapillome, Larynxkarzinome, orale Plattenepithelkarzinome und Karzinome der Cervix uteri.
- Heute kann gegen die HPV-Stämme 6, 11, 16 und 18 mit einem Totimpfstoff geimpft werden, wodurch sich das Risiko für HPV-assoziierte Karzinome der Cervix uteri senken lässt.
- Das Molluscum-contagiosum-Virus verursacht bes. bei Kindern die sog. Dellwarzen.

ZUSAMMENFASSUNG

Picornaviren

Es handelt sich um RNA-Viren mit Einzelstrang-RNA-Genom. Man unterteilt sie in drei Gruppen: Enteroviren, Rhinoviren und HAV.

Pathogenese: Der wichtigste pathogenetische Faktor ist die interne ribosomale Eintrittsstelle **(IRES).** Sie hilft, die Proteinbiosynthese zugunsten der Viren umzusteuern.

Enteroviren

Enteroviren sind kleine, unbehüllte, säurefeste Viren. Sie werden fäkal-oral übertragen. Man unterscheidet über 70 Subtypen, deren wichtigste humanpathogene Vertreter das Coxsackie-A- und -B-Virus, die ECHO-Viren, alle übrigen Enteroviren und das Poliovirus sind. Die Inkubationszeit beträgt 1–4 Wochen.

Reservoir: Infektionsquelle sind v. a. erkrankte und subklinisch infizierte Menschen.

Typische Krankheitsbilder:

- **Alle Enteroviren:** Fieber, Kopf- und Gliederschmerzen **(Sommergrippe),** hämorrhagische Konjunktivitis und Meningitiden (nicht so gefährlich wie durch Bakterien)
- **Coxsackie-A-Viren** verursachen insb. folgende Erkrankungen:
  - **Hand-Fuß-Mund-Krankheit** (▶ Abb. 26.1): eine mit vesikulärer Stomatitis und Bläschen an Hand- und Fußsohlen einhergehende hartnäckige Infektion
  - Hämorrhagische Konjunktivitis
  - **Herpangina:** eine auf Gaumenbögen, Tonsillen und Uvula begrenzte vesikuläre fieberhafte Erkrankung, die selten mit einer hämorrhagischen Konjunktivitis und Erbrechen einhergeht (DD: Herpesviren befallen eher Lippen und Vestibulum oris)
  - Malaise und Meningoenzephalitis
- **Coxsackie-B-Viren: Bornholm-Krankheit** (Myalgia epidemica); dabei kommt es zu Fieber, Schmerzen im Brust- und Bauchbereich bes. beim Einatmen und Husten. Außerdem verursachen diese Viren Meningoenzephalitis, Myokarditis, Perikarditis.
- **ECHO-Viren:** Gastroenteritis, Meningoenzephalitis, Myokarditis
- **Poliovirus:** verursacht die **Poliomyelitis** (spinale Kinderlähmung, ▶ Tab. 26.1). Nach einer Vermehrung der Viren im Pharynx und GIT kommt es durch Virämie und nachfolgenden Übertritt der Viren durch die Blut-Liquor-Schranke zu einem Befall der grauen Substanz. Man unterscheidet drei Serotypen, die alle eine Poliomyelitis auslösen können. Das Virus wird durch Schmier- und Tröpfcheninfektion übertragen. 90–95 % aller Infektionen zeigen inapparente Verläufe. Als Komplikation kann sich eine aufsteigende Lähmung entwickeln, die evtl. auf das Atem- und Kreislaufzentrum übergeht. Daneben können Restlähmungen der Extremitätenmuskulatur und bei Kindern ein unvollständiges asymmetrisches Knochenwachstum resultieren.

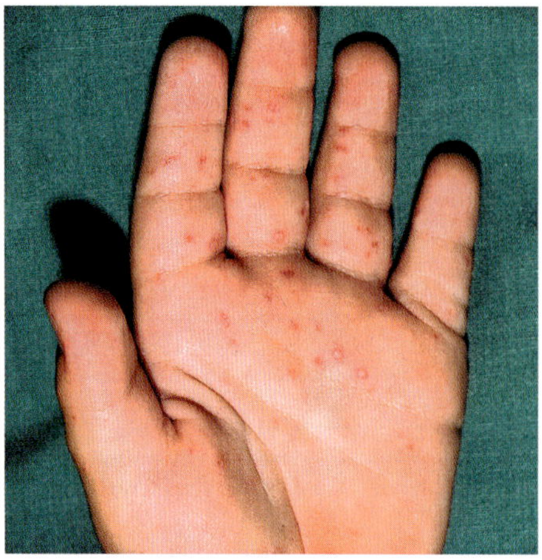

Abb. 26.1: Exanthem der Hand im Rahmen der Hand-Fuß-Mund-Krankheit. [19]

Charakteristisch für die Poliomyelitis ist die **schlaffe Lähmung** der Muskulatur durch Befall der motorischen Vorderhornzellen des Rückenmarks.

Diagnostik: Als Untersuchungsmaterial wird Rachensekret, Stuhl oder Liquor zur Virusisolierung gewonnen. Im Liquor ist auch der Nachweis der Pleozytose und der Proteinerhöhung von diagnostischem Wert. Der Erreger wird dann meist molekularbiologisch mit der RT-PCR nachgewiesen. Daneben lassen sich Enteroviren mittels ihres charakteristischen CPE in Zellkulturen nachweisen.

Tab. 26.1: Klinischer Verlauf der Poliomyelitis.

Phase	Tag	Symptome
Initialphase	1–3	Sie beginnt mit Temperatur bis 38,5 °C und grippalen Symptomen, wobei es nahezu immer zu **Brechdurchfällen** kommt.
Latenzphase	4–7	Sie bleibt symptomfrei.
Präparalytische Phase	8–9	Es kommt zu einem Temperaturanstieg mit Adynamie, Kopfschmerzen, Meningismus, Muskelschwäche und einer Abweichung der motorischen Reflexe. Im Liquor finden sich eine **Pleozytose** und **Proteinerhöhung.**
Paralytische Phase	10–11	Sie entwickelt sich bei 0,1–1 % der Betroffenen. Es treten asymmetrische schlaffe Lähmungen an Gesicht, Rumpf und Extremitäten auf.

Prophylaxe (für das Poliovirus): Von der STIKO wird die aktive Impfung mit einer inaktivierten Poliovakzine (Totimpfstoff nach Salk) empfohlen. Nach dem vollendeten 2., 3. und 4. Lebensmonat mit einer Auffrischung im 2. Lj. wird sie im Rahmen des sechsfachen Impfung gegen Diphtherie, Tetanus, Pertussis, Hib und Hepatitis B appliziert. Im Alter von 9–17 Jahren erfolgt eine Auffrischung. Die aktive Immunisierung mit einer attenuierten Lebendvakzine (nach Sabin) wird wegen des Auftretens **vakzineassoziierter Poliomyelitisfälle** nicht mehr empfohlen.

Therapie: Aktuell wird symptomatisch therapiert. Pleconaril ist in Erprobung.

Rhinoviren

Rhinoviren sind kleine, unbehüllte, **nicht-säurefeste Viren** (im Gegensatz zu den anderen Picornaviren). Sie werden fäkal-oral und durch Tröpfcheninfektion übertragen. Die Inkubationszeit beträgt 1–3 Tage. Es sind knapp 100 Serotypen bekannt. Man unterscheidet eine Major group (binden an ICAM-1 der Zellen als Rezeptor) mit 90 und eine Minor group (binden an den LDL-Rezeptor der Zellen) mit knapp 10 Serotypen.

Typische Krankheitsbilder: Sie sind mit bis zu 50 % Haupterreger des Schnupfens. Die Erkrankung dauert etwa 1 Woche. Häufigkeitsgipfel treten bes. im Frühling und Herbst auf. Als Komplikationen können sich eine Otitis media, eine Sinusitis und eine bakterielle Superinfektion entwickeln.
Diagnostik: Eine Routinediagnose erfolgt nicht. Nur bei Risikopatienten kann man eine RT-PCR durchführen.
Prophylaxe: Wichtig ist v. a. hygienisches Verhalten, in erster Linie das Händewaschen.
Therapie: Therapiert wird nur symptomatisch, eine kausale antivirale Therapie steht nicht zur Verfügung.

Hepatitis-A-Virus (HAV)

Das HAV ist ein kleines, unbehülltes, säurefestes Virus. Es wird fäkal-oral übertragen und ist der Erreger der epidemischen Hepatitis. Das sehr resistente Virus ist hitze- und umweltstabil. Die Inkubationszeit liegt bei mehreren Wochen (ca. 15–50 Tage). Der hepatische Zellschaden ist immunologischer Natur. In Deutschland ist die HAV-Infektion eher selten, tritt aber hier v. a. bei Urlaubern der Mittelmeerländer auf. Sie ist die häufigste akute virusassoziierte Hepatitis.

> Sowohl das HAV als auch das HEV werden nur fäkal-oral übertragen.

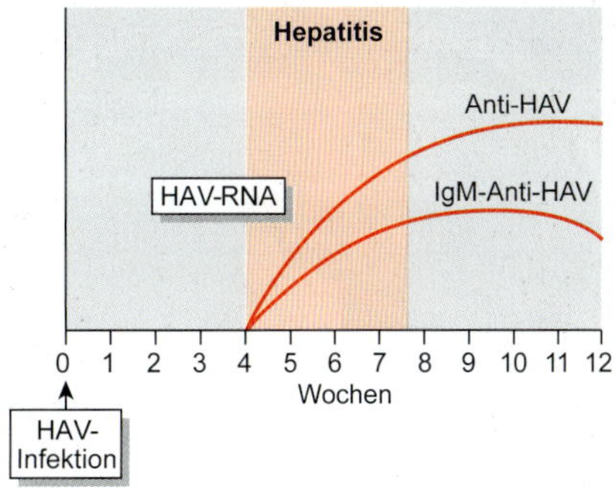

Abb. 26.2: Hepatitis-A-Serologie. [8]

Reservoir: Als Reservoir gelten hauptsächlich verunreinigte Lebensmittel (v. a. **Muscheln und Austern**) und verunreinigtes Trinkwasser.
Typische Krankheitsbilder: Es kann zu einer **asymptomatischen Infektion,** aber auch zur Entwicklung einer **akuten Hepatitis** (70–80 %) kommen. Letztere beginnt abrupt mit Fieber, Erbrechen sowie Krankheitsgefühl, und v. a. bei Erwachsenen tritt ein Ikterus auf. Kinder zeigen meist anikterische Verläufe. Chronische Verläufe sind nicht bekannt. Eine **fulminante Hepatitis** kann sich in bis zu 2 % der Fälle entwickeln. Ihr klinisches Bild besteht aus der Trias Bewusstseinsstörung, Gerinnungsstörung und Ikterus. In den meisten Fällen endet sie tödlich.
Diagnostik: An erster Stelle der Diagnostik steht der serologische Ak-Nachweis (▸ Abb. 26.2):

- Anti-HAV-IgM: deuten auf eine frische Infektion hin
- Anti-HAV-IgG: zeigen eine akute oder auch eine frühere Infektion an und persistieren lebenslang

Daneben erfolgt der Ag-Nachweis aus dem Stuhl. Dieser ist häufig positiv, **bevor** es zum Ausbruch der Hepatitis kommt. Auch eine RT-PCR auf HAV-RNA ist möglich.

> Bei jeder viralen Hepatitis besteht bei Verdacht, Erkrankung und Tod nach dem Infektionsschutzgesetz Meldepflicht!

Prophylaxe: Neben der strikten Befolgung der Lebensmittel- und Trinkwasserhygiene ist die aktive Impfung mit einem Totimpfstoff (oft kombiniert mit dem HBV-Impfstoff) prophylaktisch wichtig. Außerdem sollten infizierte Kleinkinder und stuhlinkontinente Patienten isoliert werden.
Therapie: Therapiert wird rein symptomatisch, möglich ist auch eine passive Immunisierung mit Immunglobulinen binnen 10 Tagen nach Ansteckung. In 80 % verhindert die Immunisierung einen Ausbruch der Hepatitis.

- Alle Enteroviren verursachen die sog. Sommergrippe.
- Zu den wichtigsten Erkrankungen durch Coxsackie-A-Viren gehören die Hand-Fuß-Mund-Krankheit und die Herpangina.
- Coxsackie-B-Viren verursachen die Bornholm-Krankheit und die Myokarditis.
- Die durch das Poliovirus verursachte Poliomyelitis ist durch den Befall der motorischen Vorderhornzellen des Rückenmarks und eine damit verbundene schlaffe Lähmung der Muskulatur gekennzeichnet. Als schlimmste Komplikation mit tödlichem Ausgang kann es zur Lähmung der Atemmuskulatur kommen.
- Die Hepatitis A ist die häufigste viral ausgelöste Hepatitis und wird v. a. durch den Verzehr kontaminierter Muscheln und Austern erworben.
- Im Rahmen der Hepatitis A kann es von der asymptomatischen Infektion über die akute Hepatitis bis hin zum fulminanten Verlauf (in 2 % der Fälle) mit tödlichem Ausgang kommen.

ZUSAMMENFASSUNG

Flaviviren

Es handelt sich um RNA-Viren mit einem einzelsträngigen RNA-Genom.

Hepatitis-C-Virus (HCV)

Das HCV ist ein kleines, behülltes Virus. Es wird parenteral übertragen, v. a. häufig durch Transfusionen. Die Inkubationszeit beträgt etwa 15–180 Tage. Das Virus hat eine ausgesprochen hohe Vermehrungs- und auch Mutationsrate. Dies ist hauptsächlich durch die virale Polymerase bedingt, die ungenau arbeitet. Sowohl die hohe Vermehrungsrate als auch die hohe Mutationsrate führen zusammen zur Entstehung einer **Quasispeziespopulation.** Es sind sechs Genotypen und ca. 100 Subtypen bekannt, daher schützt eine abgelaufene Infektion nicht vor weiteren Infektionen. Weltweit ist der Subtyp 1a mit 60 % am häufigsten verbreitet, gefolgt von den Typen 1b, 2 und 3a. In Deutschland dagegen ist der Subtyp 1b mit 50 % am häufigsten, es folgen 1a und 3a (beide mit jeweils 20 %). Weltweit tragen etwa 200 Mio. Menschen das Virus, in Deutschland gibt es etwa 500.000 Virusträger. Der hepatische Schaden ist wie bei den anderen Hepatitiden immunologisch bedingt. Das HCV ist mit 70 % die Hauptursache für chronische Virushepatitiden. Daneben verursacht es 40 % der Leberzirrhosen und 60 % der primären Leberzellkarzinome.

Pathogenese: Für die Pathogenese ist im Wesentlichen die **IRES** verantwortlich, die dem Virus hilft, die Proteinbiosynthese für seine Zwecke umzusteuern. Die Picornaviren verfügen über denselben Mechanismus.

Typische Krankheitsbilder: Die akute HCV-Infektion ist in etwa 75 % der Fälle asymptomatisch, wobei aber grippeähnliche Symptome auftreten können. Bei 25 % kommt es zur Hepatitis, die jedoch milde verläuft. Sie kann ausheilen (in 20 %), oder es entwickelt sich in 80 % der Fälle eine chronische Hepatitis mit Mattigkeit, Müdigkeit sowie Abgeschlagenheit und unklaren Oberbauchbeschwerden. In 20 % dieser Fälle entsteht das Vollbild einer Leberzirrhose, und das Risiko, ein HCC (▸ Abb. 27.1) auszubilden, ist deutlich erhöht. Außerhalb der Leber kann es, immunologisch bedingt, zu einer Glomerulonephritis, Vaskulitis und auch Kryoglobulinämie kommen.

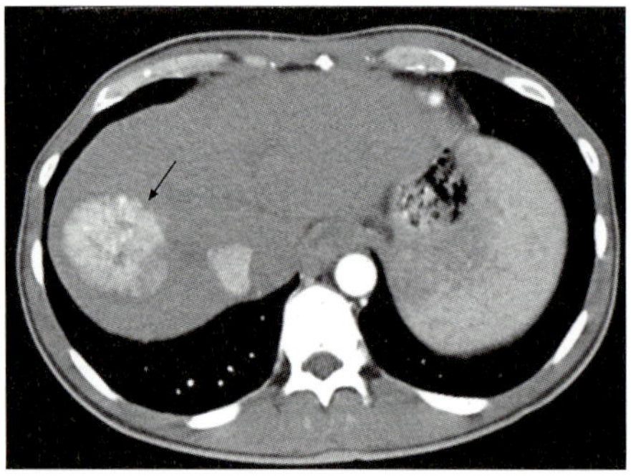

Abb. 27.1: HCC, durch eine Hepatitis-C-assoziierte Leberzirrhose verursacht. Das Spiral-CT zeigt früharteriell eine KM-aufnehmende hyperdense Raumforderung im Lebersegment 7 nach Couinault (der Pfeil markiert die äußere Abgrenzung zum nicht maligne veränderten Leberparenchym). [27]

Diagnostik: Die Diagnose wird durch Nachweis von Anti-HCV-Antikörpern sowie von HCV-RNA mittels PCR und Immunoblot gestellt. Bei der akuten Infektion gelingt dies häufig nur durch den HCV-RNA-Nachweis mittels PCR, da die Antikörper erst nach max. 5 Monaten gebildet werden. Des Weiteren werden Virustypisierungsverfahren (Sequenzierung, RFLP) und die Leberbiopsie, welche zur Einschätzung der Entzündungsaktivität dient, eingesetzt.

Prophylaxe: Zur Prophylaxe gehört das Screening von Blut und Blutprodukten auf Virusmarker und Transaminasen sowie Vorsicht beim Umgang mit Blutprodukten und medizinischen Einmalprodukten (wie z. B. Spritzen, Infusionsbestecke etc.). Eine Impfung wie bei HAV und HBV ist derzeit nicht möglich.

Therapie: Bei einer **akuten Infektion** wird IFN-α als Monotherapie über 24 Monate gegeben. Wichtig ist die Verabreichung innerhalb von 4 Monaten nach Infektion. Dies führt in 95–100 % zu einer Ausheilung. Bei einem **chronischen Infektionsverlauf** wird IFN-α in Verbindung mit Ribavirin gegeben, für die Genotypen 1 und 4 über 48 Wochen und für die Genotypen 2 und 3 über 24 Wochen. Dies führt bei den Genotypen 1 und 4 in etwa 50 % sowie bei den Genotypen 2 und 3 in mehr als 80 % der Fälle zu einer Ausheilung. Sollte die Therapie versagen, können Amantadin und die in Entwicklung befindlichen Serinproteasehemmer in Erwägung gezogen werden.

Frühsommer-Meningoenzephalitis-(FSME-)Virus

Wie *B. burgdorferi* wird das FSME-Virus in Mitteleuropa ebenfalls durch die Zecke *Ixodes ricinus* übertragen. Deshalb handelt es sich bei diesem Virus um ein sog. Arbovirus.

> Der Name **Arbovirus** ist Viren vorbehalten, die durch Arthropoden (Gliederfüßer, z. B. Mücken, Zecken etc.) auf den Menschen übertragen werden.

Das FSME-Virus ist ein kleines, behülltes Virus. Es kommt nur in bestimmten Gegenden Deutschlands vor (FSME-Virus-Biotope) und wird v. a. zwischen April und Oktober in diesen Gebieten übertragen. 0,1 % der Zecken sind dort infiziert, und ca. 30 % der gebissenen Personen erkranken. Die Inkubationszeit beträgt ca. 7–14 Tage. Im menschlichen Körper verhält sich das Virus ausgesprochen neurotrop.

Pathogenese: Nach dem Biss einer Zecke vermehren sich die Viren in der Haut rund um die Einstichstelle und gelangen von dort in Lymphbahnen sowie in die regionären Lymphknoten. Über den Ductus thoracicus erreichen die Viren den Blutkreislauf; damit kommt es zur ersten Virämie mit erstem Krankheitsgipfel. Die zweite Virämie mit Befall von Organen, bes. Meningen und Gehirn, kann nach einer weiteren Replikationsphase erfolgen.

Typische Krankheitsbilder: In 90 % der Fälle entwickelt sich eine subklinisch verlaufende Infektion. Klinisch wichtig ist aber v. a. die biphasisch verlaufende Erkrankung. Die **1. Phase** dauert etwa 3–4 Tage und besteht insb. aus grippalen Symptomen wie z. B. Fieber, Glieder-, Kopf- und Muskelschmerzen. Nach einem fieber- und symptomfreien Intervall, welches 1–3 Wochen andauern kann, entwickelt sich die **2. Phase.** Diese besteht bei etwa 30 % der Infizierten. Es kommt zu Fieber, Übelkeit, Erbrechen, Apathie, Meningismus und Koma. 60 % der Infizierten, welche die 2. Phase durchlaufen, entwickeln eine Meningitis, 30 % eine Meningoenzephalitis und 10 % eine Meningoenzephalomyelitis. Außerdem können sich periphere Lähmungen, Hirnstamm- und Bulbärsymptomatik ausbilden. Bei Kindern tritt v. a. die meningitische Form auf, die eine gute Prognose hat und vollständig ohne Spätfolgen ausheilt. Erwachsene dagegen entwickeln eine enzephalitische Form, bei der es in 5–7 % zu Defektheilungen mit polioartigen Lähmungen hauptsächlich der oberen Extremitäten kommen kann. In unter 1 % endet die FSME letal.

Diagnostik: Diagnostisch erfolgt der Virusnachweis durch IgM- und IgG-Antikörper im Serum und Liquor. Im Liquor ist der Nachweis jedoch erst etwa 10 Tage nach Erkrankungsbeginn möglich. Je weiter die FSME fortgeschritten ist, desto höher sind auch die Ak-Titer.

Prophylaxe: Für das FSME-Virus steht für Risikogruppen und bei Reisen in Endemiegebiete eine aktive Immunisierung mit einem Totimpfstoff zur Verfügung. Da diese Impfung bei kleinen Kindern einen Fieberkrampf induzieren kann, wird sie erst ab dem 3. Lj. empfohlen. Eine Auffrischung sollte alle 3 Jahre erfolgen.

Therapie: Derzeit gibt es keine spezifische antivirale Therapie, es kann nur symptomatisch behandelt werden. Eine passive Immunisierung mit Immunglobulinen ist möglich, sollte aber kritisch hinterfragt werden. Sie ist theoretisch noch bis zu 3 Tage nach Zeckenbiss möglich, für unter 14-Jährige aber aufgrund der Nebenwirkungen nicht zugelassen. Darüber hinaus wird die Wirksamkeit der Passivimmunisierung von offiziellen Stellen (z. B. Arzneimittelkommission der deutschen Ärzteschaft) als nicht ausreichend angesehen.

Gelbfiebervirus

Das Gelbfiebervirus ist ein kleines, behülltes Virus. Es wird durch tagaktive Moskitos (insb. durch *Aedes aegyptii*) übertragen. Man findet das Virus in tropischen Gegenden Afrikas und Teilen Mittel- und Südamerikas. Das Virus vermehrt sich bes. in Makrophagen und Hepatozyten. Die Inkubationszeit beträgt etwa 3–6 Tage. Verdacht, Erkrankung und Tod am Gelbfiebervirus sind namentlich meldepflichtig.

Typische Krankheitsbilder: Genau wie das FSME verläuft das Gelbfieber biphasisch. Die 1. Phase verläuft ähnlich wie bei FSME fieberhaft, mit Kopf-, Muskel- und Gliederschmerzen sowie Übelkeit und Erbrechen. Nach einem symptomfreien Zeitraum von 1–2 Tagen entwickelt sich die 2. Phase. Diese ist durch eine Schädigung der Leber mit Ausbildung einer **akuten Hepatitis** und eines **Ikterus** gekennzeichnet. Außerdem entstehen aufgrund der Hepatitis **Gerinnungsstörungen** mit flächenhaften inneren sowie äußeren Blutungen und **Nephritiden** mit Mikrohämaturie und Albuminurie. In schweren Fällen wird auch der Herzmuskel mit daraus resultierendem Pulsanstieg und sinkender Körpertemperatur befallen, was zum Bild des **Faget-Syndroms** führt. Komplikationen bestehen in der Ausbildung eines Leber- und Nierenversagens, einer Meningoenzephalitis sowie MOV und Koma.

Diagnostik: Die Diagnose erfolgt durch Nachweis von IgM- und IgG-Antikörpern im Serum. Außerdem kann die Gelbfiebervirus-RNA mittels PCR nachgewiesen werden. Beides bleibt jedoch Speziallaboratorien vorbehalten.

Prophylaxe: Aktive Immunisierung mit einer attenuierten Lebendvakzine. Die Impfung darf nur durch **von der WHO ermächtigten Ärzten** vorgenommen werden.

Therapie: Derzeit gibt es keine antivirale Therapie, es wird nur symptomatisch therapiert.

Denguevirus
Verbreitung: in tropischen und subtropischen Gebieten Afrikas, Asiens sowie Mittel- und Südamerikas.
Übertagung: v. a. durch *Aedes aegyptii*.
Inkubationszeit: 3–14 Tage.
Klinik: entweder asymptomatisch, als klassisches selbstlimitierendes Denguefieber (mit hohem Fieber, starken Kopf- und Gelenkschmerzen („Knochenbrecherfieber"), makulopapulösem Exanthem gefolgt von Entfieberung und erneutem Fieberanstieg), Dengue-hämorrhagisches Fieber (mit Blutungen in Haut und Schleimhäute, v. a. bei Zweitinfektionen bei Kindern und Jugendlichen) und Dengue-Schock-Syndrom (mit massiven Blutungen in innere Organe einschließlich Gehirn, Letalität: bis zu 40 %).
Nachweis: durch Anzucht und PCR aus Blut Betroffener.
Therapie: symptomatisch.

- Das HCV verursacht 70 % der chronischen Virushepatitiden, 40 % der Leberzirrhosen und 60 % der Leberzellkarzinome.
- Die 1. Phase der FSME-Erkrankung äußert sich in grippalen Symptomen wie z. B. Fieber, Glieder-, Kopf- und Muskelschmerzen. In der 2. Phase können sich Koma, Meningitis, Meningoenzephalitis, Meningoenzephalomyelitis, periphere Lähmungen, Hirnstamm- und Bulbärsymptomatik entwickeln.

ZUSAMMENFASSUNG

Coronaviren (insb. SARS-Coronaviren)

Es handelt sich um behüllte Einzelstrang-RNA-Viren, deren Hüllglykoproteine sich elektronenoptisch wie ein Strahlenkranz (*lat.* Corona, daher der Name) formieren. Sie besitzen das größte Genom aller bekannten RNA-Viren. Die Viren werden durch Tröpfcheninfektion übertragen. Sie befallen das Flimmerepithel des Respirationstrakts und sind mit bis zu 15 % an Erkältungskrankheiten beteiligt. Die Inkubationszeit liegt bei etwa 2–12 Tagen.

Typische Krankheitsbilder: Die Coronaviren verursachen hauptsächlich banale Atemwegsinfekte des oberen Respirationstrakts. Es können Rhinitis, Fieber, Kopfschmerzen und Husten auftreten. Die SARS-Coronaviren dagegen verursachen das sog. **Severe acute respiratory syndrome** mit hohem Fieber, Atemnot und trockenem Husten im Sinne einer atypischen Pneumonie. Die Patienten werden sehr schnell beatmungspflichtig, und die Letalität liegt bei knapp 10 %. Verdacht auf sowie Erkrankung oder Tod an SARS sind meldepflichtig.
Diagnostik: Der Erregernachweis erfolgt u. a. aus BAL, Nasopharyngealsekret und Sputum mittels RT-PCR.
Prophylaxe: Expositionsprophylaxe (Mund- und Nasenschutz, Quarantäne im Einzelzimmer einer Klinik).
Therapie: Bislang steht nur IFN-α zur Verfügung, ansonsten wird symptomatisch therapiert, und zur Prophylaxe bakterieller Superinfektionen können zusätzlich Antibiotika verabreicht werden.

Caliciviren

Das Kapsid verfügt über kelchförmige Einstülpungen, die diesen Viren den Namen gaben. Man unterscheidet innerhalb der Gruppe der Caliciviren Noro- und Sapoviren. Es sind ebenfalls RNA-Viren mit einem einzelsträngigen RNA-Genom.

Noroviren

Es handelt sich um Viren ohne Hülle, die sehr **umweltresistent** sind. Die Viren werden über die Nahrung aufgenommen und können durch Schmierinfektionen übertragen werden.

Typische Krankheitsbilder: Noroviren verursachen bei jungen Menschen sehr häufig akute Gastroenteritiden mit Brechdurchfällen, hauptsächlich überwiegen jedoch Übelkeit und Erbrechen. Außerdem sind sie die häufigsten Erreger **viraler Lebensmittelinfektionen** bei Erwachsenen (► Kap. 41, Hygiene). Bei immunsupprimierten, alten oder neugeborenen Menschen können die Noroviren aufgrund des hohen Flüssigkeitsverlusts zum Tod führen.
Diagnostik: Die Viren können sogar noch nach überstandener Erkrankung im Stuhl mittels RT-PCR nachgewiesen werden.
Therapie: Es gibt keine kausale antivirale Therapie, es kann nur symptomatisch behandelt werden.

Sapoviren

Es handelt sich um Viren ohne Hülle, die sehr **umweltresistent** sind. Der Hauptübertragungsweg ist die Schmierinfektion.

Typische Krankheitsbilder: Sie lösen akute Gastroenteritiden bei Kindern aus.
Diagnostik: Die Diagnose gelingt mit der RT-PCR aus Stuhlisolaten.
Therapie: Auch hier kann nur symptomatisch therapiert werden.

Astroviren

Es handelt sich um Viren ohne Hülle, die sehr **umweltresistent** sind. Elektronenoptisch zeigen sie sich sternförmig, daher ihr Name. Es sind ebenfalls RNA-Viren mit einzelsträngigem RNA-Genom.
Typische Krankheitsbilder: Auch sie verursachen hauptsächlich bei Kindern akute Gastroenteritiden mit Fieber, Übelkeit und Erbrechen, Durchfällen und Bauchschmerzen.

> Die Astroviren sind nach den Rotaviren die zweithäufigste Ursache für Gastroenteritiden bei Kindern.

Diagnostik: Sie wird mit der RT-PCR aus Stuhlisolaten durchgeführt.
Therapie: Es kann nur symptomatisch therapiert werden, wobei die Gastroenteritiden selbstlimitierend sind.

Hepatitis-E-Virus (HEV)

Es handelt sich um ein kleines Virus ohne Hülle, das fäkal-oral übertragen wird. Auch das HEV ist ein RNA-Virus mit einem einzelsträngigen RNA-Genom. Neben dem HAV ist es der zweite Erreger von **enteral** übertragbaren Hepatitiden. Der Krankheitsverlauf ähnelt dem durch das HAV. Das Virus ist in Teilen Asiens endemisch. Es sind zwei Serotypen bekannt. Die Inkubationszeit liegt bei etwa 15–60 Tagen.

Typische Krankheitsbilder: Es kommt nur zu einer akuten Hepatitis mit Mattigkeit, Müdigkeit und Abgeschlagenheit sowie Fieber. Lediglich etwa 25 % entwickeln einen Ikterus. Bei Kindern verläuft die Hepatitis E häufig subklinisch. Gefährlich kann sie hauptsächlich für Schwangere werden, die in 20 % der Fälle eine **fulminante Hepatitis mit Todesfolge** entwickeln. Wie bei der Hepatitis A gibt es keine chronischen Verläufe.
Diagnostik: Diagnostikum der Wahl ist die RT-PCR aus Stuhlisolaten, daneben der Ak-Nachweis. IgM-Antikörper weisen auf eine frische, IgG-Antikörper auf eine abgelaufene HEV-Infektion hin.
Prophylaxe: Wie bei der Hepatitis A sind hauptsächlich hygienische Maßnahmen wichtig.
Therapie: Es gibt derzeit keine antiviral wirksame Therapie. Es kann nur symptomatisch therapiert werden. Lediglich eine passive Immunisierung mit Immunglobulinen ist in schweren Fällen möglich.

Togaviren

Zu den Togaviren gehören neben den Rötelnviren noch die Alphaviren, auf die aber nicht weiter eingegangen werden soll. Auch bei den Togaviren handelt es sich um RNA-Viren mit einzelsträngigem RNA-Genom. Die Hülle der Togaviren ähnelt elektronenoptisch einem Mantel (*lat.* Toga), daher der Name. Gegen die Glykoproteine der Hülle, die eine Funktion als Hämagglutinine einnehmen, bildet der Körper, insb. nach einer Schutzimpfung, schützende neutralisierende Antikörper. Die Übertragung erfolgt durch Tröpfcheninfektion. Im Folgenden wird auf das Rötelnvirus eingegangen.

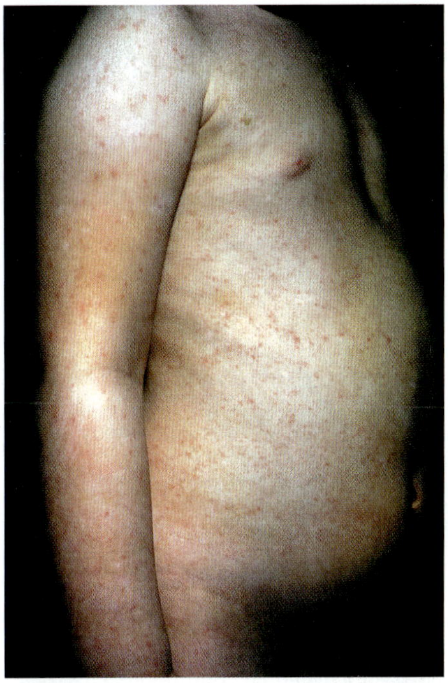

Abb. 28.1: Das charakteristische Rötelnexanthem. [19]

Rötelnvirus

Es verursacht die **Röteln (Rubella, Rubeola, Rubeolen).** Die Inkubationszeit beträgt 12–23 Tage. Das Rötelnvirus wird durch Tröpfcheninfektion übertragen, des Weiteren ist eine transplazentare Übertragung möglich. Der Erkrankungsgipfel liegt im 5.–15. Lj. Es handelt sich um ein hochkontagiöses Virus. Bei infizierten Menschen kann man sich 7 Tage vor bis 7 Tage nach Ausbruch der Röteln anstecken. Etwa alle 5 Jahre kommt es zu Kleinraumepidemien.

Reservoir: Infektionsquelle sind erkrankte und in 50 % der Fälle subklinisch infizierte Personen. Das Virus ist streng humanpathogen.

Typische Krankheitsbilder: Die Röteln beginnen mit einer Prodromalphase aus Konjunktivitis, Schnupfen und subfebrilen Temperaturen. Erst einige Tage später kommt es zu einer Lymphadenopathie mit Schwellung der Lymphknoten, bes. retroaurikulär und nuchal. Außerdem bildet sich das charakteristische makuolopapulöse Exanthem (▸ Abb. 28.1) aus. Dieses entsteht erst am Gesicht und breitet sich dann über den Körper und die Extremitäten aus. Komplikationen bestehen in der Ausbildung einer Arthritis, thrombozytopenischen Purpura sowie einer Enzephalitis (bei 1 von 6.000 Erkrankten) lange nach der Infektion. Wie bereits oben erwähnt, ist das Virus in der Lage, die Plazenta zu passieren. Bei Primärinfektion der Mutter kann es zur Entstehung der meldepflichtigen **Embryopathie** mit Symptomen kommen, die gemeinsam als **Gregg-Trias** bezeichnet werden.

> Die **Gregg-Trias** besteht aus den Symptomen Katarakt, Innenohrschwerhörigkeit und Herzfehlbildung (z. B. Aortenklappenstenose).

Je weiter die Schwangerschaft fortschreitet, desto geringer wird die Wahrscheinlichkeit, dass sich eine Embryopathie ausbildet. In jeder Phase kann es jedoch zur Entstehung einer **Rötelnpanenzephalitis** kommen.

Diagnostik: Charakteristisch für die Rötelninfektion sind eine Leukopenie, eine Lymphozytose und die Vermehrung von Plasmazellen im Blut. Außerdem können rötelnspezifische Antikörper im HHT und ELISA nachgewiesen werden. IgM- und IgG-Antikörper weisen auf eine frische Infektion, negative IgM- und positive IgG-Antikörper dagegen auf eine Reinfektion mit Röteln hin. Der Erregernachweis gelingt durch Virusisolierung aus Rachensekret, Liquor oder Urin. Außerdem kann die virale Nukleinsäure der Rötelnviren mittels RT-PCR ermittelt werden.

Prophylaxe: Empfohlen wird von der STIKO die aktive Immunisierung mit dem trivalenten Impfstoff **Masern-Mumps-Röteln** (MMR) im 11.–14. Lebensmonat. Eine zweite Impfung im 15.–23. Lebensmonat dient zur Schließung von Impflücken. Es handelt sich um einen attenuierten Lebendimpfstoff. Der MMR-Impfstoff wird häufig mit der Varizellenlebendimpfung kombiniert. Dagegen sollte er nicht mit der Meningokokkenimpfung zusammen verabreicht werden.

> Nach allen Lebendimpfungen sollte der Eintritt einer Schwangerschaft aufgrund der bestehenden Gefährdung des Ungeborenen durch die Impferreger für einige Monate verhindert werden.

Bei Schwangeren wird eine Immunität mit Hilfe des HHT nachgewiesen. Eine bestehende Schwangerschaft stellt eine Kontraindikation für eine Impfung dar. Generell sollten aber alle seronegativen Personen schnellstens nachgeimpft werden.

Therapie: Die Röteln bedürfen keiner spezifischen Therapie. Während der Schwangerschaft seronegativer Frauen und beim Auftreten von Komplikationen können Röteln-Ig eingesetzt werden.

- Von den Coronarviren kann nur das SARS-Coronavirus für den Menschen lebensgefährlich werden. Es verursacht atypische Pneumonien und führt zur einer 10-prozentigen Letalität. Bei Verdacht, Erkrankung und Tod besteht Meldepflicht.
- Das HEV verursacht eine akute, jedoch niemals eine chronische Hepatitis. Selten verläuft die Hepatitis E bei Schwangeren fulminant und endet letal.
- Die Rötelnviren führen postnatal zu einer Lymphadenopathie, v. a. retroaurikulär und nuchal, und zur Ausbildung eines makulopapulösen Exanthems. Komplikationen der Röteln sind Arthritis, thrombozytopenischen Purpura sowie eine Enzephalitis.

ZUSAMMENFASSUNG

Paramyxoviren

Es handelt sich um RNA-Viren mit einem einzelsträngigen, unsegmentierten RNA-Genom. Das Virion dieser Viren verfügt über ein helikales Nukleokapsid mit Hülle. Sie werden durch Tröpfcheninfektion übertragen.

Pathogenese: Die wichtigsten Pathogenesefaktoren sind das **G-Protein** sowie das **F-Protein.** Während das G-Protein die Adsorption des Virions an die Wirtszelle ermöglicht, hat das F-Protein Fusionseigenschaften und führt zur Ausbildung von **Synzytien.**

Parainfluenzaviren

Es werden die weltweit vorkommenden Serotypen 1, 2 und 3 sowie der (nur) in den USA vorkommende Typ 4 unterschieden. Die Parainfluenzaviren sind mit ca. 10–15 % an kindlichen Atemwegserkrankungen beteiligt und in etwa 50 % Verursacher des Pseudokrupps. Die Inkubationszeit beträgt etwa 2–4 Tage.

Typische Krankheitsbilder: Vor allem im Säuglings- und Kleinkindalter verursachen die Parainfluenzaviren 1 und 3 am häufigsten den **Pseudokrupp,** eine subglottische Laryngitis, die sich durch bellenden Husten, Dyspnoe, Fieber, inspiratorischen Stridor und Zyanose äußert. Komplikationen können in der Ausbildung einer Bronchiolitis und Pneumonie bestehen. Ältere Kinder entwickeln dagegen häufig eine Rhinitis, Bronchitis und Pharyngitis, aber auch Pneumonien.

Diagnostik: Der Direktnachweis viraler Antigene mittels Immunfluoreszenz aus Sputum oder Rachensekret ist möglich. Außerdem lässt sich die virale RNA mittels RT-PCR nachweisen.

Therapie: Man kann derzeit nur symptomatisch therapieren (z. B. mit Kortikosteroiden, Inhalationen). Bei möglichen bakteriellen Superinfektionen sollte zusätzlich mit Antibiotika behandelt werden.

Respiratory-syncytial-Virus (RSV)

Das RSV verursacht schwere Infektionen des Respirationstrakts. Die Viren sind hochkontagiös. Ab dem 3. Lj. liegt die Durchseuchungsrate bei fast 100 %. Etwa 10–20 % der schon einmal erkrankten Kinder können sich erneut infizieren. Die Inkubationszeit liegt bei 3–7 Tagen. Neben der Tröpfcheninfektion können die Viren durch Schmierinfektion übertragen werden.

Pathogenese: Das RSV befällt primär das respiratorische Epithel kleiner Bronchien. Dort kommt es zu einer Ausbreitung des Virus über interzytoplasmatische Brücken (F-Protein-vermittelt). Damit entgeht es größtenteils der Abwehr durch Immunzellen. Der Körper bildet lediglich peribronchiale mononukleäre Infiltrate aus. Durch die Wirkung des Virus kommt es letztlich zur Entstehung von Epithelnekrosen mit begleitender Kinozilienstörung. Das bedingt einen Sekretstau und eine Obstruktion der tiefen Atemwege. Es kommt zu Atelektasen und Überblähungen von Lungenabschnitten.

Typische Krankheitsbilder: Die Erstinfektion mit dem RSV verläuft immer symptomatisch, und der Verlauf hängt vom Alter des Kinds ab. Im 1. Lj. entwickeln die Kinder häufig eine Infektion der unteren Atemwege mit Husten und einer **Bronchiolitis** bis hin zur **Pneumonie.** Im 2. Lj. werden häufig die oberen Luftwege befallen, es kommt zu Fieber, Husten, Konjunktivitis, Otitis media, Pharyngitis und Schnupfen. Die Reinfektion äußert sich in einem milderen Verlauf mit Befall der oberen Luftwege, einer Tracheobronchitis sowie einer Otitis media. Bei Säuglingen ist das RSV außerdem ein bedeutender nosokomialer Keim auf pädiatrischen Stationen.

Diagnostik: Die viralen Antigene können mittels Immunfluoreszenz nachgewiesen werden. Außerdem lassen sich die Viren anzüchten, und ihre RNA kann durch RT-PCR ermittelt werden.

Prophylaxe: Für geschwächte Neugeborene steht ein monoklonaler Antikörper **(Palivizumab)** gegen das F-Protein der Viren zur Verfügung. Er verhindert schwere Krankheitsverläufe, leichte bleiben jedoch möglich.

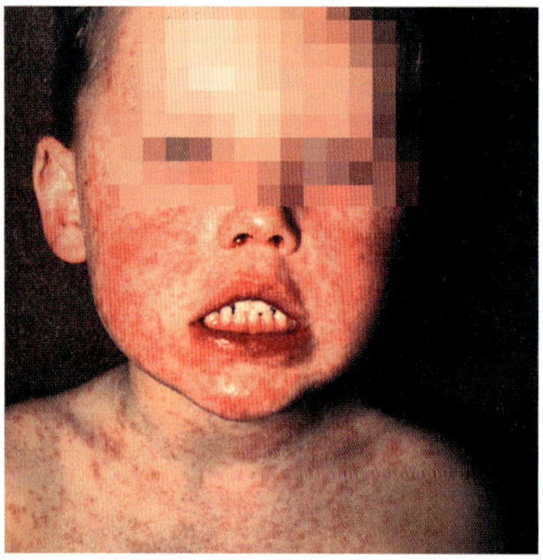

Abb. 29.1: Masernexanthem. [19]

Therapie: Bei Immunsupprimierten mit RSV-Pneumonie kann mit Ribavirin, welches auch gegen HCV und Lassaviren eingesetzt wird, therapiert werden. Ansonsten wird nur symptomatisch behandelt.

Masernvirus

Dieses Virus kommt nur beim Menschen vor und bindet mit seinem Hüllhämagglutinin an den zellulären Rezeptor CD150, den überwiegend Lymphozyten und Makrophagen tragen. Es handelt sich um ein hochkontagiöses Virus. Wer sich infiziert, wird in über 90 % der Fälle auch klinisch manifest krank. 4 Tage vor bis 7 Tage nach Ausbruch des charakteristischen Exanthems sind die infizierten Personen ansteckend. Das Virus wird durch Tröpfchen- und Schmierinfektionen übertragen. Die Inkubationszeit beträgt ca. 10–12 Tage.

Typische Krankheitsbilder: Die meldepflichtigen **Masern.** Zunächst kommt es zur Ausbildung des Prodromalstadiums, welches etwa 3–5 Tage andauert und mit Fieber, Husten, Konjunktivitis, Koplik-Flecken im Mund und Rhinitis einhergeht. Es kann zur Ausbildung einer katarrhalischen Atemwegsinfektion mit möglicher Masernpneumonie kommen. Schließlich entsteht das charakteristische makulopapulöse Masernexanthem (▸ Abb. 29.1) aufgrund einer Immunvaskulitis. Das Exanthem entsteht zuerst im

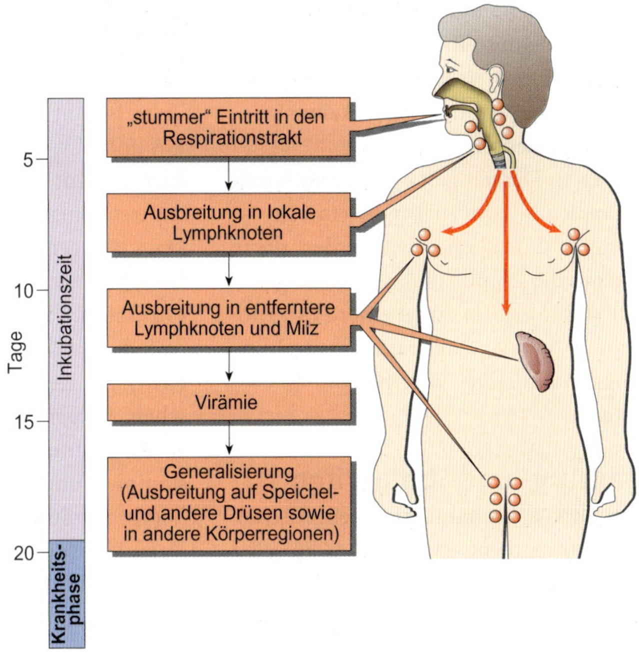

Abb. 29.2: Krankheitsverlauf bei Mumps. [2]

Gesicht sowie retroaurikulär und breitet sich von dort auf den Stamm aus. Die hochroten, lividen und konfluierenden Flecken blassen nach etwa 6 Tagen ab. Als Komplikation kann es am häufigsten zu einer Otitis media (in 10 % der Fälle) kommen, außerdem zu Maserpneumonie, Masernkrupp, akuter postinfektiöser Enzephalitis, akuter progressiver infektiöser Enzephalitis oder **subakut sklerosierender Panenzephalitis (SSPE).**

Diagnostik: Die Diagnose wird v. a. klinisch durch Nachweis der Koplik-Flecken in der Wangenschleimhaut und des charakteristischen Masernexanthems gestellt. Zusätzlich können Antikörper mittels ELISA oder HHT sowie bei Auftreten einer Maserenzephalitis virale Nukleinsäuren mittels RT-PCR im Liquor nachgewiesen werden.

Prophylaxe: Empfohlen wird von der STIKO die aktive Immunisierung mit dem trivalenten **MMR**-Impfstoff im 11.–14. Lebensmonat mit einer zweiten Impfung im 15.–23. Lebensmonat, die zur Schließung von Impflücken dient. Es handelt sich um einen attenuierten Lebendimpfstoff. Die Impfviren binden an den zellulären Rezeptor CD46. Der MMR-Impfstoff wird häufig mit der Varizellenlebendimpfung kombiniert, sollte jedoch nicht zusammen mit der Meningokokkenimpfung verabreicht werden.

Bei Schwangeren wird eine Immunität mit Hilfe des HHT nachgewiesen. Eine bestehende Schwangerschaft stellt eine Kontraindikation für eine Impfung dar. Generell sollten aber alle seronegativen Personen schnellstens nachgeimpft werden.

Therapie: Derzeit ist keine antivirale Therapie verfügbar, es kann nur symptomatisch behandelt werden. Bei seronegativen Schwangeren und anderen Risikopatienten kann bis zu 4 Tage nach Exposition passiv mit Masernimmunglobulinen geimpft werden.

Mumpsvirus

Dieses Virus kommt nur beim Menschen vor und ist weltweit verbreitet. Alle 3–5 Jahre treten Kleinraumepidemien auf. Das Mumpsvirus wird durch Tröpfcheninfektion übertragen. Der Erkrankungsgipfel liegt im 6.–15. Lj. Die Inkubationszeit beträgt 12–25 Tage. Etwa 3 Tage vor bis 9 Tage nach Ausbruch der Mumps besteht Ansteckungsgefahr. Eine schematische Darstellung des Krankheitsverlaufs findet sich in ► Abbildung 29.2.

Typische Krankheitsbilder: **Mumps** (Syn. Parotitis epidemica, Ziegenpeter). In ca. 30–40 % verläuft die Mumpsvirusinfektion asymptomatisch oder subklinisch. In den restlichen Fällen kommt es nach einer Prodromalphase mit Fieber, Kopf-, Hals- und Ohrenschmerzen zur Parotitis epidemica (einer schmerzhaften Schwellung der Parotis). In 75 % tritt diese beidseitig auf und führt zu abstehenden Ohrläppchen, Schmerzen beim Kauen und einer Rötung des Ausführungsgangs der Parotis. Nach 3–8 Tagen ist die Erkrankung i. d. R. überstanden. Komplikationen bestehen in der Ausbildung einer Pankreatitis (ca. 40 %), Orchitis (20–30 %), die bis zur Sterilität führen kann, Meningitis (ca. 10 %), in ganz seltenen Fällen Meningoenzephalitis und Innenohrschwerhörigkeit.

Diagnostik: Ausschlaggebend ist die Klinik, daneben können Antikörper nachgewiesen und die Viren mittels RT-PCR aus z. B. Liquor ermittelt werden. Außerdem kommt es im Blutbild zu einer Erhöhung der Serum-α-Amylase.

Prophylaxe: Empfohlen wird von der STIKO die aktive Immunisierung mit dem trivalenten MMR-Impfstoff wie beim Masernvirus (s. o.).

Therapie: Es kann nur symptomatisch therapiert werden.

- Das RSV befällt das respiratorische Epithel kleiner Bronchien und ist in den ersten Lebensjahren der häufigste Erreger von Bronchiolitiden und Pneumonien.
- Gefürchtete Komplikationen der Mumpsinfektionen sind Pankreatitis, Orchitis, Meningitis, Meningoenzephalitis und Innenohrschwerhörigkeit.

ZUSAMMENFASSUNG

Tollwutvirus

Es handelt sich um ein RNA-Virus mit einem einzelsträngigen, unsegmentierten RNA-Genom, das zu den Rhabdoviren gehört. Es verfügt über eine Hülle und ist ausgesprochen neurotrop. Es wird i. d. R. durch den Biss eines erkrankten Tiers auf den Menschen übertragen. Die Inkubationszeit ist mit wenigen Tagen bis zu einigen Jahren variabel.

Reservoir: Wildtiere (Dachse, Füchse etc.).

Pathogenese: Als ein wichtiger pathogenetischer Faktor fungiert das **G-Protein.** Es vermittelt als Hämagglutinin die Bindung an die zellulären nikotinergen Acetylcholinrezeptoren), NCAM (neuronales zelluläres Adhäsionsmolekül) und Neurotrophin-Rezeptoren. Antikörper hiergegen wirken neutralisierend und protektiv. Das Virus vermehrt sich ca. 3 Tage im Bereich der Bissstelle und wandert dann im Axoplasma der Nervenfasern in das ZNS. Von hier kann es axonal in alle peripheren Organe gelangen.

Typische Krankheitsbilder: **Die Tollwut (Rabies, Lyssa),** die bereits einige Tage nach Ausbruch zum Tod führt (Letalität fast 100 %). Nach einem **Prodromalstadium** mit uncharakteristischen Symptomen wie Fieber, Erbrechen und einer Abneigung gegen Wasser **(Hydrophobie)** entwickelt sich das **Exzitationsstadium.** Dieses geht mit Muskelspasmen v. a. im Larynx und Pharynx, generalisierten Krampf- und Wutanfällen einher. Daher spricht man beim Auftreten des Exzitationsstadiums von **wilder bzw. rasender Wut.** Es kann aber auch ausbleiben. In einem solchen Fall spricht man von **stiller Wut.** Schließlich wird das **paralytische Stadium** eingeleitet, welches (bei vollem Bewusstsein des Patienten) zum Tode führt.

Diagnostik: Die Diagnosemöglichkeiten zeigen unbefriedigende Ergebnisse. Es können Antikörper nachgewiesen und die Viren-RNA mittels RT-PCR ermittelt werden. Außerdem lässt sich das Virus mittels Immunhistochemie in einem Kornea-, Nackenhaut- oder ZNS-Präparat **(Negri-Körperchen)** nachweisen.

Prophylaxe: Wichtig ist v. a. die Expositionsprophylaxe (Vorsicht beim Umgang mit Wildtieren). Außerdem sollten Wunden sofort gereinigt werden (z. B. mit 70-prozentigem Ethylalkohol, der die Viren inaktiviert). Es kann auch aktiv mit einem Totimpfstoff **(HDC-Vakzine)** immunisiert werden.

Therapie: Derzeit gibt es keine antivirale Therapie. Es kann aber passiv mit Immunglobulinen behandelt werden, die in und um die Wunde in das Gewebe gespritzt werden. Im Sinne einer Postexpositionsprophylaxe sollte die passive Impfung mit der HDC-Vakzine kombiniert werden.

Marburg- und Ebola-Viren

Diese RNA-Viren mit einem einzelsträngigen, unsegmentierten RNA-Genom gehören zu den Filoviren. Sie bilden lange, verzweigte Filamente und besitzen eine Hülle. Die Viren vermehren sich lytisch in Hepatozyten und Endothelzellen. Über das Virusreservoir und die Verbreitungswege ist wenig bekannt. Das Virus kommt v. a. im tropischen Afrika vor.

Typische Krankheitsbilder: **Hämorrhagisches Fieber** mit hoher Letalität (bis zu 90 %). Es kommt zu einer Verbrauchskoagulopathie mit Organ- und Hautblutungen. Die Erkrankung tritt in Form lokaler Epidemien auf.

Diagnostik: Es können virale Antigene, die virale RNA mittels RT-PCR und das Virion im EM nachgewiesen werden (Speziallaboren vorbehalten).

Prophylaxe: Strikte Expositionsprophylaxe (z. B. Mund-Nasen-Schutz, Schutzkleidung, Isolierung von Erkrankten) wegen der hohen Kontagiosität.

Therapie: Es gibt keine antivirale Therapie.

Influenzaviren A und B

Es handelt sich um RNA-Viren mit einzelsträngigem RNA-Genom, die zu den Orthomyxoviren gehören. Ihr Genom besteht aus acht Segmenten, wodurch sie in der Lage sind, ihr Erbgut zu reassortieren. Sie besitzen eine Hülle, in der sich die beiden Glykoproteine **Hämagglutinin (HA)** und **Neuraminidase (NA)** befinden (▶ Abb. 30.1). HA (derzeit 16 verschiedene bekannt) vermittelt die Adsorption der Viren an Sialinsäurereste der humanen Wirtszellen, wodurch es zur rezeptorvermittelten Endozytose der Viren kommt. NA (derzeit neun bekannt) ist wichtig für die Freisetzung der fertigen Viren aus der Zelle. Es gibt verschiedene Isotypen der HA und NA, die durch Reassortierung ausgetauscht werden können, was zum Auftreten neuer Virusstämme führen kann **(antigener Shift).** Durch die „Ungenauigkeit" der viralen Polymerase kommt es zusätzlich zu Punktmutationen innerhalb des viralen Genoms **(antigener Drift).** Antigener Drift kann zu **epidemischen,** antigener Shift zu **pandemischen Virusvarianten** (v. a. Influenza-A-Virusstämme) führen. Neutralisierende Antikörper werden gegen die HA gebildet. Das Virus vermehrt sich lytisch im Zellkern. Influenzaepidemien kommen v. a. in der kalten Jahreszeit vor. Die Übertragung erfolgt durch Tröpfchen- und Schmierinfektionen. Die Inkubationszeit liegt bei 1–3 Tagen.

Typische Krankheitsbilder: Bei gutartigem Verlauf tritt eine Grippe mit schlagartig hohem Fieber, Abgeschlagenheit, Schüttelfrost, trockenem Husten, Muskel- und Gliederschmerzen auf. Bei schlechtem Verlauf kann es zu einer **hämorrhagischen Tracheobronchitis** und atypischen Pneumonie kommen. Kinder können bei bestehender Influenza und gleichzeitiger Behandlung mit Aspirin® das sog. **Reye-Syndrom,** eine hepatische Enzephalopathie, entwickeln.

Diagnostik: Diagnostisch ist es möglich, die Viren aus Nasen- oder Rachensekret zu isolieren. Außerdem können Antigene und die virale RNA mittels RT-PCR nachgewiesen werden.

Prophylaxe: Jährlich aktive Impfung mit einem Totimpfstoff, entweder als **Spaltvakzine** (aus den aktuellen HA und NA der Influenza-A-Viren) oder als **Ganzvirusvakzine** (ganze Influenza-A-Viren) im Herbst vor Beginn der Influenzasaison in Kombination mit ganzen, abgetöteten Influenza-B-Viren. Für Menschen über 60 Jahre wird die Impfung von der STIKO als Standard empfohlen. Außerdem bietet sie sich für immungeschwächte Menschen an.

Therapie: Die antivirale Therapie besteht zum einen aus dem Anti-Parkinson-Mittel **Amantadin,** das das virale M2-Protein und damit das Uncoating des Virus verhindert. Es wirkt lediglich gegen Influenza-A-Viren und nur innerhalb der ersten 24 h nach Infektion. Daneben kann es auch über längere Zeit prophylaktisch gegeben werden. Des Weiteren kann die virale NA, und damit das Budding (Freisetzung neuer Viren), blockiert werden. Zum Einsatz kommen das oral verabreichte **Oseltamivir** und das inhalativ verabreichte **Zanamivir.** Sie können gegen Influenza-A- und -B-Viren eingesetzt werden und haben bis zu 48 h nach der Infektion noch einen therapeutischen Effekt. Auch sie können bei Nichtgeimpften als Prophylaxe gegeben werden.

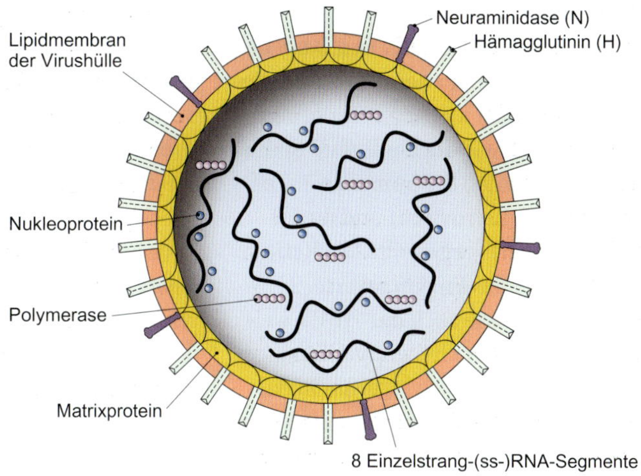

Abb. 30.1: Influenza-A-Virion. [2]

Hantavirus

Dieses Virus besitzt ein Genom aus drei Segmenten und verfügt über eine Hülle. Es ist ein RNA-Virus mit einem einzelsträngigen RNA-Genom und gehört zu den Bunyaviren.

Reservoir: Chronisch infizierte Nagetiere scheiden den Erreger mit dem Urin aus. Per Aerosol oder Staub gelangen die Viren dann aerogen in den Menschen.

Typische Krankheitsbilder: Nach einer Prodromalphase mit Durchfall, Erbrechen, Bauch-, Kopf- und Gliederschmerzen kann sich eine **Nephropathia epidemica,** eine interstitielle Nephritis, entwickeln. Außerdem kommt es evtl. zu einem **hämorrhagischen Fieber mit renalem Syndrom,** welches mit der Nephropathia epidemica beginnt und in schweren hämorrhagischen Symptomen und Nierenversagen gipfelt. Es kann sich aber auch ein **hantavirusbedingtes pulmonales Syndrom** (HPS), eine interstitielle atypische Pneumonie, entwickeln.

Diagnostik: Die Diagnose wird v. a. klinisch gestellt. Daneben können Antikörper nachgewiesen werden.

Therapie: Es gibt keine spezifische antivirale Therapie.

Lassavirus

Das Virus gehört zu den Arenaviren, RNA-Viren mit einzelsträngigem RNA-Genom. Lassaviren haben ein Genom aus zwei Segmenten und besitzen eine Hülle. Aus ungeklärten Gründen nehmen die Viren eine gewisse Zahl an Ribosomenuntereinheiten aus ihrer Wirtszelle mit in das Virion, was elektronenoptisch wie ein Haufen Sandkörner aussieht (sandig = arenosus). Die Viren werden aerogen übertragen und vermehren sich zunächst lytisch in Makrophagen, danach befallen sie eine Vielzahl anderer Zellen.

Typische Krankheitsbilder: Nach einer knapp 2-wöchigen Inkubationszeit kommt es zu grippeartigen Symptomen. In knapp 20 % der Fälle entsteht daraus ein hämorrhagisches Fieber, das zu generalisierten Blutungen und einem **MOV** führen kann. Selten kann sich eine Meningitis/Meningoenzephalitis entwickeln.

Diagnostik: Antikörper und die Viren-RNA können mittels RT-PCR nachgewiesen werden (Speziallaboren vorbehalten).

Prophylaxe: Strikte Expositionsprophylaxe (z. B. Mund-Nasen-Schutz, Schutzkleidung, Isolierung von Erkrankten) wegen der hohen Kontagiosität.

Therapie: Ribavirin scheint bei Behandlung im Anfangsstadium zu helfen, die Häufigkeit schwerer Erkrankungsverläufe zu senken (▶ Kap. 25, HCV und ▶ Kap. 27, RSV).

Rotavirus

Dieses Virus verfügt über ein Doppelstranggenom, das aus 11 Segmenten (Reassortment) besteht. Eine Hülle besitzt es nicht, dafür aber ein Doppelkapsid. Der Name Rota (*lat.* für Rad) rührt von dem elektronenoptischen Bild der Viren her. Die Übertragung findet fäkal-oral statt. Der Labornachweis zieht eine namentliche Meldung an das Gesundheitsamt nach sich.

Typische Krankheitsbilder: Rotaviren sind die häufigsten Erreger kindlicher **Gastroenteritiden** und bedeutende nosokomiale Erreger auf pädiatrischen Stationen.

Diagnostik: Die Diagnose wird durch Nachweis von Virusantigen im Stuhl, Virion im EM oder Virus-RNA mittels RT-PCR gestellt.

Prophylaxe: Schluckimpfung mit attenuiertem Lebendimpfstoff (ab der 6. Lebenswoche empfohlen, letzte Dosis sollte vor der 24./26. Lebenswoche gegeben werden).

Therapie: Derzeit gibt es keine antivirale Therapie.

- Die Tollwut ist eine meldepflichtige Erkrankung, d. h., sowohl der Verdacht, die Erkrankung als auch der Tod müssen gemeldet werden.
- Die Influenza A wird mit M2-Protein-Hemmern (Amantadin) und NA-Hemmern (Oseltamivir und Zanamivir) behandelt.

ZUSAMMENFASSUNG

Retroviren

Es handelt sich um RNA-Viren. Man unterscheidet innerhalb der Retroviren die sieben Gattungen α-, β-, γ-, δ- und ε-Retroviren sowie die Lenti- und Spumaviren. Hier werden die humanen T-Zell-Leukämie- (δ-Retroviren) und die HI-Viren (Lentiviren) vorgestellt. Alle Retroviren besitzen das Enzym reverse Transkriptase (wie auch das HBV), welches ihr Genom in eine doppelsträngige DNA umschreibt, die wiederum in das Wirtszellgenom als **Provirus** integriert wird. Die reverse Transkriptase arbeitet äußerst ungenau, was zu einer hohen Mutationsrate der Viren führt **(Quasispeziespopulation).** Sowohl die HTLV als auch die HIV gehören den komplexen Retroviren an, was bedeutet, dass sie neben den Genbereichen gag (Strukturproteine), pol (Enzyme) und env (Glykoproteine der Hülle: gp 41, gp 120) über weitere Genbereiche verfügen. Wie bereits angedeutet, verfügen die Retroviren über eine Hülle.

Humane T-Zell-Leukämie-Viren (HTLV)

Die Viren infizieren CD4-T-Zellen. Sie werden überwiegend zellgebunden durch Blut, Sperma und Vaginalsekret und selten die Muttermilch übertragen. Sie gehören zur Gruppe der δ-Retroviren. Es werden die HTLV-I und -II unterschieden.

Pathogenese: Für die durch die HTLV verursachten Erkrankungen ist v. a. das durch den Genbereich **Tax** kodierte **virale Transaktivierungsprotein** entscheidend, das die Transkription der viralen Nukleinsäure und des humanen IL-2 erhöht, was die Proliferation humaner T-Zellen steigert und nach langem „Tragen" des Virus zu deren malignen Entartung führen kann.

Typische Krankheitsbilder:

- HTLV-I löst bei bis zu 5 % der Virusträger **adulte T-Zell-Leukämien** aus. Nicht selten werden Inkubationszeiten von bis zu 20 Jahren beobachtet. Seltener ist das HTLV-I für die **tropische spastische Paraparese** verantwortlich.
- HTLV-II scheint an der Entstehung der **Haarzellleukämie** beteiligt zu sein.

Diagnostik: Zum einen lässt sich das Provirus mit der PCR nachwiesen. Daneben ist ein serologischer Ak-Nachweis für diese Viren etabliert.

Prophylaxe: Aufgrund des parenteralen, an die weißen Blutzellen gebundenen Übertragungswegs steht die Expositionsprophylaxe im Vordergrund.

Therapie: Eine kausale antiretrovirale Therapie steht nicht zur Verfügung. Im Fall einer durch die Viren ausgelösten Leukämie steht ein onkologisches Therapiekonzept im Vordergrund (z. B. Chemotherapie, Stammzelltransplantation).

Humane Immundefizienzviren (HIV)

Die beiden Viren **HIV-1** und **HIV-2** sind die Erreger von **AIDS.** Die Ursache für die Immunschwäche, das HIV, wurde erst Anfang der 80er-Jahre durch Montagnier in Paris (1983) und Gallo in Bethesda (1984) gefunden, die das HIV-1 erstmals isolierten, obwohl, retrospektiv betrachtet, die erste klinisch dokumentierte Infektion bereits aus dem Jahr 1959 in Zaire datiert. 1986 wurde dann auch das HIV-2, das sich überwiegend in Westafrika finden lässt, erstmals isoliert. Man vermutet, dass HIV ursprünglich Affen infiziert und es irgendwann geschafft haben, die Speziesgrenze zu überspringen. In den 80er-Jahren begann auch die weltweite Ausbreitung dieser Viren: von Zentralafrika nach Europa und in die Karibik, von dort in die USA und dann nach Asien und Südamerika. Aktuell sind mehr als 40 Mio. Menschen weltweit mit HIV infiziert. Jährlich kommen etwa 5 Mio. Neuinfektionen weltweit hinzu, und etwa 3 Mio. Menschen sterben an ihren Folgen. In Deutschland sind knapp 50.000 Menschen mit dem Virus infiziert. Etwa 60 % aller HIV-Fälle weltweit finden sich in Zentral- und Südafrika. Dort wird das Virus meist zwischen Heterosexuellen übertragen, während es in den entwickelten Ländern häufiger zwischen Homosexuellen und i. v. Drogenabhängigen weitergegeben wird. Das HIV-1 untergliedert sich in die drei Gruppen:

- **M:** Major, dominiert in der westlichen Welt. Untergliedert sich in mindestens 10 Subtypen (A–J), von denen in den westlichen Industrieländern der Subtyp B dominiert
- **O** (Outlier) und **N** (New variant): Beide Gruppen finden sich überwiegend in Afrika.

Das hauptsächlich in Westafrika verbreitete und harmlosere HIV-2 untergliedert sich in die Subtypen A–F. Das HIV-Virion ist etwa 100 nm groß und behüllt. Sein Kapsid ist komplex geformt und enthält zwei identische einzelsträngige RNA-Moleküle sowie das Enzym reverse Transkriptase. Die Inkubationszeit der HIV-Infektion lässt sich auf zwei Arten definieren:

- **Klinisch:** Sie umfasst die Zeitspanne zwischen stattgehabter Infektion und dem Eintreten des erworbenen Immundefekts (AIDS). Viele Faktoren bestimmen, wie lange dieses Intervall andauert: Bei Mangelernährten, Menschen mit einer anderen bestehenden Grundkrankheit (infektiöser Natur etc.) oder auch bei alten Menschen ist es kurz. Trifft das Virus hingegen auf ein kompetentes Immunsystem und einen guten Ernährungszustand, so kann die Inkubationszeit bes. lang ausfallen. In den westlichen Industrieländern beträgt die klinische Inkubationszeit im Mittel 10 Jahre. Hat sich ein Neugeborenes perinatal infiziert, so dauert die klinische Inkubationszeit nur 5 Jahre an. In den Ländern der Dritten Welt fallen diese Inkubationszeiten aufgrund der o. g. Punkte häufig deutlich kürzer aus.
- **Serologisch:** Diese Inkubationszeit umfasst das Intervall zwischen der Infektion und dem Auftreten HIV-spezifischer Antikörper im Serum. Sie liegt mindestens bei 1 Monat und max. bei bis zu 6 Monaten.

Bei einem Labornachweis von HIV muss eine **nichtnamentliche Meldung** erfolgen.

Reservoir: Reservoir für die Ansteckung mit HIV sind erkrankte Menschen. Ausgehend von diesen, kommt es zu einer parenteralen Übertragung des Virus auf andere Menschen. An erster Stelle steht hier die sexuelle Übertragung. Je häufiger der sexuelle Kontakt mit einem Infizierten, desto höher auch die Transmissionsrate des Virus (max. bis zu 50 %). Interessant ist, dass sich Frauen etwa 10-mal häufiger heterosexuell infizieren als Männer. An zweiter Stelle steht die Übertragung des Virus über das Blut: In 1 : 1.700.000 Fällen kommt es zu einer Transmission über Blutprodukte, wesentlich häufiger ist hierzulande aber die Übertragung bei i. v. Drogenabhängigen (ca. 10 %) oder im Rahmen akzidenteller Nadelstichverletzungen (ca. 0,3 %). Weitere Übertragungswege sind die vertikale Übertragung auf das Ungeborene in der Spätschwangerschaft (max. Risiko 20 % ohne Therapie). Aber auch die Transmission perinatal oder über die Muttermilch auf das Neugeborene ist möglich. Wesentlich seltener wird das Virus bei Akupunktur, Organtransplantationen, Samenspende und Tätowieren übertragen.

Pathogenese: Nachdem die Viren parenteral in den menschlichen Körper eingedrungen sind, infizieren sie zunächst Makrophagen. Die Virionen (Überblick ▶ Abb. 31.1) benutzen ihr gp 120 zum Andocken an das CD4-Molekül in Kombination mit dem Chemokinrezeptor **CCR5.** Mit Hilfe ihres gp-41-Moleküls kommt es dann zur Fusion des Virions mit der Zielzellmembran. Makrophagen dienen dann als langlebiges Virusreservoir. Dann infizieren die Viren TH-Zellen. Hierzu dient den Viren der Chemokinrezeptor **CXCR4** als Korezeptor zur Infektion der menschlichen Zellen. Im weiteren Verlauf der Erkrankung kann es auch zu einem Befall der CD4-tragenden Mikroglia des ZNS (Hortega-Glia, entsprechen den Makrophagen des ZNS) kommen, was letztendlich in eine Schädigung des ZNS mündet.
Nach Fusion mit der Zielzellmemban gelangt das freigesetzte Viruskapsid in das Zytoplasma der Zielzelle, wo es nach Auflösung des Kapsids zur Aktivierung der reversen Transkriptase (▶ Kap. 24) kommt. Diese synthetisiert nun aus der viralen RNA (Genomüberblick ▶ Abb. 31.1) die doppelsträngige DNA, die in den Zellkern verbracht und dort mit Hilfe der viralen Integrase in das Wirtszellgenom eingebaut wird. Durch den viralen Transkriptionsfaktor **tat** wird nun die virale Nukleinsäure bevorzugt abgelesen, und mit Hilfe des viralen **rev-Proteins** wird die virale mRNA vermehrt in das Zytoplasma für die Proteinbiosynthese verbracht. Die nun entstehenden viralen Proteine werden durch die virale Protease prozessiert. Neue Virionen werden nun zusammengesetzt und durch Sekretion (Makrophagen) und Sprossung (TH-Zellen) freigesetzt.
Nach dem Virenbefall des Körpers werden auf dem Höhepunkt der Infektion bis zu 10^9 neue Virionen pro Tag produziert, die alle wiederum neue Wirtszellen befallen. Die ausgeprägte Vermehrung der Viren und die ungenaue Arbeit der reversen Transkriptase führen dazu, dass die menschliche zelluläre Abwehr allmählich zusammenbricht. Aber auch eine schützende Ak-Bildung scheitert aufgrund der vielen entstehenden Virusmutanten (es entsteht eine Quasispeziespopulation im menschlichen Körper wie z. B. auch beim HCV).
Aufgrund der allmählich zugrunde gehenden zellulären Abwehr ist der Körper opportunistischen Infektionen und nicht zu kontrollierenden Malignomen ausgeliefert, denen er häufig unterliegt.

Typische Krankheitsbilder: Die HIV-Infektion macht einen stadienabhängigen Verlauf durch. ▶ Tabelle 31.1 zeigt die

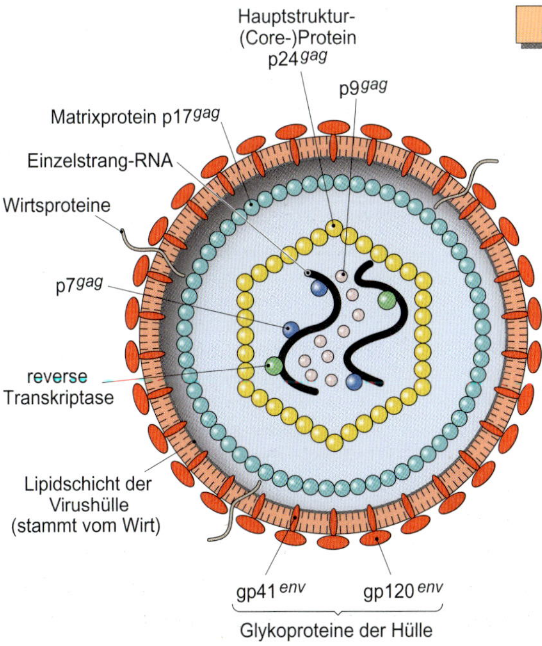

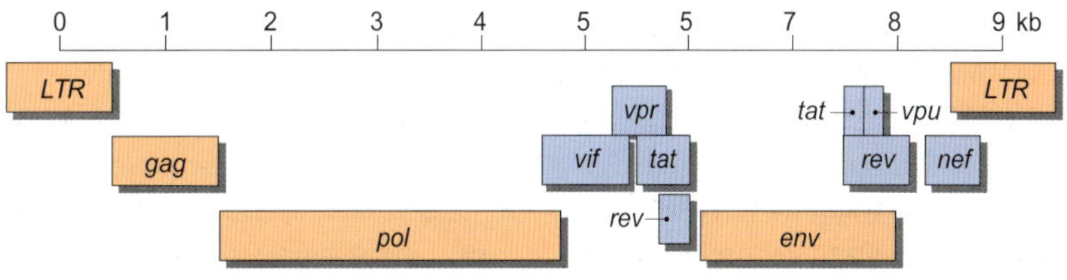

Regulatorproteine		Virionproteine	
Gen	**Kodiert**	**Gen**	**Kodiert**
vif	Infektiosität (virion infectivity factor)	*LTR*	(long terminal repeats), spielt eine wichtige Rolle bei der Replikation (transkriptionsfördernd)
vpr	schwacher Transkriptions-aktivator	*gag*	gruppenspezifische Antigen-proteine (Virion-Core-Proteine, z.B. p24, p17, p9, p7)
vpu	notwendig für effiziente Knospung („budding")	*pol*	(Polymerase) Protease, reverse Transkriptase und Integrase
tat	Transaktivatorprotein, steuert Virustranskription	*env*	typspezifische Glykoproteine der Hülle; Vorläufer von gp160 wird von Proteasen aufgespalten in Adhäsionsprotein p120 und Fusionsprotein gp41
rev	Regulator-Virionproteine, fördern Virus-RNA-Export aus dem Kern		
nef	negativer Regulatorfaktor, wichtig für Virulenz		

Abb. 31.1: Aufbau des HIV-Virions und des HIV-Genoms. [2]

Klassifikation der HIV-Infektion (entwickelt von den Centers for Disease Control and Prevention in den USA).
Nun zum stadienabhängigen Krankheitsverlauf:

- **Klinische Kategorie A:** Bei 30 % der HIV-Infizierten kommt es zur **akuten HIV-Krankheit.** Sie tritt 4–8 Wochen nach einer Infektion auf und geht mit grippe- oder mononukleoseähnlichen Symptomen einher. HIV-Antikörper sind anfangs nicht nachweisbar. Sie klingt i. d. R. spontan ab und geht in eine **asymptomatische Latenzphase** über, in der nach spätestens 6 Monaten HIV-spezifische Antikörper nachweisbar sind. Oft kommt es erst gar nicht zu einer akuten HIV-Krankheit, und die asymptomatische Latenzphase beginnt direkt. Die Latenzphase dauert in den westlichen Industrienationen bei guten Lebensbedingungen im Mittel 10 Jahre. Daneben kommt es bei etwa 40 % der Patienten zur Ausbildung eines **Lymphadenopathiesyndroms (LAS),** das mit einer generalisierten Lymphknotenschwellung über mehr als 3 Monate einhergeht und in 30 % der Fälle zu einer **seborrhoischen Dermatitis** führt.
- **Klinische Kategorie B:** Durch den Anstieg der Viruslast und den Abfall der CD4-positiven T-Lymphozyten kommt es zu Erkrankungen, die durch einen zellulären Immundefekt begünstigt werden, aber nicht dem AIDS zuzuordnen sind. Dazu gehören:
  - Bazilläre Angiomatose (durch *B. henselae* ausgelöst)
  - Entzündungen des kleinen Beckens (Tuboovarialabszesse etc.)
  - Fieber (> 38,5 °C) oder Diarrhö (> 1 Monat)
  - Herpes zoster über mehrere Dermatome
  - Idiopathische thrombozytopenische Purpura
  - Listeriosen
  - Orale Haarleukoplakien (durch EBV ausgelöst)
  - Oropharyngeale oder vulvovaginale Candidosen
  - Periphere Neuropathien (in etwa 40 %)
  - Zervikale Dysplasien oder Carcinomata in situ im weiblichen Genitaltrakt
- **Klinische Kategorie C:** Es kommt zu AIDS-definierenden Erkrankungen, den sog. **AIDS-Indikatorerkrankungen** (▸ Tab. 31.2). Opportunistische Infektionen treten in etwa 80 % aller AIDS-Fälle auf.
- Bei Kindern muss man zwischen einer konnatalen und einer perinatal erworbene HIV-Infektion unterscheiden:
  - **Konnatal erworben:** Neben den bei Erwachsenen auftretenden Symptomen entwickeln sich v. a. Dystrophien, kortikale Atrophien und Verkalkungen der Stammganglien, kraniofaziale Dysmorphien und die chronisch verlaufende **lymphoide interstitielle Pneumonie** auf.
  - **Perinatal erworben:** Die Klinik ähnelt der bei Erwachsenen.

HIV ist nicht das Synonym für AIDS!

Diagnostik: Neben der Anamnese und der evtl. vorhandenen Klinik steht zunächst der serologische Ak-Nachweis im Vordergrund. Als Erstes findet ein Screening-ELISA (oft mit dem p24-Ag-Nachweis gekoppelt) statt. Bestätigt wird ein positives Testergebnis mit einem Western-Blot. Dieses Procedere wird zweimal durchgeführt, um eine Probenverwechslung auszuschließen. Ein negativer Ak-Nachweis schließt aber eine Infektion insb. zu Beginn nicht aus. Antikörper werden im Extremfall erst 6 Wochen nach einer Infektion gebildet. Dann hilft nur die Bestimmung der Viruslast mit dem **NAT** (Nachweis von HIV-DNA oder HIV-RNA mittels PCR, etwa ab dem 11. Tag nach der Infektion positiv). Im Fall einer gesicherten Infektion findet alle 3–5 Monate eine Kontrolle der Viruslast statt. Gemessen werden die Virusäquivalente/ml Plasma oder die Zahl der RNA-Kopien/ml Plasma. Ein Absinken der Viruslast unter die Nachweisgrenze kann z. B. den Therapieerfolg anzeigen und ist gleichzeitig ein Prognoseparameter (ca. 6 Monate nach der Infektion wird der sog. **Set point** erreicht, der unbehandelt

Tab. 31.1: CDC-Klassifikation der HIV-Infektion. Einzelne Patienten werden sowohl einer klinischen Kategorie (A–C) als auch einem serologischen T-Lymphozyten-Titer (1–3) zugeordnet. Das ergibt dann die Stadieneinteilung von A1 bis C3. Es handelt sich um eine unidirektionale Klassifikation: Einmal eingeordnet, kann eine Rückklassifikation in ein prognostisch besseres Stadium nicht stattfinden. Des Weiteren wird die für den Patienten ebenfalls prognostisch wichtige Viruslast nicht berücksichtigt.

Anzahl der T-Lymphozyten/µl		Klinische Kategorie		
		A	B	C
		Akute HIV-Krankheit, asymptomatisch oder LAS	Symptomatische Infektion, aber weder Kategorie A noch C	Manifestes AIDS
1	≥ 500	A1	B1	C1
2	200–499	A2	B2	C2
3	< 200	A3	B3	C3

Tab. 31.2: AIDS-definierende Erkrankungen.

Krankheitsgruppe	Erkrankungen
HIV-assoziierte Enzephalopathie	Tritt bei 20 % der unbehandelten Patienten auf und führt zu Demyelinisierungen und Hirnatrophie. Symptome: Demenz, Depressionen, Gang- und Miktionsstörungen
Malignome	Invasives Zervixkarzinom, HIV-assoziiertes Kaposi-Sarkom, maligne Lymphome einschl. ZNS-Lymphomen
Opportunistische Infektionen	**Durch Bakterien:** atypische und typische Mykobakteriosen, Salmonellensepsis. **Durch Viren:** CMV-Infektionen, Herpes-simplex- und -zoster-Infektionen, PML (durch das JC-Virus). **Durch Pilze:** Aspergillosen, *Candida*-Ösophagitiden, Histoplasmosen, Kryptokokkosen und *Pneumocystis-jirovecii*-Pneumonie. **Durch Parasiten:** v. a. Kryptosporidiose und Toxoplasmose
Wasting-Syndrom	Bei rund 15 % der unbehandelten Patienten: ungewollter Gewichtsverlust (> 10 % des KG) mit Diarrhö (> 1 Monat), Abgeschlagenheit und Fieber
Weitere Erkrankungen	Treten gehäuft bei AIDS auf, definieren es aber nicht: Hodgkin-Lymphome, viszerale Leishmaniosen etc.

Tab. 31.3: Prognoseparameter HIV-1-RNA-Kopien 6 Monate nach der Infektion.

HIV-1-RNA-Kopien/ml	Jahre bis zum Eintritt des AIDS (unbehandelt)
› 500–3.000	› 10
› 3.000–10.000	8
› 10.000–30.000	6
› 30.000	3

als Parameter für die Abschätzung der Zeit bis zum Eintritt des AIDS herangezogen wird; ▶ Tab. 31.3).

Daneben werden eine HIV-Resistenztestung (gegenüber den Medikamenten) zur Therapiekontrolle und eine Serumspiegelbestimmung der Medikamente z. B. zur Nebenwirkungskontrolle durchgeführt.

Prophylaxe: Da keine Impfung verfügbar ist, kommt der **Expositionsprophylaxe** eine besondere Bedeutung zu. Selten ist eine **Postexpositionsprophylaxe** mit den u. g. Medikamenten indiziert.

Therapie: Eine Heilung ist derzeit zwar nicht möglich, durch die Einnahme von HIV-unterdrückenden Medikamenten und die Behandlung der Sekundärinfektionen lassen sich der Krankheitsverlauf verlangsamen und die Prognose des Patienten verbessern. Zurzeit werden drei Wirkstoffklassen standardmäßig angewendet:

- **NRTI** (nukleosidische reverse Transkriptase-Hemmer)
- **NNRTI** (nicht nukleosidische reverse Transkriptase-Hemmer)
- **PI** (Protease-Hemmer)

Von den vielen Nebenwirkungen und Interaktionen sind die Lipodystrophie und die Dyslipidämie zu bedenken. Seit Neuestem steht eine weitere Wirkstoffklasse zur Verfügung, die Fusionsinhibitoren (z. B. **Enfuvirtid**). Da das Virus schnell gegen einzelne Medikamente Resistenzen entwickelt, hat sich die Therapie mit mehreren Medikamenten gleichzeitig durchgesetzt, die sog. **HAART** (Highly active anti-retroviral therapy). Weitere Informationen zur Therapie u. ä. finden sich unter www.hiv.net und www.aidsinfo.nih.gov.

Prionen

Dieser „Erreger" ist lediglich ein fehlgefaltetes Protein, das in einer normal gefalteten Form natürlicherweise im menschlichen Körper vorkommt. Die infektiöse, fehlgefaltete Form scheint durch einen pathologischen Umfaltungsprozess zu entstehen, der autokatalytisch verläuft. Seine physiologische Funktion im menschlichen Körper ist bislang ungeklärt. Es kommt normalerweise in allen Organen mit Ausnahme der Leber und des Pankreas vor. Während das PrP^{c} durch den Körper abgebaut werden kann, verläuft der Abbau des **PrP^{sc}** (sc von Scrapie) verlangsamt, bzw. es kann gar nicht abgebaut werden. Daher akkumuliert es, was zur Schädigung der Organe führt, die von der Anhäufung dieser Proteine betroffen sind. Prionerkrankungen sind in der Natur weit verbreitet: z. B. bei Schafen **(Scrapie),** bei Rindern **(BSE)** und vielen weiteren Tierarten. Zusammen mit den humanen Formen (s. u.) werden sie als **transmissible spongiforme Enzephalopathien** (TSE) bezeichet. Eine orale Aufnahme des PrP^{sc} scheint möglich zu sein. Dieses kann im GIT nicht abgebaut werden. Stattdessen gelangt es v. a. in das ZNS, wo es, wie beschrieben, das PrP^{c} in seine Form umwandelt. Dieser Mechanismus wird bei BSE angenommen.

Reservoir: Mit PrP^{sc} kontaminiertes Gewebe: Neben der (wahrscheinlichen) oralen Übertragung findet die Transmission v. a. durch kontaminierte chirurgische Instrumente und Dura- sowie Korneatransplantate statt.

Typische Krankheitsbilder: Nach einer oft mehrjährigen Inkubationszeit kommt es zu folgenden Krankheitsbildern, die mit spongiösen und gliösen Ablagerungen einhergehen:

- **Creutzfeldt-Jakob-Krankheit** (CJD)
- **Variant CJD** (vCJD, scheint aus der oralen Aufnahme BSE-haltigen Fleischs zu resultieren)
- **Gerstmann-Sträussler-Scheinker-Syndrom** (GSSS)
- **Fatale familiäre Insomnie** (FFI)

Allen Prionerkrankungen ist folgende Klinik gemeinsam: ausgeprägte und rasch fortschreitende Demenz mit Störungen des pyramidalen und extrapyramidalen Systems (z. B. Myoklonien) und charakteristischen triphasischen Wellen im EEG.

Diagnostik: Immunhistochemischer Nachweis aus neuropathologischem Untersuchungsmaterial. Antikörper (z. B. serologisch) sind nicht nachweisbar.

Prophylaxe: Es bieten sich folgende Maßnahmen an:

- Strikte Expositionsprophylaxe (Verzicht auf prionkontaminiertes Fleisch).
- Dekontamination gefährdeter medizinischer Instrumente für neurochirurgische Eingriffe und Vorsicht bei zu transplantierenden Geweben (z. B. Kornea). Es ist zu bedenken, dass Prionproteine äußerst umweltresistent sind, sodass eine spezielle Aufarbeitung der Geräte notwendig ist.

Therapie: Keine spezifische verfügbar.

- HIV sind die Verursacher von AIDS. Ein Erkrankter stirbt nicht unmittelbar an den HIV, sondern an den durch sie begünstigten opportunistischen Infektionen und Malignomen.
- Prionen sind fehlgefaltete Eiweißmoleküle mit infektiöser Potenz, die bes. das ZNS befallen.

ZUSAMMENFASSUNG

Dermatophyten

Dermatophyten leben vom Keratinabbau der Haut, Haare und Nägel des Menschen. Die durch sie ausgelösten Infektionen werden als **Tinea** bezeichnet. Man unterscheidet innerhalb der Dermatophyten die drei Gattungen:

- *Epidermophyton*
- *Microsporum*
- *Trichophyton*

Reservoir: Dermatophyten kommen weltweit vor. Man unterscheidet jedoch nach dem natürlichen Vorkommen der Pilze:

- **Anthropophile Dermatophyten:** Reservoir ist der Mensch. Eine Übertragung ist direkt und indirekt möglich, da die Sporen dieser Pilze äußerst umweltresistent sind. Die wichtigsten Vertreter dieser Gruppe sind *T. rubrum,* das bis zu 80 % aller Dermatophytosen ausmacht, und *E. floccosum*, das seltener isoliert wird und gern intertriginöse Hautfalten (in der Leiste, unter der weiblichen Brust etc.) bewohnt.
- **Geophile Dermatophyten:** Reservoir ist der Erdboden. Wichtigster Vertreter dieser Gruppe ist *M. gypseum*, das v. a. bei Gärtnern Mykosen auslöst.
- **Zoophile Dermatophyten:** Reservoir sind verschiedene Tiere. Bei intensivem Kontakt mit diesen kommt es zur Übertragung auf den Menschen. Bedeutende Vertreter dieser Gruppe sind *T. mentagrophytes,* das mit ca. 10–20 % aller verursachten humanen Dermatophytosen auf Rang 2 hinter *T. rubrum* rangiert und Haustiere als Wirt benutzt, daneben *M. canis,* das bei Katzen zu finden ist, und *T. verrucosum*, das sich auf Rindern findet. Beim Menschen verursachen diese Pilze häufig tief in die Haut eindringende Entzündungen.

Pathogenese: Für die durch Dermatophyten ausgelösten Erkrankungen sind v. a. von den Pilzen produzierte Enzyme verantwortlich:

- Keratinasen (dienen dem Abbau des humanen Keratins)
- Azelainsäure (hemmt die Tyrosinase und damit die Melaninsynthese, was zur Depigmentierung führen kann)

Typische Krankheitsbilder: Über nahezu das komplette Integument verursachen die verschiedenen Dermatophyten Erkrankungen. Je nachdem, ob es sich um eine oberflächliche oder eine tiefe Tinea handelt, unterscheidet man:

- **Tinea superficialis** (meist durch *T. rubrum*): Die Pilze breiten sich konzentrisch in der Epidermis aus. Es kommt zu randbetonten erythematosquamösen Effloreszenzen an der Haut mit nur geringfügigen Entzündungszeichen an der Haut.
- **Tinea profunda** (meist durch zoophile Dermatophyten): Die Pilze dringen entlang den menschlichen Haarfollikeln in die Tiefe vor und verursachen eine intensive entzündliche Reaktion. Klinische Beispiele sind die **Tinea barbae profunda** (am Bart) und die **Tinea capitis profunda** (am behaarten Kopf). Selten verläuft die Tinea capitis profunda abszedierend und wird dann als **Kerion Celsi** bezeichnet.

Des Weiteren werden nach der Lokalisation am Körper unterschieden:

- **Tinea capitis:** Entzündung des behaarten Kopfs, die fast nur bei Kindern auftritt. Häufigste Erreger *M. canis* und *T. mentagrophytes*
- **Tinea corporis (Ringelflechte):** häufigste Erreger *T. rubrum* und *M. canis*
- **Tinea inguinalis:** häufigste Erreger *T. rubrum* und *E. floccosum*
- Tinea palmoplantaris: häufigster Erreger *T. rubrum*
- **Tinea pedum (Tinea pedis interdigitalis):** häufigste Dermatophytose. Ist oft eine Eintrittsstelle für Streptokokken, die dann ein Erysipel auslösen. Häufigster Erreger auch hier *T. rubrum*
- **Tinea unguium (Onychomykose):** bei bis zu 10 % aller Bundesbürger zu finden. Häufigste Erreger *T. rubrum* und *T. mentagrophytes*, seltener auch *Candida* spp.

Diagnostik: Einerseits können mikroskopisch Nativpräparate (unter Zugabe von **Kalilauge)** untersucht werden. Daneben eignet sich die Kultur von pilzhaltigem Material auf Sabouraud-Glukose-Agar.

Prophylaxe: Wichtig sind die Expositionsprophylaxe und die Desinfektion.
Therapie: Zur topischen Lokaltherapie eignen sich Allylamine, Azole, Morpholine, Pyridone und das Thiocarbamat Tolnaftat. Systemisch können bei langwierigen und hartnäckigen Mykosen Allylamine, Triazole und das nur noch selten verwendete Griseofulvin eingesetzt werden.

Hefen

Candida albicans

Unter den vielen verschiedenen *Candida*-Arten verursacht *C. albicans* mit 70 % die meisten Infektionen.

Reservoir: Es handelt sich um einen Kommensalen, der alle nicht sterilen Schleimhäute besiedelt (z. B. die Mundhöhle, die Speiseröhre, den MDT und die Vagina). Bei Erkrankung liegt deshalb meist eine endogene Infektion vor.
Pathogenese: Zu den durch *C. albicans* verursachten Infektionen kommt es erst bei einer relevanten Beeinträchtigung der zellulären Abwehr oder der bakteriellen Normalflora. Dies ist z. B. der Fall bei:

- Breitspektrumantibiotika-Therapien: Diese eradizieren die bakterielle Normalflora, sodass sich Pilze ungehindert ausbreiten können.
- Diabetes mellitus
- Lokaler und systemischer Glukokortikoidtherapie
- Neutropenie

Die Pilze breiten sich insb. bei Breitspektrumantibiotika-Therapien und einer lokalen Glukokortikoidtherapie zunächst auf dem Epithel aus. Die **Pseudohyphenbildung** hilft den Pilzen dabei anzuhaften und erschwert die Phagozytose zusätzlich. Sind dann zusätzlich die neutrophilen Granulozyten beeinträchtigt, dringen die Pilze mit Hilfe vieler **saurer Proteasen** in den Körper ein **(tiefe Candidose).**

Typische Krankheitsbilder: Unter den o. g. Bedingungen können zwei Formen der Candidose auftreten:

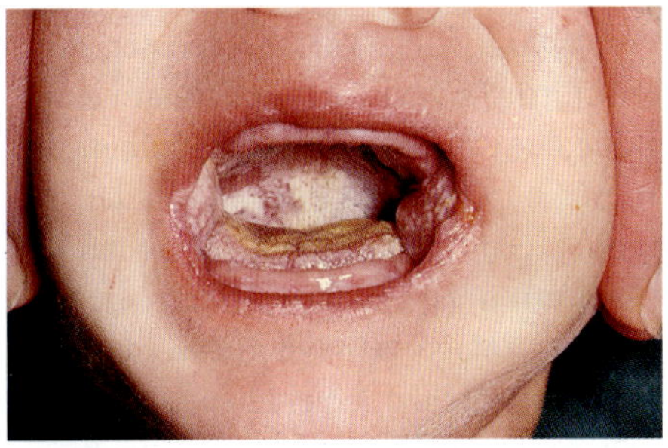

Abb. 32.1: Ausgeprägter Mundsoor bei einem Kleinkind. [19]

- Oberflächliche Candidosen: Es kommt zu **Soor** (▸ Abb. 32.1; weißliche Beläge in der Mundhöhle und dem Rachen, die bei einer HIV-Infektion bis in die Speiseröhre reichen können), intertriginöser Candidose, Onychomykose, Balanitis und Vulvovaginitis sowie Windeldermatitis.
- Tiefe Candidosen: Es kommt zu *Candida*-Pneumonien, **Sepses** (mit Befall von Herz, Leber, Milz, ZNS etc.) und tiefen Darminfektionen bis hin zu Peritonitiden.

> Durch einen angeborenen zellulären Immundefekt kommt es zur **chronisch-mukokutanen Candidose.**

Diagnostik: *Candida*-haltiges Untersuchungsmaterial kann nativ unter dem Phasenkontrastmikroskop oder nach Gram- bzw. PAS-Färbung oder Versilberung untersucht werden. Daneben lässt sich *C. albicans* auf Sabouraud-Glukose-Agar kultivieren.
Therapie: Bei oberflächlichen Infektionen können Azole, Allylamine, Morpholine, Polyene und Pyridone verabreicht werden. Bei systemischer Candidose werden ebenfalls Azole und daneben das Polyen Amphotericin B, Caspofungin und Flucytosin gegeben.

Cryptococcus neoformans

Es handelt sich um einen bekapselten und relativ umweltresistenten Pilz. Die durch ihn ausgelöste Meningoenzephalitis tritt mit einer Inzidenz von 1/1.000.000/a auf (Tendenz steigend).

Reservoir: Der Keim kommt in Vogelmist und im Erdboden vor. Über staubreiche (vogelmisthaltige) Luft gelangt er in den menschlichen Respirationstrakt.
Typische Krankheitsbilder: Zur Ausbildung einer **Kryptokokkose** ist eine Immunsuppression, wie sie z. B. bei einer AIDS-Erkrankung, einer Glukokortikoidtherapie oder einem onkologischen Grundleiden entsteht, nahezu obligat. Zunächst entwickeln die Patienten meist eine **atypische Pneumonie.** Über diese kann es zu einer Bakteriämie kommen, in deren Rahmen dann aufgrund der Affinität des Erregers häufig eine **Meningoenzephalitis** entsteht. Die Kryptokokkose ist äußerst rezidivfreudig und weist eine hohe Mortalität auf, wenn das ZNS erst einmal befallen ist.
Diagnostik: Zunächst lässt sich der Keim kultivieren (bei 30–35 °C auf Sabouraud-Glukose-Agar).
Daneben ist der Pilz im Nativpräparat nachweisbar. Die Kapsel färbt sich mit Tusche an. Des Weiteren können in Liquor und Serum Kapselantigene gefunden werden.
Prophylaxe: Bei AIDS-Patienten kann die kontinuierliche Infusion mit Fluconazol erwogen werden.
Therapie: Therapeutisch bietet sich die Kombinationstherapie aus Amphotericin B, Fluconazol und Flucytosin an.

Pneumocystis jirovecii

Dieser einzellige eukaryontische Erreger vereinigt Pilz- und Sporozoeneigenschaften. Molekularbiologisch gehört der Keim allerdings eindeutig zu den Pilzen. Er löst opportunistische Infektionen aus. Beispielsweise finden sich die durch ihn ausgelösten Erkrankungen in bis zu 75 % aller HIV-Erkrankten der klinischen Kategorie C. Früher wurde er als *P. carinii* bezeichnet.

Reservoir: Etwa zwei Drittel aller Deutschen sind entweder Keimträger oder besitzen Antikörper gegen diesen Pilz, der überwiegend aerogen zwischen Menschen übertragen wird.
Pathogenese: Unter einem zellulären Immundefekt (AIDS, Glukokortikoidtherapie, onkologisches Leiden etc.) kann aus der Besiedlung mit diesem Keim eine Infektion resultieren.
Typische Krankheitsbilder:

- Meist verursacht *P. jirovecii* bei immunsupprimierten Patienten eine **atypische Pneumonie,** die nach der alten Nomenklatur noch immer als ***Pneumocystis-carinii*-Pneumonie (PcP)** bezeichnet wird.
- In etwa 1 % aller durch den Erreger verursachten Pneumonien kommt es zu einer Aussaat z. B. in Augen, Mittelohr, Leber und ZNS.

Diagnostik: Lungenbiopsiematerial oder erregerhaltiges Sekret einer BAL wird mikroskopisch mit der Immunfluoreszenz untersucht. Daneben kann der Erreger molekularbiologisch (mit der PCR etc.) nachgewiesen werden, was weitaus sensitiver ist.
Prophylaxe: Vor allem für AIDS-Kranke hat sich die prophylaktische Behandlung mit Pentamidin-Aerosolen bewährt. Die topische Aerosolbehandlung reduziert die Nebenwirkungen von Pentamidin. Das hat die Inzidenz der PcP unter AIDS-Kranken drastisch gesenkt.
Therapie: Co-trimoxazol oder Pentamidin können entweder einzeln oder in Kombination gegeben werden.

- Der am häufigsten eine Tinea auslösende Dermatophyt ist *T. rubrum*.
- In seltenen Fällen und bei ausgeprägter Neutropenie löst *C.-albicans*-Pneumonien, Sepses und Peritonitiden aus.
- *C. neoformans* und *P. jirovecii* lösen bei defizitärer zellulärer Immunität azelluläre Pneumonien aus.

ZUSAMMENFASSUNG

Schimmelpilze

Aspergillus fumigatus

Reservoir: Dieser ubiquitär vorkommende Saprophyt findet sich v. a. auf toter organischer Materie, auf Baustellen im Baustaub und generell in der Luft. Allein durch die Luft atmet jeder gesunde Mensch natürlicherweise ca. 6–7 Sporen/h ein.

Pathogenese: Aspergillen und damit auch *A. fumigatus* sind harmlose Keime. Erst bei einer Schädigung der Barriere (Haut, Schleimhaut) oder des Immunsystems können sie beim Menschen opportunistische Infektionen auslösen. Für Infektionen durch *A. fumigatus* prädisponieren z. B. systemische Glukokortikoidtherapien, Neutropenien, onkologische Grunderkrankungen und KM-Transplantationen. Unter diesen Bedingungen kann es dann zu den u. g. Erkrankungen kommen.

Typische Krankheitsbilder:

- Zunächst einmal kann der Pilz, wie oben beschrieben, vorgeschädigte Epithelien invadieren: Beispiele hierfür sind die **Otitis externa** und die **Aspergillensinusitis,** bei der die Gefahr einer Fortleitung in das ZNS besteht.
- Daneben wird der Pilz inhaliert und dringt bis in die Lungenalveolen vor (▸ Abb. 33.1). Dort löst er dann entweder bei einer Vorschädigung der Lunge, z. B. durch eine tuberkulöse Kaverne, ein **Lungenaspergillom** oder bei Immunsupprimierten eine lebensbedrohliche **Pneumonie** aus. Die Lungenmanifestation birgt ein zusätzliches Risiko: Die Pilze können hämatogen oder per continuitatem disseminieren und sich in Auge (Endophthalmitis), Herz, Knochen, Leber, Milz, Niere und ZNS absiedeln. Die Gesamtheit aus der Lungenmanifestation und der Ausbreitung des Pilzes wird auch als **invasive Aspergillose** bezeichnet. Diese Komplikation besitzt zweifellos eine noch höhere Letalität als die Lungenaspergillose allein.
- Nach der Inhalation von stark mit Sporen belasteter Luft können bei Immunkompetenten allergische Reaktionen begünstigt oder sogar ausgelöst werden. Das Krankheitsbild wird als **allergische bronchopulmonale Aspergillose** bezeichnet und geht mit asthmoiden Beschwerden einher. Bei Menschen mit einer chronischen Exposition gegenüber schimmelpilzhaltigem Getreidestaub kann eine sog. **Malzarbeiterlunge** entstehen, eine Berufskrankheit.

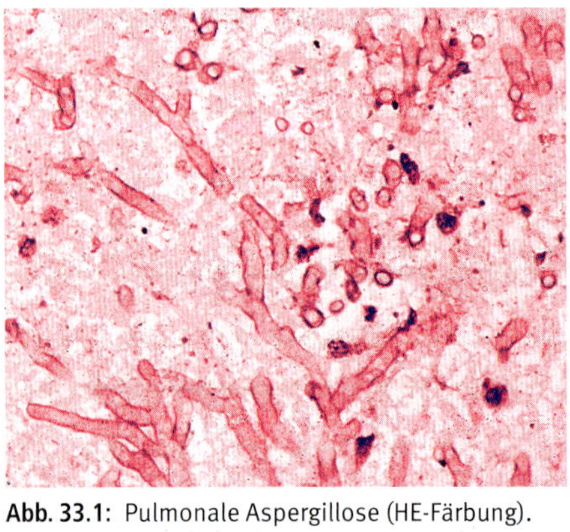

Abb. 33.1: Pulmonale Aspergillose (HE-Färbung). [28]

Diagnostik: Um die Diagnose einer Aspergillose adäquat stellen zu können, bedarf es zunächst der Gewinnung von aussagekräftigem Untersuchungsmaterial. Wegen des ubiquitären Vorkommens des Pilzes eignet sich potenziell kontaminiertes Material wie BAL oder Sputum nicht. Häufig sind daher Gewebebiopsien erforderlich. In der Mikroskopie gleichen Teile des Pilzes einer Gießkanne. Er wird deshalb auch als **Gießkannenschimmel** bezeichnet. Die Kultur gelingt mit Sabouraud-Glukose-Agar. Aber nur durch die Zusammenschau von Mikroskopie und Kultur lässt sich die Diagnose mit einiger Wahrscheinlichkeit stellen. Die Mikroskopie allein ist häufig falsch postiv. Daneben können mykotische Antigene (1,3-β-Glukan oder Galaktomannan) oder *Aspergillus*-DNA im Blut nachgewiesen werden. Häufig bleibt aber die Frage offen, ob es sich tatsächlich um lebende Pilze oder nur um Fragmente handelt, die nachgewiesen werden. Des Weiteren lassen sich serologisch Antikörper gegen Aspergillen nachweisen. Auch die letztgenannten diagnostischen Maßnahmen beweisen eine Aspergillose nicht, helfen aber in der Zusammenschau mit der Mikroskopie oder der Kultur, die Diagnose wahrscheinlich zu machen.

Prophylaxe: Tuberkulöse Kavernen sollten chirurgisch saniert werden, um einer Besiedlung mit diesem Pilz vorzubeugen. Immunsupprimierte müssen von der sporenhaltigen Luft ferngehalten werden (**Reinlufträume** mit Spezialfiltern in der Lüftungsanlage, keine Blumentöpfe). Um einer allergischen Aspergillose zu entgehen, sollte die Expositionsquelle (z. B. schimmelndes Heu) beseitigt werden.

Therapie:

- Lungenaspergillome sollten chirurgisch saniert werden.
- Die *Aspergillus*-Pneumonie und die invasive Aspergillose werden systemisch mit Amphotericin B in Kombination mit Caspofungin, Flucytosin, Itraconazol, Posaconazol und Voriconazol behandelt. Entscheidend ist der frühe Therapiebeginn: Bei weniger als 10 Tage bestehender Infektion beträgt die Letalität etwa 40 %, bei längerem Bestehen bis zu 90 %.

Aspergillus flavus

Es handelt sich um einen Mykotoxinbildner.

Reservoir: Der Keim findet sich in und auf feuchten, schimmeligen Lebensmitteln, v. a. Erdnüssen und Getreide.

Pathogenese: Dieser Pilz produziert u. a. das **Aflatoxin B_1**, ein umweltresistentes, zyklisches Molekül, das in der Leber akkumulieren kann und dort kanzerogen wirkt. Bei einem gemeinsamen Auftreten mit dem HBV oder einer Parasitose tritt signifikant häufiger ein HCC auf. Daneben löst der Pilz ähnliche Krankheitsbilder wie *A. fumigatus* aus.

Typische Krankheitsbilder: Bei *A. flavus* muss man drei Krankheitsformen unterscheiden:

- **Mykotoxikosen:** Das Mykotoxin Aflatoxin B_1 schädigt nach oraler Aufnahme und Resorption im MDT die Leber. Leberzellkarzinome treten dann häufiger auf.
- **Mykotische Infektionen:** Auf vorgeschädigter Haut verursacht der Pilz wie *A. fumigatus* eine Otitis externa und Sinusitiden. Bei Immunsupprimierten löst er selten invasive Aspergillosen aus.

- **Allergische Reaktionen:** verursacht häufig eine allergische Aspergillose

Prophylaxe: Die einzige zur Verfügung stehende Prophylaxe besteht darin, die Exposition gegenüber potenziell kontaminierten Nahrungsmitteln zu vermeiden.
Therapie: Die antimykotische Chemotherapie gleicht der von *A. fumigatus.* Für das HCC muss auf chirurgisch-onkologische Konzepte zurückgegriffen werden.

Dimorphe Pilze

Diese Pilze sind im Gegensatz zu den Hefen, den Schimmelpilzen oder auch *P. jirovecii* keine opportunistischen Infektionserreger, sondern obligat pathogene Keime, die vorzugsweise systemische Mykosen verursachen **(primäre Mykosen).**

Reservoir: Dimorphe Pilze findet man im Erdboden. Von dort werden sie mit dem Staub aufgewirbelt und dann vom Menschen inhaliert. Alle hier beschriebenen dimorphen Pilze kommen in Mitteleuropa natürlicherweise nicht vor. Eine Übertragung von Mensch zu Mensch ist nicht bekannt.
Pathogenese: Nach Inhalation lösen dimorphe Pilze zunächst eine Lungenmykose aus. Es besteht dann das Risiko, dass die Keime von dort systemisch über das Blut oder die Lymphe in den ganzen Körper disseminieren.
Typische Krankheitsbilder: Exemplarisch werden folgende Krankheiten vorgestellt:

- *Blastomyces dermatitidis* verursacht die **nordamerikanische Blastomykose,** eine granulomatöse Systemerkrankung.
- *Coccidioides immitis* ist der Erreger der **Kokzidioidomykose,** die v. a. in den Wüstenregionen der südlichen US-Bundesstaaten auftritt. Diese granulomatöse Erkrankung bleibt in der Mehrheit der Fälle auf die Lunge beschränkt und verläuft dann in 60 % der Fälle klinisch stumm.
- *Histoplasma capsulatum* verursacht in Afrika, Nord- und Südamerika sowie Teilen Asiens die mit Granulomen einhergehende **Histoplasmose.** Von der Lunge ausgehend, befällt dieser Pilz Leber, Milz und ZNS.
- *Paracoccidioides brasiliensis* ist der Verursacher der **südamerikanischen Blastomykose.** Neben der Lunge werden häufig die Haut, die Schleimhäute und die lymphatischen Organe von dieser granulomatösen Erkrankung befallen, die ohne Behandlung zum Tod führt.

Diagnostik: Zunächst können diese Pilze mikroskopisch nachgewiesen werden (Färbungen nach Giemsa, Gram, Wright etc.). Daneben eignet sich die Kultur zum Nachweis dieser Erreger (z. B. auf Sabouraud-Glukose-Agar). Serologische Ak-Tests sind ein weiteres Nachweisverfahren.
Therapie: Bei schweren Krankheitsverläufen (disseminierte Mykosen) kommen Amphotericin B und Triazole zum Einsatz.

Amanitaceae

Die hier vorgestellten Pilze *Amanita muscaria* (der Fliegenpilz) und *Amanita phalloides* (der Grüne Knollenblätterpilz) sind Erreger von Mykotoxikosen, die häufig letal verlaufen.

Reservoir: Diese Pilze finden sich gewöhnlich in der westeuropäischen Flora. Sie werden häufig durch Verwechslungen oral aufgenommen.
Pathogenese: Für die durch diese Pilze verursachten Krankheitsbilder sind die von ihnen produzierten Toxine entscheidend:

- *Amanita muscaria*: produziert die hochtoxische **Ibotensäure** und **Muskarin,** das die synaptische Erregungsübertragung im Menschen blockiert
- *Amanita phalloides*: sezerniert α- **und β-Amanitine,** die die DNA-abhängige RNA-Polymerase blockieren, und **Phalloidin,** das die Aktinpolymerisation in der Leber blockiert

Typische Krankheitsbilder:

- *Amanita muscaria*: Wenige Stunden nach Aufnahme kommt es zu Beschwerden im MDT, Halluzinationen, Verwirrtheitszuständen, dann treten Müdigkeit und Koma und im schlimmsten Fall der Tod ein.
- *Amanita phalloides*: Knapp 1 Tag nach Aufnahme des Pilzes treten gastrointestinale, hämolytische und zentralnervöse Symptome auf. Unbehandelt besteht eine Letalität von über 50 %, die selbst bei Anbehandlung noch bei 20 % liegt.

Diagnostik: Aufgrund der Rasanz der Erkrankungen und der hohen Mortalität bereits in den ersten Erkrankungsstunden muss meist eine klinische Diagnose genügen.
Therapie: Intensivmedizinische Maßnahmen stehen im Vordergrund (einschl. primärer und sekundärer Giftelimination). Für das α-Amanitin steht das Antidot **Silibinin** zur Verfügung. Bei schwerer Schädigung der Leber durch Pilzgifte muss im Einzelfall eine Lebertransplantation erwogen werden.

- Schimmelpilze sind harmlose Anflugkeime, die nur bei einer ausgedehnten Gewebeschädigung oder einer Immunsuppression Infektionen auslösen. Daneben stellen die Sporen dieser Pilze wichtige Allergene dar.
- Dimorphe Pilze sind obligat pathogene Krankheitserreger, die auch bei Immungesunden Infektionen hervorrufen.
- Amanitaceae verursachen lebensbedrohliche Mykotoxikosen.

ZUSAMMENFASSUNG

Flöhe

Flöhe sind ca. 2–5 mm lang, flügellos und haben drei Beinpaare, von denen das Hintere als Sprungwerkzeug aufgebaut ist. Es existieren 2.500 Floharten, von denen ein Bruchteil den Menschen befällt.
Reservoir: Flöhe haben keine besondere Wirtsspezifität und leben nur zeitweise als **Ektoparasiten** (als adulte Flöhe **[Imagines]**). Der Mensch wird in Mitteleuropa meist von Flöhen befallen, deren bevorzugte Wirte Haustiere sind (**Hundefloh** [*Ctenocephalides canis*], **Katzenfloh** [*Ctenocephalides felis*]), z. T. Wildtiere (**Igelfloh** [*Archaeopsylla erinacei*]). In den Tropen kommt es hingegen häufiger zum Befall mit **Sandflöhen** (v. a. *Tunga penetrans*), deren bevorzugte Wirte Schweine sind. Der eigentliche **Menschenfloh** (*Pulex irritans*) ist nur selten beim Menschen vorzufinden.
Pathogenese: Die gelegten Eier fallen vom Wirt ab und reifen in seiner Umgebung (Ei → Larvenstadien → Puppenstadium → Imagina) zu adulten Flöhen heran, die dann den Wirt besiedeln. Dort ernähren sie sich von Blut, in dem sie mit ihren stechend-saugenden Mundwerkzeugen in den Wirt eindringen. Grob unterteilen kann man sie in **Nestflöhe** (kommen nur zum Blutsaugen an den Wirt) und **Pelzflöhe** (bleiben auch zwischen den Blutmahlzeiten auf dem Wirt). Einige Floharten dienten/dienen zusätzlich als **Vektoren** für andere Krankheitserreger (z. B. Nagetierflöhe für *F. tularensis*, *R. typhi* und *Y. pestis*).
Typische Krankheitsbilder: An den Stich- bzw. Bissstellen, v. a. an bedeckten Körperstellen kommt es zu Erythemen und Papeln mit zentraler Hämorrhagie, die stark jucken **(Stichreaktionen).** Das wiederum zwingt den Betroffenen zum Kratzen und bereitet **Sekundärinfektionen** (Sepsis, Tetanus etc.) den Weg. Die Hauterscheinungen treten gruppiert oder kettenförmig auf. Eine Sonderstellung nimmt der Sandflohbefall ein **(Tungose).** Nur die befruchteten Weibchen dringen ausgehend von sandigen Böden in die Fußsohlen und Zwischenzehenräume ein. Es bilden sich bis erbsgroße Knoten mit zentraler Delle, in welche die Weibchen selbst mit eingewachsen sind.
Diagnostik: Anamnese und Inspektion. Wichtig: Immer auch den Verursacher herausfinden (Haustier, etc.).
Therapie: Gute Hygiene der Räumlichkeiten (Entwesung, insb. der Schlafplätze der Haustiere). Bekämpfung des Juckreizes (Antihistaminika, Prednisolon) und gute Hautpflege. Tungose: chirurgische Entfernung der Flohweibchen in Lokalanästhesie. Generell: Bekämpfung von Sekundärinfektionen.

Grabmilben

Grabmilben **(Sarcoptes)** sind bis zu 0,5 mm lang und tragen als Adulte vier Beinpaare. Sie leben als Parasiten vom Oberflächenepithel.
Reservoir: Für die **Krätzmilbe** (*Sarcoptes scabiei var. hominis*) ist der Mensch einziger Wirt. Außerhalb von diesem überleben die Milben höchstens 3 Tage, bei Kälte allerdings bis zu 2 Wochen. Durch engen Köperkontakt übertragen und als Kleinraumepidemien in Gemeinschaftseinrichtungen auftretend. **Tiergrabmilben** werden ebenso bei engem Körperkontakt auf den Menschen übertragen.
Pathogenese: Erwachsene Krätzmilbenweibchen graben Gänge in die Epidermis und legen dort Eier und Kot ab. Männchen und andere Entwicklungsstufen leben auf der Haut. Es bilden sich Antikörper gegen Milbenantigene, wodurch es mit einer Verzögerung von bis zu 4 Wochen zu generalisiertem Juckreiz und Exanthemen kommt.

Typische Krankheitsbilder:
- Gewöhnliche **Skabies (Krätze):** Papulöse bis zu 10 mm lange Milbengänge mit terminaler Auftreibung (Sitz des Weibchens) – bei Erwachsenen v. a. interdigital, Achselhöhlen, Brustwarzen, Genitale, Bauchnabel, Ellenbeugen und Knöchel (▸ Abb. 34.1), bei Säuglingen perioral, palmar und plantar. Verzögert auftretender starker generalisierter Pruritus, durch (Bett-)Wärme verstärkt, sowie generalisiertes Exanthem. Ein ähnliches Krankheitsbild bietet sich durch die beim Menschen nicht vermehrungsfähigen Tiergrabmilben (dann als **Pseudoskabies** bezeichnet).
- **Scabies crustosa (Scabies norvegica):** massiver krustöser Grabmilbenbefall bei Patienten mit Immunschwäche
- **Scabies granulomatosa:** Granulome durch Milbenantigene, die in die Dermis eindringen, v. a. bei Kindern
- **Scabies incognita:** bei sehr gepflegten Patienten (v. a. durch Einsatz von Steroiden) nahezu vollständiges Fehlen äußerlicher Krankheitserscheinungen, lediglich Juckreiz

Diagnostik: Anamnese, Inspektion und Auflichtmikorskopie. Zusätzlich Milben- und Milbenkotnachweis durch Tesafilmabriss oder histologische Aufarbeitung eines Milbengangs.
Therapie: Systemisch Ivermectin. Topische Anwendung von Lindan (Syn. γ-Hexachlorcyklohexan) und Permethrin. Entwesung von Kleidung und Bettwäsche.

> Weitere Milbenarten: Die normalerweise auf Pflanzen lebenden Herbstgrasmilben lösen beim Menschen die **Trombidiose** (Erntekrätze) aus. Die physiologisch beim Menschen vorkommende Haarbalgmilbe scheint an der Entstehung der **Rosazea** beteiligt zu sein, die **Hausstauballergie** ist ebenfalls durch Milben (mit)verursacht.

Läuse

Ebenfalls blutsaugende und flügellose Ektoparasiten mit drei Beinpaaren, die zwischen 2 und 5 mm lang werden.
Reservoir: Menschen sind die einzigen Wirte für die drei humanmedizinisch wichtigen Kopfläuse (*Pediculus humanus capitis*), Kleiderlaus (*P. humanus corporis*) und Filz- bzw. Schamlaus (*Phtirus pubis*). Treten v. a. unter schlechten hygienischen Bedingungen auf und werden besonders bei engem Körperkontakt übertragen.
Pathogenese: Erwachsene Läuse saugen im Abstand weniger Stunden Blut von ihrem Wirt. Die befruchteten Weibchen kleben die Eier (Syn. **Nissen**) an Kopfhaare, Kleidernähte (Kleiderlaus) und Schamhaare (Filzlaus). Insb. Kleiderläuse fungieren als Vektoren für Erreger von weiteren Infektionskrankheiten:
- Epidemisches Fleckfieber (*B. recurrentis*)
- Epidemisches Rückfallfieber (*R. prowazekii*)
- Wolhynisches Fieber (*B. quintana*)

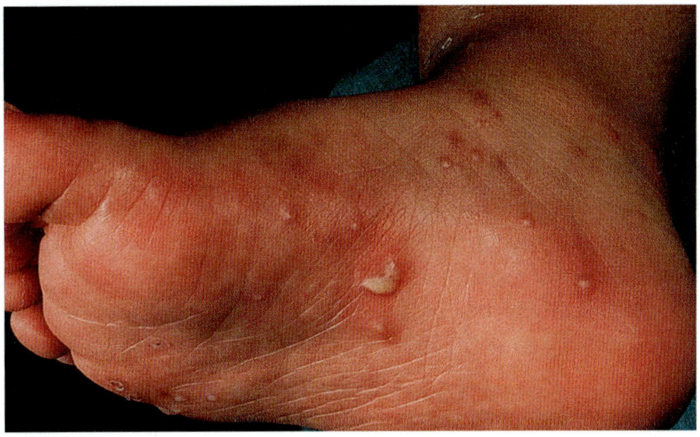

Abb. 34.1: Skabiesbefall am rechten Fuß. [29]

Typische Krankheitsbilder:

- **Pediculosis capitis** (Kopflausbefall): Die Läuse finden sich v. a. retroaurikulär und am Nackenhaaransatz. Die Nissen sind dicht oberhalb der Kopfhaut an die Haare geklebt. Die Lausstiche führen zu Juckreiz, was wiederum zum Kratzen zwingt und Superinfektionen (z. B. mit Staphylokokken) und Dermatosen den Weg bereitet. Auch kann es zur Verfilzung der Nackenhaare kommen **(„Weichselzopf")**. In 20 % der Fälle fehlen Symptome komplett. Das Krankheitsbild ist insgesamt auch in Westeuropa zunehmend (insb. unter Obdachlosen und bei Schulkindern).
- **Pediculosis vestimentorum** (Kleiderlausbefall): Die Läuse kommen nur zum „Fressen" auf den Menschen, sonst leben sie in seiner Kleidung, wo sie auch die Nissen ablegen und an Stofffasern kleben. Die Lausstiche führen auch hier zu Juckreiz und dadurch bedingtem Kratzen sowie Superinfektionen. Lang andauernder Lausbefall führt zur **Vagantenhaut** (Lichenifikation, Pigmentierungsstörungen).
- **Pediculosis pubis** (Filzlausbefall): Diese kleinsten Läuse befallen Haarregionen mit apokrinen Schweißdrüsen am Körper. Es ist also nicht nur der Genitalbereich, sondern es sind auch die Haare an Bauchnabel, Brustwarzen und Axilla sowie die Barthaare, Augenbrauen und Wimpern betroffen. Werden v. a. beim Geschlechtsverkehr übertragen. Lausstiche führen auch hier zum Juckreiz, Kratzeffekten und Superinfektionen. Zusätzlich treten an den Stichstellen bläulich-graue Flecken auf (Maculae caeruleae, Taches bleues; Grund: Veränderungen am Hb durch Lausspeichel).

Diagnostik: Anamnese und Inspektion. Wichtig: Immer auch enge Familienmitglieder und bei Filzlausbefall auch Sexualpartner mituntersuchen (und mitbehandeln).

Therapie: Als Antiinfektiva kommen zum Einsatz: Ivermectin, Lindan, Malathion, Permethrin, Pyrethrum. Bei Kopflausbefall zusätzlich Waschen der Haare mit Essigwasser und Auskämmen der Haare mit einem **„Nissenkamm"**. Bei allen Läusen: Kleidungsstücke entwesen nicht vergessen!

Weitere wichtige Arthropoden

Wanzen

Reservoir: Die **Bettwanze** (*Cimex lectularis*) lebt in Bettnähe und kommt nur zum Blutsaugen zum Menschen. Sie findet sich in Mitteleuropa nur (noch) selten. Pathogenese und typische Krankheitsbilder:

Der Stich mit dem Rüssel der Wanze erzeugt eine Quaddel mit zentraler Hämorrhagie. Ihr Speichel löst starken Juckreiz aus. Die Stiche sind gruppiert oder kettenförmig an unbedeckten Körperstellen.

Therapie: Antihistaminika, Steroide und Entwesung der Schlafplätze. **Raubwanzen,** die v. a. in Südamerika zu finden sind, fungieren zusätzlich als Vektoren für *T. cruzi.*

Zecken

Reservoir: Gehören zu den Milben bzw. übergeordnet zur Klasse der Spinnentiere. Lauern am Boden und im langen Gras auf vorbeikommende Säugetiere (wie den Menschen), von dem sie Blut saugen können.

Pathogenese: Stich und Verankerung im Wirt laufen aufgrund des analgesierenden Speichels der Zecke meist unbemerkt ab. Die in Mitteleuropa häufig vorkommende Schildzecke *Ixodes ricinus* **(gemeiner Holzbock)** fungiert v. a. auch als Vektor für verschiedene Krankheitserreger (*B. burgdorferi*, FSME-Viren).

Therapie: Herausdrehen mit einer Zeckenpinzette. Zusätzlich muss in entsprechenden FSME-Hochendemiegebieten eine FSME-Postexpositionsprophylaxe (aktive und passive Immunisierung) erwogen werden. Analoges gilt bei zusätzlichen klinischen Zeichen (beginnendes Erythema migrans an der Einstichstelle) für eine Tetrazyklingabe gegen Borrelien.

- Arthropoden fungieren gern als Vektoren für weitere Krankheitserreger: Nagetierflöhe für *F. tularensis, R. typhi* und *Y. pestis*, Kleiderläuse für *B. recurrentis, R. prowazekii* und *B. quintana*, die Zecke *Ixodes ricinus* für *B. burgdorferi* und FSME-Viren sowie Raubwanzen in Südamerika für *T. cruzi.*
- Die Krätze wird durch die Grabmilbe *Sarcoptes scabiei var. hominis* verursacht. Im Rahmen der Krätze treten papulöse Milbengängen auf. Nach Immunisierung kommt es generalisiertem Juckreiz und Exanthemen.
- Filzläuse erzeugen bei ihrem Stich typische bläulich-graue Flecken (Maculae caeruleae).

ZUSAMMENFASSUNG

Flagellaten

Leishmanien

Die unzähligen humanpathogenen Leishmanienarten (z. B. *L. brasiliensis*, *L. donovani*, *L. infantum*, *L. tropica major* et *minor* etc.) verursachen allesamt granulomatöse Erkrankungen. Die Leishmaniose kann im Rahmen großer Epidemien auftreten und dann eine Mortalität von bis zu 10 % erreichen. Hierzulande finden sich die Erreger nicht, können aber aus dem Urlaub in warmen Ländern importiert werden und sind v. a. für HIV-Patienten gefährlich.

Reservoir: Die Leishmanien finden sich in warmen Regionen Afrikas, Asiens, Lateinamerikas und den Mittelmeerländern. Sie werden durch Schmetterlingsmücken (**Sandmücken** oder Sand flies) zwischen Mensch und Wirbeltier (z. B. Hund) übertragen, in der Alten Welt durch die Gattung *Phlebotomus,* in der Neuen Welt durch die Gattung *Lutzomyia.*

Pathogenese: Leishmanien machen zwischen Wirbeltier und Mücke einen Entwicklungszyklus durch: Nachdem der Keim in den Menschen aufgenommen wurde, invadiert er Zellen des MPS, in denen er in der amastigoten (unbegeißelten), intrazellulären Form in einer parasitophoren Vakuole überlebt und sich vermehrt. Es kommt dann zur Freisetzung von amastigoten Erregern, die weitere menschliche Zellen befallen und beim Saugakt der Mücken in diese aufgenommen werden. Im Darm der Mücke wandeln sich die Leishmanien wieder in die mastigote (begeißelte) Form um und wandern anschließend in den Stechrüssel, über den sie dann wieder übertragen werden.

Typische Krankheitsbilder: Verschiedene Leishmanienarten verursachen verschiedene Formen der **Leishmaniose:**

- **Kutane Leishmaniose:** Die Leishmanien führen zur Geschwürbildung. Früher wurden diese Geschwüre als **Aleppo- oder Orientbeulen** bezeichnet. Sie neigen zu langsamer Spontanheilung. Erreger ist meist *L. tropica* (► Abb. 35.1).
- **Viszerale Leishmaniose:** Sie wird auch als **Kala-Azar** oder **schwarze Krankheit** bezeichnet. Häufigste Erreger sind *L. donovani* und in den Mittelmeerländern *L. infantum*. Es kommt zu einer Verschleppung der Parasiten in die inneren Organe. Es treten insb. eine typische Anämie, eine Hepatosplenomegalie und Fieberschübe auf.

> Ein Abfall der CD4-T-Zellen (wie z. B. bei einer HIV-Infektion oder einer Leukämie) begünstigt die Entstehung einer viszeralen Leishmaniose.

- **Mukokutane Leishmaniose (amerikanische Haut- und Schleimhautleishmaniose):** Neben Hautveränderungen, wie sie bei der kutanen Leishmaniose auftreten, kommt es zu einer Schleimhautbeteiligung bis hinunter zur Lunge. In dem Fall bestehen eine ausgedehnte Gewebezerstörung und eine hohe Mortalität. Häufigster Erreger ist *L. brasiliensis.*

Diagnostik: Nach Materialgewinnung (z. B. KM-Biopsie bei viszeraler Leishmaniose) können die Parasiten durch Mikroskopie in Giemsa-gefärbten Präparaten nachgewiesen werden. Sicherer ist allerdings der Nachweis in der Kultur oder durch die PCR. Bei einem Verdacht auf viszerale Leishmaniose eignet sich auch der serologische Ak-Nachweis.

Therapie: Für die viszerale Leishmaniose sind Antimonpräparate geeignet, oft kombiniert mit Amphotericin B oder Pentamidin. Neuestes Präparat ist Miltefosin, das sich auch bei Kindern und HIV-Infizierten einsetzen lässt.

Trypanosoma brucei (rhodiense/gambiense)

Diese mastigoten (begeißelten) Flagellaten kommen hauptsächlich in Afrika vor. Sie sind nach ihrem Entdecker Bruce benannt, der auch als Erster die Brucellen beschrieben hat. *T. brucei rhodiense* findet sich in Mittel- und Ostafrika, *T. brucei gambiense* in Mittel- und Westafrika. Die Erreger können nur dort übertragen werden, wo auch die Überträger (die Tsetsefliegen) natürlich auftreten.

Reservoir: Wild- und Haustiere sowie der Mensch sind das Reservoir für diese Erreger. Übertragen werden die Parasiten bei der Blutmahlzeit durch die Tsetsefliege (eine Stechmückenart), die den Parasiten von Tier zu Tier und zum Menschen überträgt.

Pathogenese: Die Erreger machen einen Entwicklungszyklus zwischen Tsetsefliege und Mensch bzw. Tier durch. Im Menschen tritt dieser Flagellat extrazellulär **mastigot** im Blut (Liquor etc.) auf. Je nach Ausprägung der Parasitämie wechselt der Einzeller sein äußeres Erscheinungsbild:

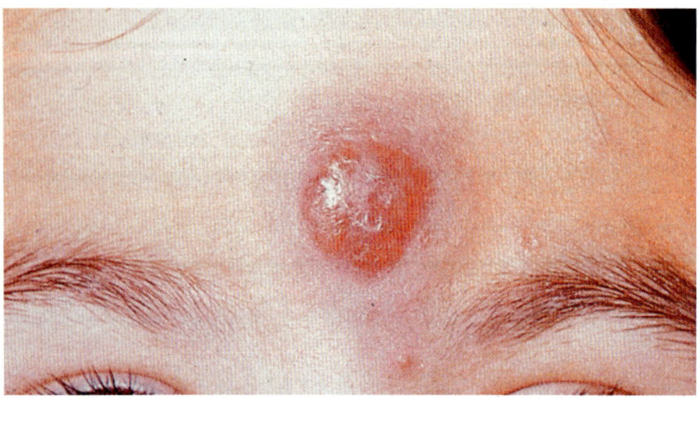

Abb. 35.1: Orientbeule an der Stirn. [28]

- Niedrige Parasitämie: Der Erreger wird plump und ist etwa 10–25 µm groß. Er ist in dieser Form nicht vermehrungsfähig.
- Hohe Parasitämie: Er wird schlank und ist etwa 25–40 µm groß. In dieser Form ist er durch Längsteilung vermehrungsfähig.

Die Oberfläche der im Blut befindlichen Trypanosomen ist von Glykoproteinen bedeckt, die ausgetauscht werden können. Man bezeichnet sie als **variantenspezifische Oberflächenantigene.** Sie bieten einen Schutz gegen das menschliche Immunsystem.

Typische Krankheitsbilder: Die **afrikanische Trypanosomiasis (Schlafkrankheit).** An der Haut der Einstichstelle kommt es zu einer lokalen Vermehrung der Parasiten. Es entsteht der sog. Trypanosomenschanker, der mit Schwellung, Rötung und Schmerz einhergeht. Es kommt zu Fieberentwicklung und einer Lymphadenopathie. Von der Einstichstelle aus gelangt der Keim nach etwa 2 Wochen in die Blutbahn und etwa 6 Wochen post infectionem in das ZNS, von wo aus es zu einem periodischen Ausbruch des Erregers zurück in das Blut kommt. Diese rekurrierenden Parasitämien sind durch Anämien und Thrombozytopenien, Fieber, Gelenk- und Muskelschmerzen, Kopfschmerzen, Lymphknotenschwellungen im Nacken **(Winterbottom-Zeichen)** und Schüttelfrost gekennzeichnet. Durch die Ag-Variation auf der Oberfläche der Trypanosomen tauchen im Blut immer wieder IgM-Antikörper auf. Durch die Vermehrung im ZNS kommt es zu einer Enzephalitis. Die Patienten wirken schläfrig (daher rührt auch die Bezeichnung Schlafkrankheit). Die Enzephalitis kann tödlich sein.
Diagnostik: Untersuchungsmaterialien sind Blut, Gewebe- und Lymphknotenbiopsien sowie Liquor. Diese können mikroskopisch entweder nativ oder nach Giemsa gefärbt untersucht werden. Daneben ist der Ak-Nachweis im Serum und Liquor etabliert.
Prophylaxe: Touristen sollte empfohlen werden, sich gegen die Tsetsefliegen zu schützen: Insektizide, Mückennetze, Repellents etc.
Therapie: Je nach Fortschreiten der Erkrankung werden Pentamidin, Suramin und Melarsoprol (eine toxische Arsenverbindung) eingesetzt.

Trypanosoma cruzi

Dieser beim Menschen überwiegend amastigot auftretende Erreger wurde Anfang des letzten Jahrhunderts von Chagas entdeckt.

Reservoir: Reservoir sind Wirbeltiere (einschl. des Menschen). Man findet diesen Parasiten vorwiegend in Südamerika (von Mexiko bis Argentinien). Die Überträger sind Raubwanzen.
Pathogenese: Auch dieser Erreger macht einen Entwicklungszyklus durch. Von Raubwanzen bei der Blutmahlzeit aufgenommen, vermehrt er sich in diesen und wird mit deren Kot bei einem weiteren Aufenthalt auf Tier und Mensch ausgeschieden. Von dort gelangt er über Wunden oder die Konjunktiva (z. B. beim Kratzen oder Reiben) in den Körper, wo er meist in der **amastigoten Form** intrazellulär in Makrophagen lebt und sich vermehrt. Wenige Erreger erreichen das Blut und befallen dann weitere Zellen im ganzen Körper.
Typische Krankheitsbilder: Die **amerikanische Trypanosomiasis (Chagas-Krankheit).** Nach lokaler Vermehrung in der Haut entwickelt sich ein Trypanosomenschanker (als **Chagom** bezeichnet). Dringen die Erreger über die Konjunktiva ein, entsteht eine Konjunktivitis mit Lidödem (das **Romaña-Zeichen**). Nach einer akuten Erkrankung mit Fieber, Hepatosplenomegalie, Lymphadenopathie sowie Meningoenzephalitis und Myokarditis kann es nach mehreren Jahrzehnten zu einem Befall von Herz, Muskulatur und MDT kommen. Diese chronische Form der Chagas-Erkrankung geht mit **Megacor, Megaösophagus** und **Megakolon** einher.
Diagnostik: In der akuten Phase eignet sich neben dem Direktnachweis v. a. die Blutkultur. Serologischer Ak-Nachweis und die PCR (von Muskelbiopsaten) sind für die chronische Verlaufsform geeignet.
Prophylaxe: Wie bei *T. brucei* bezieht sie sich auf die Vektoreneradikation: Insektizide gegen die Wanzen etc.
Therapie: Es kommen, insb. in der akuten Krankheitsphase, Nifurtimox und Benznidazol zum Einsatz.

Giardia lamblia

Bei dem Flagellaten *G. lamblia* (*G. intestinalis*) handelt es sich um einen Dünndarmparasiten, der insb. das Duodenum befällt. Der Parasit findet sich als infektiöse Zyste und in einer vegetativen, begeißelten Form (der Trophozoit), die sich morphologisch herzförmig darstellt.

Reservoir: Der Keim wird fäkal-oral durch kontaminierte Nahrungsmittel und Wasser übertragen. Er tritt überall auf der Welt auf. Hierzulande tragen etwa 5 % der Menschen diesen Keim, in Ländern der Dritten Welt sind es über 50 %. Infektiös ist praktisch nur die Zyste (s. u.).
Typische Krankheitsbilder: Die **Lambliasis,** die mit wässrigen, niemals jedoch mit blutigen Diarrhöen einhergeht. Sie kann chronisch verlaufen und bedingt dann u. a. Resorptionsstörungen des Darmepithels (z. B. Steatorrhö) und drastische Gewichtsabnahmen. In manchen Fällen verläuft die Infektion jedoch auch inapparent.
Diagnostik: Neben der Mikroskopie eines Stuhlpräparats auf Zysten kann Duodenalsekret auf Trophozoiten und Dünndarmbiopsien histologisch untersucht werden. Neuerdings hält auch der Ag-Nachweis im Stuhl Einzug in die Diagnostik.
Therapie: Es werden Nitroimidazole (z. B. **Metronidazol)** eingesetzt.

Trichomonas vaginalis

T. vaginalis ist ein begeißelter Einzeller. Man schätzt, dass sich rund 200 Mio. Menschen weltweit jährlich neu mit diesem Erreger infizieren, in der Mehrzahl Frauen. In den Industrienationen sind bis zu 20 % aller Frauen, aber höchstens 5 % aller Männer befallen.

Reservoir: Der Erreger findet sich nur beim Menschen. Er wird überwiegend sexuell übertragen. Selten findet die Übertragung perinatal oder in Schwimmbädern statt.
Typische Krankheitsbilder: Die **Trichomoniasis.** Bei der Frau geht sie mit Vaginitis, Zervizitis und Adnexitis einher. Parallel bestehen weißlicher Ausfluss und Juckreiz. Beim Mann kommt es zu Urethritis und Prostatitis.
Diagnostik: In der Mikroskopie eines Nativpräparats des Ausflusses finden sich die einer „taumelnden" Birne gleichenden Erreger (▶ Abb. 35.2). Der sicherste Nachweis gelingt über die Kultur und die PCR.
Therapie: Es werden Nitroimidazole (z. B. **Metronidazol**) eingesetzt.

Rhizopoden (Wurzelfüßer)

Entamöben

In die Gruppe der anaeroben Entamöben fallen die pathogene *E. histolytica* und die apathogene *E. dispar*. Gemeinsam werden sie als **E.-histolytica/E.-dispar**-Komplex bezeichnet. Sie ernähren sich von Bakterien und im menschlichen Körper überwiegend von Erythrozyten. Man schätzt, dass weltweit etwa 0,5 Mrd. Menschen mit beiden Erregern zusammen infiziert sind, die Mehrheit allerdings mit der apathogenen *E. dispar*. Die größte Rate an Infizierten findet sich in warmen Gefilden. Eine Amöbiasis (also eine apparente Erkrankung durch Entamöben) resultiert daraus bei etwa 50 Mio. Menschen jährlich, von denen max. 100.000 sterben.

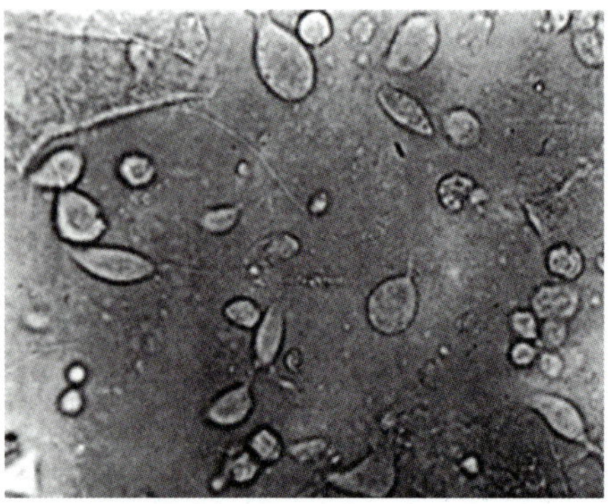

Abb. 35.2: Trichomoniasis im Nativpräparat. [30]

Reservoir: Für *E. histolytica* ist nur der Mensch das Reservoir, bei *E. dispar* sind es v. a. mehrere Affenarten. Von beiden erfolgt die Übertragung über die infektiösen Zysten der Entamöben, die entweder direkt fäkal-oral oder aber über kontaminierte Lebensmittel oder Trinkwasser weitergegeben werden.
Pathogenese: Nachdem die infektiösen magensaftresistenten Zysten in den menschlichen Körper aufgenommen wurden, entwickeln sich im Darm daraus die Trophozoiten, d. h. die vegetativen Lebensformen. Bei *E. histolytica* unterscheidet man innerhalb der Trophozoiten zwischen einer Minuta- und einer Magnaform. Die Magnaform ist in der Lage, die Darmwand zu invadieren. Das schafft sie mit Hilfe folgender Pathogenitätsfaktoren:

- Amoebapore der Typen A–C: Hierbei handelt es sich um porenbildende Peptide.
- Zysteinproteasen: Diese lösen die extrazelluläre Matrix auf.

Der Minutaform von *E. histolytica* wie auch *E. dispar* fehlen diese Pathogenitätsfaktoren weitestgehend. Allerdings kann sich die Minutaform unter geeigneten Bedingungen in die Magnaform umwandeln.
Typische Krankheitsbilder: Je nach Pathogenität und Amöbenart entstehen verschiedene Krankheitsbilder:

- **Asymptomatische intestinale Amöbiasis:** Sie wird durch *E. dispar* und die Minutaform von *E. histolytica* ausgelöst. Beide Erreger bleiben auf das Lumen des Dickdarms und des terminalen Ileums beschränkt, ohne klinische Symptome hervorzurufen.
- **Symptomatische (invasive) intestinale Amöbiasis:** Die Magnaform von *E. histolytica* dringt aufgrund ihrer Pathogenitätsfaktoren in die Wand des Dickdarms und gelegentlich des terminalen Ileums ein. Es kommt zur umschriebenen Geschwürbildung mit Nekrosezonen und einer tumorartigen Verdickung der Darmwand **(Amöbom).** Zu Beginn kommt es zu breiigen Durchfällen, die allmählich schleimig und dann blutig-himbeergeleeartig werden. Es entsteht das Vollbild der **Amöbenruhr,** das mit stärksten, krampfartigen Bauchschmerzen einhergeht (Tenesmen). Neben einer akuten Krankheit, die sich nach einer Inkubationszeit von ca. 2–4 Wochen entwickelt, kann seltener auch eine chronische Erkrankung auftreten, die über Jahre andauern kann. Aus der symptomatischen intestinalen Amöbiasis können folgende Komplikationen entstehen:
  - Über eine vom Darm ausgehende hämatogene Streuung befallen die Amöben die Leber. In dieser entstehen dann **Amöbenabszesse** (▶ Abb. 35.3). Von diesen Abszessen kann es per continuitatem zu einem Befall der Lunge kommen. Seltener geht von den Abszessen eine hämatogene Streuung der Amöben in Milz, ZNS und weitere Organe aus.
  - Sowohl bei der asymptomatischen als auch bei der symptomatischen intestinalen Amöbiasis kommt es nach Wandlung der Trophozoiten in Zysten zur Ausscheidung dieser Zysten über den Stuhl.

Diagnostik: Zunächst einmal können die Amöbentrophozoiten mit der Mikroskopie (PAS-Färbung) aus Stuhlproben nachgewiesen werden. Die Sensitivität einzelner Mikroskopien der Stuhlproben liegt leider nur bei knapp über 50 %. Darüber hinaus lässt sich die pathogene *E. histolytica* morphologisch nicht von der apathogenen *E. dispar* unterscheiden. Des Weiteren können die Erreger mikroskopisch in Material von Dickdarmbiopsien (ebenfalls nach PAS gefärbt) nachgewiesen werden. Wesentlich wichtiger ist aber der Ag-Nachweis im Stuhl mittels ELISA oder der serologische Ak-Nachweis, der nur bei der symptomatischen invasiven Amöbiasis (einschl. Leberamöbenabszessen) positiv ausfällt. Amöbenabszesse in der Leber und weiteren Organen lassen sich darüber hinaus auch gut mit bildgebenden Verfahren sichern (CT, MRT, Ultraschall etc.).
Prophylaxe: In Amöbenendemiegebieten sollte das Trinkwasser gründlich abgekocht (über 55 °C) und/oder gefiltert wer-

den (z. B. mit Katadyn-Filtern). Die übliche Chlorierung des Wassers reicht zum Abtöten der Amöben meist nicht aus. Parallel dazu sollte in Endemiegebieten auf den Verzehr von Salat und z. T. auch Obst verzichtet werden.

Therapie: Es werden Nitroimidazole (z. B. **Metronidazol)** eingesetzt. Parallel werden Kontaktamöbizide wie z. B. Furamid oder Humatin verwendet, die die Amöben lokal im Darm eliminieren.

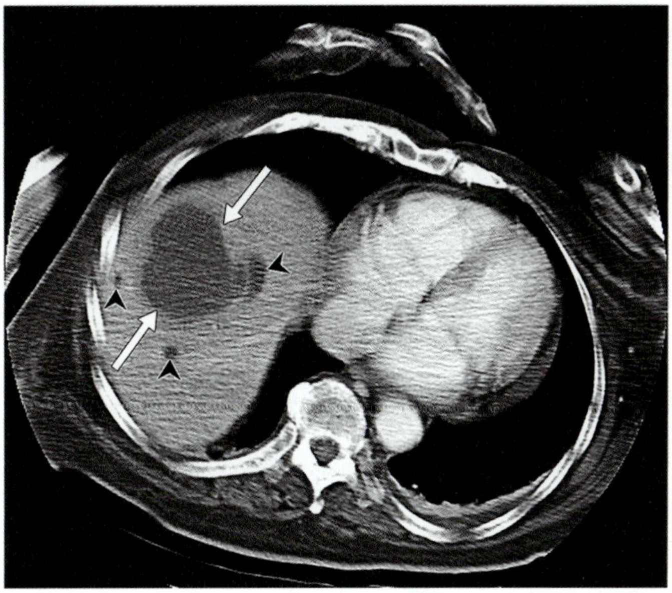

Abb. 35.3: Leberamöbenabszesse: große zentrale Abszesshöhle (weiße Pfeile) und mehrere kleine Abszesse (Pfeilspitzen). [31]

Akanthamöben

Es handelt sich um aerobe, fakultativ humanpathogene Amöben.

Reservoir: Diese Amöben finden sich sowohl im Erdboden als auch in der Luft und im Wasser. Auf den Menschen werden sie meist über das Einatmen zystenhaltiger Luft oder aber über Wasser übertragen.

Typische Krankheitsbilder:

- **Sklerosierende Amöbenkeratitis:** Meist über kontaminierte Kontaktlinsenspülflüssigkeit gelangen die Keime auf die menschliche Kornea und zerstören diese.
- Systemische Akanthamöbeninfektion: Nach inhalativer Aufnahme breiten sich die Amöben hämatogen von der Eintrittspforte in den gesamten Körper aus. Die Infektion verläuft meist asymptomatisch. Selten entsteht daraus bei Immunsupprimierten (z. B. bei HIV-Infizierten) die **granulomatöse Amöbenenzephalitis.**

Diagnostik: Neben einer *E.-coli*-Kultur von Untersuchungsmaterial eignet sich der molekularbiologische Nachweis des Erregers mit der PCR.

Prophylaxe: Kontaktlinsen (insb. weiche) und die dazugehörige Spülflüssigkeit müssen penibel hygienisch behandelt werden. Falls eine Kontamination nicht auszuschließen ist, sollten beide verworfen werden.

Therapie: Bei der granulomatösen Amöbenenzephalitis bietet sich ein Therapieversuch mit Amphotericin B an, bei der Keratitis sollte ein Versuch mit Natamycin, Neomycin oder dem Desinfektionsmittel Polyhexanid unternommen werden. Häufig hilft hier aber nur noch die Hornhauttransplantation.

- Augenscheinlichstes Symptom der kutanen Leishmaniose ist die sog. Aleppo- oder Orientbeule.
- Im Rahmen einer viszeralen Leishmaniose kommt es zu einer typischen Anämie, einer Hepatosplenomegalie und zu Fieberschüben.
- *T. brucei* ist der Erreger der Schlafkrankheit, die mit Anämien, Thrombozytopenien, Fieber, Gelenk- und Muskelschmerzen, Kopfschmerzen, Lymphknotenschwellungen, Schüttelfrost und einer Enzephalitis einhergeht.
- Die akute Chagas-Krankheit führt zu Fieber, Hepatosplenomegalie, Lymphadenopathie sowie Meningoenzephalitis und Myokarditis.
- Die chronische Form der Chagas-Erkrankung geht dagegen mit Megacor, Megaösophagus und Megakolon einher.
- In Industrieländern sind bis zu 20 % aller Frauen, aber höchstens 5 % aller Männer mit *T. vaginalis* befallen.
- Der Erreger der Amöbenruhr ist die Magnaform von *E. histolytica.*

ZUSAMMENFASSUNG

Sporozoen

Toxoplasma gondii

Dieser weltweit auftretende intrazelluläre Parasit kann allein in Deutschland bei bis zu 50 % aller Menschen serologisch nachgewiesen werden. Die Infektionsprävalenz nimmt altersabhängig zu. Daneben bestehen regionale Prävalenzunterschiede. Schätzungen gehen davon aus, dass ca. ein Drittel der gesamten Weltbevölkerung mit diesem Erreger infiziert ist. Für die apparente konnatale Toxoplasmose besteht eine (nichtnamentliche) Meldepflicht.

Reservoir: *T. gondii* ist nicht bes. wirtsspezifisch: Neben dem Menschen findet man den Erreger in Hunden, Katzen, Pferden, Rindern, Schafen, Schweinen und Vögeln.

Pathogenese: *T. gondii* vermehrt sich **ungeschlechtlich** in seinen **Fehl-** (der Mensch) oder **Zwischenwirten** (Nagetiere, Schweine, Schafe etc.). In diesen entstehen dann Zysten. Nachdem Katzen (die **Endwirte)** kontaminiertes Fleisch der Zwischenwirte zu sich genommen haben, vermehren sich die Toxoplasmen **geschlechtlich** in deren Enterozyten, wodurch Oozysten entstehen, die mit dem Kot ausgeschieden werden. Gelangen die Oozysten aus dem Katzenkot bzw. die Zysten aus den Zwischenwirten über belastetes Wasser und Nahrungsmittel in den Menschen, werden sie von Makrophagen im Darm aufgenommen und verschleppt, was zur Zysten- und Granulombildung im ganzen Körper führt, insb. jedoch in der Muskulatur, im RES und ZNS.

Typische Krankheitsbilder: Folgende Krankheitsbilder sind zu unterscheiden:

- **Primärinfektion mit** *T. gondii:* Bei **immunkompetenten Menschen** verläuft die Infektion meist asymptomatisch. Schwangere sind hier jedoch als Sonderfall zu betrachten: Sie selbst präsentieren keine Krankheitserscheinungen, es besteht jedoch die Gefahr einer **pränatalen Infektion** des Ungeborenen. Vom 1. bis zum 3. Trimenon steigt die diaplazentare Transmissionsrate des Parasiten (von 25 % auf bis zu 75 %). Es kann einerseits zu einem Abort und andererseits zu Chorioretinitis, Hepatitis, Hydrozephalus, Mikrozephalie und intrazerebralen Verkalkungen kommen. Während **Primärinfektionen von Immunsupprimierten** können Fieber, eine Hepatosplenomegalie, ein makulopapulöses Exanthem, eine Myokarditis, eine Meningoenzephalitis und eine nekrotisierende atypische Pneumonie auftreten. Sowohl bei Immunkompetenten als auch bei Immunsupprimierten kann eine zervikal betonte schmerzlose Lymphknotenschwellung entstehen **(Lymphadenitis toxoplasmotica, Piringer-Kuchinka-Lymphadenitis).**

> Eine Primärinfektion während der Schwangerschaft ist in aller Regel kein Grund für eine Interruptio. Zum einen tritt eine Primärinfektion nur in etwa 0,5 % aller Schwangerschaften auf. Zum anderen verläuft die pränatale Infektion in 75 % der Fälle asymptomatisch, in 15 % mit leichten Symptomen und nur in 10 % mit voller Ausprägung der o. g. Symptome.

- **Reinfektionen und Reaktivierungen:** Diese verlaufen bei Immunkompetenten (einschl. Schwangerer und ihrer ungeborenen Kinder) ohne klinische Symptome. Menschen, bei denen es inzwischen zu einer Immunsuppression gekommen ist (z. B. HIV-Infektion, Chemotherapie bei einer onkologischen Grunderkrankung), entwickeln klinische Symptome in Herz, Lunge und ZNS, einhergehend mit hoher Mortalität.

Diagnostik: Geeignet sind der serologische Ak-Nachweis und die PCR zur Bestätigung der Primärinfektion, da insb. bei Immunsupprimierten der Ak-Nachweis negativ ausfallen kann. Eine Beteiligung des ZNS lässt sich mit bildgebenden Verfahren oder der Liquor-PCR nachweisen. Nicht außer Acht bleiben sollte auch die Histologie vergrößerter zervikaler Lymphknoten, in denen man typischerweise, aber nicht pathognomonisch, eine kleinzellige epitheloidzellige Lymphadenitis vorfindet. Zum Nachweis einer pränatalen Infektion eignet sich die PCR aus Fruchtwasser. Postnatal ist eine pränatale Infektion häufig schwierig zu verifizieren, da die Serologie häufig wenig aussagekräftig ist: IgG-Antikörper können von der Mutter stammen, IgM sind häufig negativ. Abhilfe können hier die Liquor-PCR und bildgebende Verfahren schaffen.

Prophylaxe: Fleisch sollte entweder gründlich erhitzt oder ausreichend tiefgefroren werden. Risikopersonen (seronegative Schwangere, Immunsupprimierte etc.) sollten sich von Katzen fernhalten. Serologisch negative Schwangere sollten in regelmäßigen Abständen auf Toxoplasmen-IgM-Antikörper untersucht werden.

Therapie: Zum Einsatz kommt Pyrimethamin in Verbindung mit Sulfadiazin. Bei Schwangeren werden zusätzlich Folsäure und Spiramycin (Letzteres nur bis zur 15. SSW zur Reduktion der Übertragungsrate) gegeben. Bei HIV-Infizierten wird Pyrimethamin oft mit Clindamycin kombiniert.

Kryptosporidien

Diese Parasiten treten weltweit auf. Bei Immunkompetenten werden sie bei bis zu 5 % aller Diarrhöen isoliert, bei HIV-Infizierten immerhin bei bis zu 25 % aller Durchfälle.

Reservoir: Der Einzeller findet sich in den Ausscheidungen infizierter Menschen oder Tiere.

Pathogenese: Nach oraler Aufnahme entwickeln sich aus den Oozysten der Kryptosporidien die sog. Sporozoiten, die in die Enterozyten eindringen und sich in einer apikalen parasitophoren Vakuole intrazellulär vermehren. In einem mehrstufigen Prozess entstehen ungeschlechtliche und dann geschlechtliche Formen wie die Oozysten: Etwa drei Viertel der Oozysten sind dick und das restliche Viertel ist dünn umwandet. Die Dünnwandigen entwickeln sich bereits in dem Wirt, in dem sie entstanden sind, wieder zu Sporozoiten weiter und sorgen für eine endogene Reinfektion, die Dickwandigen werden mit dem Stuhl ausgeschieden und infizieren neue Wirte.

Typische Krankheitsbilder: Prinzipiell müssen zwei Krankheitsbilder unterschieden werden:

- Immunkompetente: Es entstehen harmlose, selbstlimitierende wässrige Diarrhöen.
- Immunsupprimierte: Es entstehen schwere, chronisch verlaufende, choleraähnliche Diarrhöen, die mit Bauchschmerzen, Erbrechen und Fieber einhergehen.

Diagnostik: Der Stuhl wird mikroskopisch mit einer modifizierten Ziehl-Neelsen-Färbung auf Oozysten untersucht. Daneben lassen sich im Stuhl Antigene nachweisen.

Prophylaxe: Da Kryptosporidienoozysten gegen die herkömmlich eingesetzten Chlor- oder Ozonkonzentrationen zur Trinkwasseraufbereitung resistent sind, muss das Wasser v. a. erhitzt werden (> 70 °C).

Therapie: Die einzige wirksame antiparasitäre Substanz gegen Kryptosporidien ist **Nitazoxanid.**

Plasmodien

Die im Folgenden vorgestellten vier Plasmodienarten *P. vivax, P. ovale, P. malariae* und *P. falciparum* sind die Erreger der Malaria, der häufigsten parasitären Infektionskrankheit der Tropen. Das Verbreitungsgebiet der Plasmodien ist an das Vorkommen ihres Vektors gebunden, der *Anopheles*-Mücke, welche die Erreger während ihrer Blutmahlzeit auf dem Menschen, meist nachts, überträgt. Daher werden derzeit die meisten neuen Malariafälle im tropischen Afrika, Asien und Mittel- und Südamerika verzeichnet (über 90 %). Durch den Klimawandel schreitet das Verbreitungsgebiet der *Anopheles*-Mücke allerdings immer weiter in Richtung Norden und Süden voran. Jährlich infizieren sich etwa 300 Mio. Menschen neu mit der Malaria, die meisten mit *P. falciparum*, und etwa 1,5 Mio. Menschen sterben daran, in der Mehrheit Kinder. Hierzulande hat die Malaria v. a. als **Reisekrankheit** mit relativ hoher Mortalität eine Bedeutung.

Reservoir: Reservoir für die Plasmodien ist einerseits der Mensch, in dem sich die ungeschlechtliche Vermehrung dieses Parasiten vollzieht, und andererseits die *Anopheles*-Mücke, der Vektor der Erkrankung, in der sich die geschlechtliche Vermehrung vollzieht. Die *Anopheles*-Mücke braucht eine Mindesttemperatur von knapp 18 °C, eine hohe Luftfeuchtigkeit und nahe gelegene stehende Gewässer, in denen sie sich fortpflanzen kann.

Pathogenese: Die Plasmodien durchlaufen einen Entwicklungszyklus mit einem **obligaten Wirtswechsel,** der im Folgenden vorgestellt wird:

- Geschlechtliche Fortpflanzung in der Mücke **(Gametogonie):** Beim Stich eines Menschen nehmen die Mücken **Gametozyten** mit dem Blut auf, zum einen die weiblichen **Makrogametozyten** und zum anderen die männlichen **Mikrogametozyten.** Aus diesen entwickeln sich die **Mikrogameten,** aus denen durch geschlechtliche Fortpflanzung die beweglichen **Ookineten** und schließlich **Oozysten** entstehen. Aus den Oozysten entwickeln sich dann Tausende von **Sporozoiten,** die in die Speicheldrüsen der Mücke einwandern und bei einem erneuten Stich eines Menschen auf diesen übertragen werden.
- Ungeschlechtliche Fortpflanzung im Menschen **(Schizogonie):** Die Sporozoiten wandern nach dem Stich der Mücke über den Blutkreislauf bis zur menschlichen Leber, wo sie sich in den Hepatozyten ungeschlechtlich vermehren **(präerythrozytäre Schizogonie).** Hierdurch entstehen die **(Gewebe-) Schizonten,** die mit dem Platzen der befallenen Leberzellen zu **Merozoiten,** Plasmodie zerfallen. Daneben bleiben einige Parasiten als **Hypnozoiten** (nur bei *P. vivax* und *P. ovale*) in der Leber zurück. Von diesen können auch noch nach Monaten und Jahren Rezidive ausgehen. Die frei gewordenen Merozoiten befallen anschließend die Erythrozyten, in denen sie sich in einer parasitophoren Vakuole erneut ungeschlechtlich fortpflanzen **(erythrozytäre Schizogonie).** Es entstehen wiederum Merozoiten, die nach dem Zerfall ihrer erythrozytären Wirte weitere, noch unbefallene Erythrozyten infizieren. Nach mehreren ungeschlechtlichen Vermehrungszyklen entstehen aus einem Teil der Merozoiten Mikro- und Makrogametozyten in den Erythrozyten, die Geschlechtsformen, die auf den erneuten Stich einer *Anopheles*-Mücke warten, um von dieser aufgenommen zu werden.

> Durch den Zerfall der Erythrozyten in regelmäßigen Abständen und das damit einhergehende Freiwerden der Merozoiten entsteht das pathognomonische Wechselfieber: Bei *P. falciparum, P. ovale* und *P. vivax* geschieht dies in einem Intervall von 2 Tagen (d. h. am 1., 3. Tag etc.) und bei *P. malariae* in einem Intervall von ca. 3 Tagen (d. h. am 1., 4. Tag etc.).

Für das durch die Plasmodien verursachte klinische Bild sind neben dem Entwicklungszyklus einige allgemein durch Plasmodien ausgelöste pathogenetische Faktoren wichtig. Viele dieser allgemeinen Faktoren werden noch nicht ausreichend verstanden. Ein Teil der anderen soll am Beispiel von *P. falciparum* vorgestellt werden:

- **Knobs:** *P. falciparum* sorgt für die Expression dieser Proteine auf der erythrozytären Oberfläche, welche die Adhäsion an das epitheliale ICAM-1 fördern. Knobs erhöhen somit die Adhärenz an die Wand postkapillärer Venolen und an weitere Erythrozyten. Beide Mechanismen schützen die Plasmodien vor der Elimination in der Milz, führen aber zur Gefäßverstopfung. Zusammen mit der **Anämie,** die durch den Erythrozytenzerfall entsteht, kommt es zu kritischen Gewebehypoxien, die v. a. das Gehirn schädigen.
- **Glykosyl-Phosphatidylinositol:** Diese von *P. falciparum* produzierte Substanz stimuliert die Bildung von IL-1, IL-6, NO und TNF-α. Das führt zu Fieberanfällen, und das NO beeinflusst die zerebrale Malaria negativ.
- **PGD_2, PGE_2 und $PGF_2α$:** Durch die Bildung dieser Stoffe durch *P. falciparum* kommt es zu Fieber und zur Immunsuppression.

- **Ag-Varianz:** Damit entziehen sich die Plasmodien der menschlichen Immunabwehr.

Besonders aus dem letztgenannten Punkt wird ersichtlich, warum die Immunität keinen vollständigen Schutz bietet. Sie erhöht allerdings die Widerstandsfähigkeit gegen eine erneute Infektion. Dadurch wird klar, warum v. a. Kinder in Endemiegebieten und Touristen, die nie zuvor Kontakt mit Plasmodien hatten, die höchste Sterblichkeit aufweisen. ▸ Abbildung 36.1 fasst den Entwicklungszyklus der Plasmodien noch einmal schematisch zusammen.

Typische Krankheitsbilder: Die **Malaria** (Syn. schlechte Luft). Nach einer Inkubationszeit zwischen 7 und 35 Tagen kommt es zunächst zu unspezifischen Allgemeinsymptomen, wie Abgeschlagenheit, Kopf- und Gliederschmerzen, Übelkeit und zunächst kontinuierlichem Fieber, die einem grippalen Infekt gleichen können. Je nach Erreger entwickeln sich dann unterschiedliche Formen der Malaria:

- *P. falciparum* ist der Verursacher der **Malaria tropica** (Syn. **bösartige Malaria**). Neben Fieber, das oft, aber nicht immer alle 2 Tage wiederkehrt, kommt es zu einer schweren Anämie, Hepatosplenomegalie, Hämorrhagien, einem Lungenödem, einer Niereninsuffizienz mit oder ohne Hämoglobinurie (Schwarzwasserfieber) und einer DIC. Nicht selten treten Mikrothromben im Gehirn (Mechanismus s. o.) im Rahmen einer **zerebralen Malaria** (▸ Abb. 36.2) auf. Die zerebrale Malaria bedingt neurologische Ausfälle und führt im schlimmsten Fall zu Koma und Tod. Die Prognose der Malaria tropica hängt vom Zeitpunkt der Diagnose ab. Ohne Therapie tritt der Tod (bei Mitteleuropäern) in bis zu zwei Drittel der Fälle ein.
- *P. vivax* und *P. ovale* verursachen die **Malaria tertiana (benigne Malaria).** Es kommt zu Fieber am 1. Tag der symptomatischen Erkrankung und dann wieder am 3. Tag, daher der Name **Dreitagefieber.** Die Prognose ist gut, wenngleich auch bis zu 5 Jahre nach der Infektion noch Rezidive beobachtet werden.
- *P. malariae* ist der Erreger der **Malaria quartana,** mit alle 4 Tage ansteigendem Fieber. Die Prognose ist ebenfalls gut, obwohl Rezidive noch bis zu 30 Jahre nach der Infektion auftreten können.
- Selten tritt sie als **Malaria quotidiana** mit tgl. Fieberanfällen auf. Ursache ist eine in etwa 5 % aller Krankheitsfälle vorkommende Mischinfektion zweier Plasmodienarten mit überlagerten Zyklen.

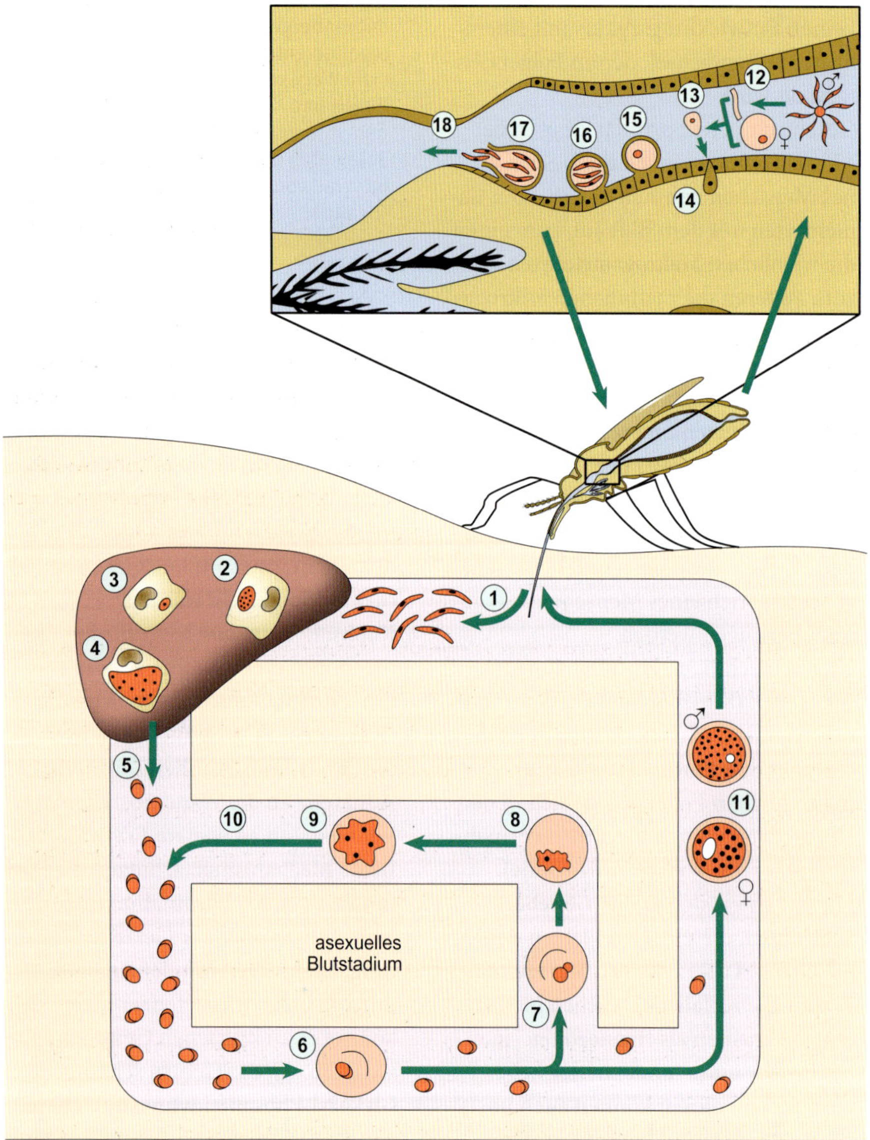

Abb. 36.1: Entwicklungszyklus der Plasmodien in Mensch und *Anopheles*-Mücke. Die Sporozoiten gelangen beim Stich der *Anopheles*-Mücke mit dem Speichel in den Menschen (1). Über den Blutweg erreichen sie die menschliche Leber (2), wo durch ungeschlechtliche Vermehrung in den Leberzellen Schizonten (3, 4) entstehen. Nach ca. 2 Wochen zerplatzen die Leberzellen, und die Schizonten zerfallen zu Merozoiten (5), die in die Erythrozyten eindringen (6) und sich dort ungeschlechtlich vermehren (7–9). Aus diesen gehen wiederum Merozoiten hervor (10), die entweder weitere Erythrozyten befallen, in denen sie erneut eine ungeschlechtliche Vermehrung durchmachen (6), oder sie entwickeln sich in den Erythrozyten zu Gametozyten (11), die bei einem erneuten Stich in die Mücke übergehen. Im Darm der Mücke entstehen durch Vereinigung der Gameten (12) Zygoten (13), die in die Darmwand eindringen (14) und sich zu Oozysten entwickeln (15). Aus diesen entstehen Sporozoiten (16), die in die Speicheldrüsen der Mücken einwandern (17, 18). [2]

Es gibt Menschen, bei denen die Malaria natürlicherweise harmloser verläuft. Das ist beispielsweise bei einer Milchdiät (mangelnde Zufuhr von p-Aminobenzoesäure aufgrund eines Abfalls von Vitamin H_1, was wiederum die Entwicklung der Plasmodien behindert), der Sichelzellanämie, dem Glukose-6-Phosphat-Dehydrogenase-Mangel oder der β-Thalassämie der Fall.

Diagnostik: Am Anfang steht die Anamnese: Urlaubsort, Fieber und Müdigkeit unklarer Genese etc. Eine wichtige Rolle spielt die Mikroskopie nach Giemsa gefärbter Blutausstriche. Sie zeigt nach max. 2 Wochen verschiedene Entwicklungsstadien in den Erythrozyten an. Zudem existieren mehrere Ag-Schnelltests (Nachweis der parasitären Laktatdehydrogenase und des Antigens HRP2), 1–2 Wochen nach Infektion lassen sich serologisch Antikörper nachweisen.

Prophylaxe: Nach gründlicher **ärztlicher Beratung** vor Reiseantritt sollten folgende Maßnahmen während der Reise in Endemiegebiete ergriffen werden:

- **Expositionsprophylaxe:** Sie dient dem Schutz vor Mückenstichen. Zur Verfügung stehen schutzbietende Kleidung (lange Ärmel und Hosenbeine, Imprägnierung der Kleidung mit Insektiziden), Repellents (z. B. Jaico-Salbe), Mückennetze, nächtliches Schließen der Fenster etc.
- **Chemoprophylaxe:** Es kommen die blutschizontoziden Mittel Atovaquon und Chloroquin (jeweils in Kombination mit Proguanil), Doxycyclin und Mefloquin zum Einsatz. Die Prophylaxe sollte 2 Wochen vor Reiseantritt begonnen und bis 4 Wochen nach Reiseende weitergeführt werden. Bei Kurzreisen in Endemiegebiete kann die Prophylaxe auch entfallen, und die mitgeführten Medikamente werden nur im Notfall im Sinne einer Selbstbehandlung bei malariaverdächtigen Symptomen eingesetzt.

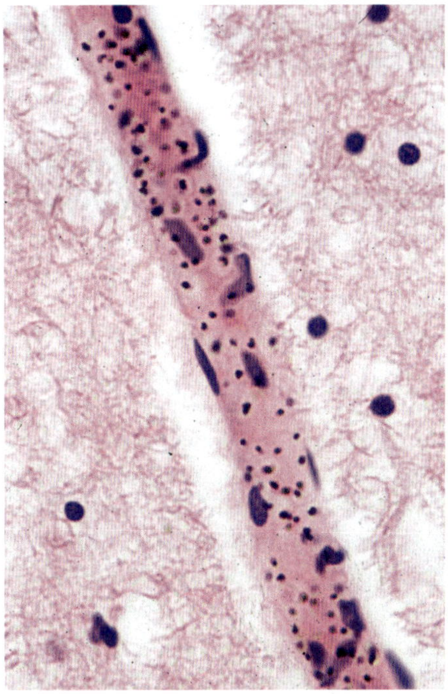

Abb. 36.2: Zerebrale Malaria im Rahmen einer Malaria tropica (HE-Präparat). Die Parasiten und ihr Malariapigment zeigen sich innerhalb der Erythrozyten einer Kapillare im ZNS. [32]

- Eine **Impfung** steht zwar in Aussicht, ist derzeit aber noch nicht verfügbar.

Therapie: Die verwendeten Wirkstoffe entsprechen meist denen zur Chemoprophylaxe. **Chinin, Chloroquin, Proguanil** und **Mefloquin** wirken blutschizontozid. Sie können gegen (fast) alle Formen der Malaria eingesetzt werden, mit Ausnahme der häufig gegen Chloroquin resistenten Malaria tropica. Bei ihr wird Mefloquin in Verbindung mit Chinin gegeben. Bei Malaria tertiana und quartana kommt häufig die Kombination aus Chinin und Chloroquin zum Einsatz. Chinin darf bei einem Glukose-6-Phosphat-Dehydrogenase-Mangel nicht verwendet werden, Mefloquin kann Psychosen hervorrufen. Ein weiteres Mittel ist **Halofantrin,** das bei therapieresistenter Malaria tropica zum Einsatz kommt. Auch dieses Mittel wirkt blutschizontozid. Ein weiterer Wirkstoff ist **Primaquin,** welches in Kombination mit Chloroquin gegen die Malaria tertiana und quartana Verwendung findet. Außerdem werden **Tetrazykline** und das pflanzliche **Artesiminin** benutzt, das auch gegen die Malaria tropica wirkt.

- Nach einer Primärinfektion Immunsupprimierter mit dem Erreger *T. gondii* kann es zu Fieber, einer Hepatosplenomegalie, einer generalisierten Lymphknotenschwellung, einem makulopapulösen Exanthem, einer Myokarditis, einer Meningoenzephalitis und einer nekrotisierenden atypischen Pneumonie kommen.
- Kryptosporidien verursachen bei HIV-Infizierten bis zu 25 % aller Durchfallerkrankungen. Bei diesen Patienten entstehen schwere, chronisch verlaufende, choleraähnliche Diarrhöen, die mit Bauchschmerzen, Erbrechen und Fieber einhergehen.
- Der Vektor der Plasmodien ist die *Anopheles*-Mücke. Die Verbreitung der Malaria ist an das Vorkommen dieses Insekts gebunden.
- *P. vivax* und *P. ovale* verursachen die Malaria tertiana, *P. malariae* die Malaria quartana und *P. falciparum* die Malaria tropica.
- Von allen Malariaformen hat die Malaria tropica die schlechteste Prognose.
- Eine Chemoprophylaxe in Malariaendemiegebieten sollte 2 Wochen vor Reiseantritt begonnen und bis zu 4 Wochen nach Reiseende fortgeführt werden. Bei Kurzreisen in Endemiegebiete können auf eine Chemoprophylaxe verzichtet und entsprechende Chemotherapeutika nur als Notfallmedikamente mitgeführt werden.

ZUSAMMENFASSUNG

Bandwürmer (Zestoden)

Tänien

Medizinisch entscheidend sind v. a. der **Rinderbandwurm** (*T. saginata*) und der **Schweinebandwurm** (*T. solium*). In Deutschland ist der Rinderbandwurm häufiger als der Schweinebandwurm. Bei Rinder- und Schweinebandwürmern ist der Mensch i. d. R. der **Hauptwirt.** Der Rinderbandwurm kann eine Länge von 10 m, der Schweinebandwurm von 5 m erreichen. Menschen können immer nur einen einzigen dieser Würmer beherbergen, da er Stoffe absondert, welche die Entwicklung anderer Würmer behindern.

Reservoir: Für den Menschen relevante Reservoir ist ungenügend gegartes oder rohes, mit Finnen (Syn. Larven) befallenes Schweine- bzw. Rindfleisch.

Pathogenese: Der geschlechtsreife Wurm (ein Zwitter) lebt im Darm des Hauptwirts (in diesem Fall der Mensch) und gibt seine **Eier** mit den Proglottiden (seine Glieder) in die Umwelt ab. Diese gelangen durch orale Aufnahme **in den Nebenwirt (Rind/Schwein).** Dort entwickeln sich die Eier zu **Larven bzw. Finnen.** Diese gelangen ins Gewebe (Leber, Gehirn oder auch Muskulatur). Dort ruhen sie. Werden diese Gewebe zu Nahrung für den Menschen gemacht, gelangen die Larven in den menschlichen GIT und entwickeln sich zum erwachsenen Wurm. Sollte der Mensch die Eier eines Wurms aufnehmen, dessen Hauptwirt er normalerweise ist, kann er in seltenen Fällen auch Nebenwirt dieses Wurms werden. Dann entwickeln sich die Eier in ihm zu Larven. Sie gelangen in viele Organe, wobei sie v. a. das ZNS befallen.

Typische Krankheitsbilder: Ist der Mensch Träger des Wurms und damit Hauptwirt, entwickelt er eine **Täniose.** Nach einer langen Inkubationszeit können Gewichtsabnahme und unspezifische Symptome wie Unwohlsein, Apathie und Anämie auftreten. Trägt der Mensch die Eier dagegen in sich und ist damit Nebenwirt, entwickelt er eine **Zystizerkose.** Die verschiedensten Symptome können auftreten, und es kommt zur gefährlichsten Manifestation einer Bandwurminfektion mit möglichem Befall von Augen, Muskeln oder ZNS. Symptomatisch äußert sich dies in neurologischen Ausfällen, Krampfanfällen oder Erblindung.

Diagnostik: Die Diagnose kann nur durch Mikroskopie der Proglottiden nach Abgang im Stuhl gestellt werden.

Prophylaxe: Wichtig ist der Verzicht auf Verzehr von rohem Fleisch, des Weiteren helfen Kochen und langes Einfrieren, die Larven zu inaktivieren. Die Aufnahme der Eier lässt sich nur durch striktes hygienisches Verhalten verhindern.

Therapie: Therapiert wird oral mit Praziquantel, das sowohl bei der Täniose als auch bei der Zystizerkose indiziert ist.

Echinokokken

Von medizinischem Interesse sind v. a. **Hundebandwurm** (*E. granulosus* bzw. *E. cysticus*) und **Fuchsbandwurm** (*E. multilocularis*). Bei beiden ist der Mensch praktisch immer **Nebenwirt** (Fehl- bzw. Zwischenwirt, ▸ Abb. 37.1).

Reservoir: Die Infektionsquelle sind häufig Beeren, die mit Hunde- oder Fuchskot kontaminiert sind und Wurmeier tragen.

Pathogenese: Die Hauptwirte der Echinokokken sind Hund und Fuchs. Diese scheiden die Eier des Wurms mit dem Kot aus. Durch orale Aufnahme z. B. mit Kot kontaminierter Beeren infiziert sich der Mensch damit. Im Dünndarm entwickeln sich aus den Eiern die Larven. Diese gelangen durch die Darmwand in die Blutbahn und von hier in jedes beliebige Organ: In 60 % aller Fälle wird die Leber befallen, es folgen die Lunge (ca. 30 %), das Peritoneum und alle anderen Organe. Dort wachsen die

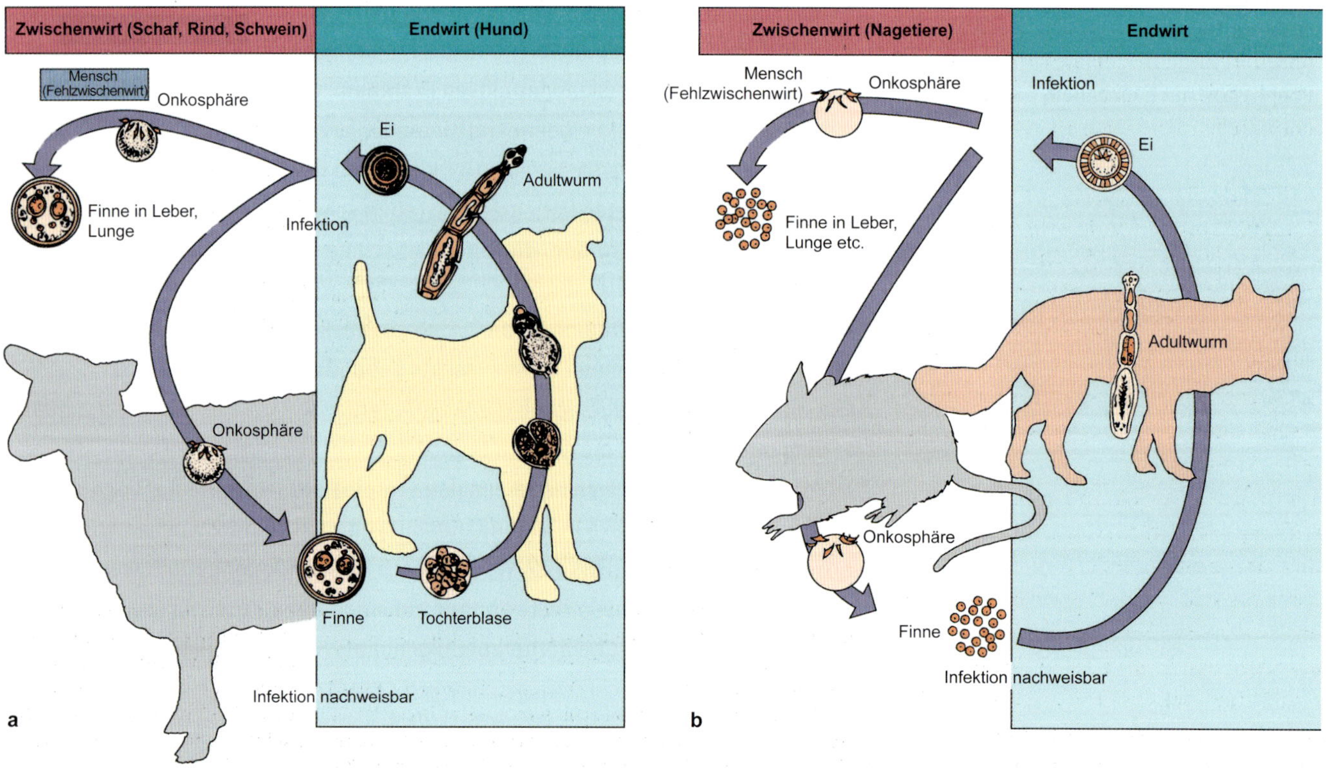

Abb. 37.1: Lebenszyklen von Echinokokken: Hundebandwurm (a) und Fuchsbandwurm (b). [10]

Larven langsam heran und wirken raumfordernd (durch die Zystenbildung).

Typische Krankheitsbilder: Die Echinokokkose ist eine seltene Infektionskrankheit, die eine lange Inkubationszeit (mehrere Jahre) aufweist. Beim Befall mit den Hundebandwurmeiern entwickelt sich die **zystische Echinokokkose,** während beim Befall mit den Fuchsbandwurmeiern die **alveoläre Echinokokkose** entsteht. Die zystische Echinokokkose äußert sich in einer mindestens 20 cm großen, flüssigkeitsgefüllten Zyste **(Hydatide).** Die alveoläre Echinokokkose führt zu schlecht abgrenzbaren alveolär-zystischen Gebilden. Der Fuchsbandwurm wächst invasiv und neigt zur lymphogener und hämatogener Streuung.

Diagnostik: Die Zysten können mit bildgebenden Verfahren, z. B. Sonografie und CT, diagnostiziert werden. Außerdem lassen sich serologisch Antikörper nachweisen.

> Die Zysten dürfen diagnostisch nicht punktiert werden. Dies kann sowohl zu einer Streuung als auch zu einem **anaphylaktischen Schock** führen, der u. U. tödlich endet.

Therapie: Die Zysten sollten chirurgisch entfernt werden. Bei *E. multilocularis* ist die Resektion häufig schwierig, da die Leber diffus und die Lunge zusätzlich befallen sind. In dem Fall muss palliativ mit Mebendazol oder Albendazol medikamentös behandelt werden.

Saugwürmer (Trematoden)

Schistosomen (*S. mansoni, S. japonicum* und *S. haematobium*) und *Fasciola hepatica*

Reservoir: Die Hauptinfektionsquelle der Schistosomen ist mit diesen kontaminiertes Wasser. Die wichtigste Infektionsquelle von *F. hepatica* sind mit dieser kontaminierte Wasserpflanzen.

Pathogenese: Der Wurm macht einen Entwicklungszyklus durch (▸ Abb. 37.2): Menschen sind **Hauptwirte** der Saugwürmer. Infizierte Menschen scheiden die Eier aus, die dann in Wasser gelangen, v. a. in warmes Süßwasser, wo sie sich zu Mirazidien entwickeln. Diese wandern in Schnecken, entwickeln sich ungeschlechtlich zu adulten Larven und gehen zurück in das Wasser. Ab hier unterscheidet sich der Entwicklungszyklus von *Schistosoma* und *F. hepatica.* Der Mensch infiziert sich, indem die **adulte** *Schistosoma*-**Larve** aktiv perkutan durch die Haut in ihn eindringt (Swimmer's itch, Schwimmbadkrätze). Sie gelangt in den venösen Blutkreislauf, wo sie sich geschlechtlich vermehrt. Die entstandenen Wurmweibchen setzen ihre Eier frei, die nun die Leber, den Darm oder die Harnblase befallen und eine Entzündung auslösen.

Die *F.-hepatica*-**Larven** setzen sich an Wasserpflanzen, bes. Kresse, fest und gelangen so mit der Nahrung in den Menschen. Durch die Darmwand erreichen sie über die Peritonealhöhle die Leber. Nach mehreren Wochen gelangen sie in die Gallenwege, wo sie geschlechtsreif werden.

Typische Krankheitsbilder: *S. mansoni* und *S. japonicum* wandern nach aktiv perkutanem Eindringen in den Menschen über die Blutbahn in Leber und Dickdarm, wo sich das Bild einer chronischen Hepatitis mit Hepatomegalie und einer Darmbilharziose (hämorrhagisch-ulzeröse Diarrhö mit Tenesmen; DD: Amöbiasis, Shigellose) zeigt. *S. haematobium* (Vorkommen in Afrika) geht über die Blutbahn zur Harnblase und verursacht eine Blasenbilharziose (hämorrhagische Zystitis). Die Inzidenz für die Entwicklung eines Blasenkarzinoms steigt erheblich. *F. hepatica* geht in die Leber und die Gallengänge. Folgen sind eine chronische Hepatitis, die sich bis zu einer Leberzirrhose entwickeln kann (Inzidenz: cholangiozelluläres Karzinom ↑↑), und ein Verschlussikterus.

Diagnostik: Diagnostisch ist es wichtig, die Eier im Urin, Stuhl oder Gallensaft nachzuweisen. Auch ein Ak-Nachweis ist möglich.

Therapie: Mittel der Wahl zur Behandlung von *S. mansoni* und *S. japonicum* ist Praziquantel. *S. haematobium* sollte bei Vorliegen einer Blasenbilharziose mit Metrifonat behandelt werden, ansonsten ebenfalls mit Praziquantel. *F. hepatica* wird mit Triclabendazol therapiert.

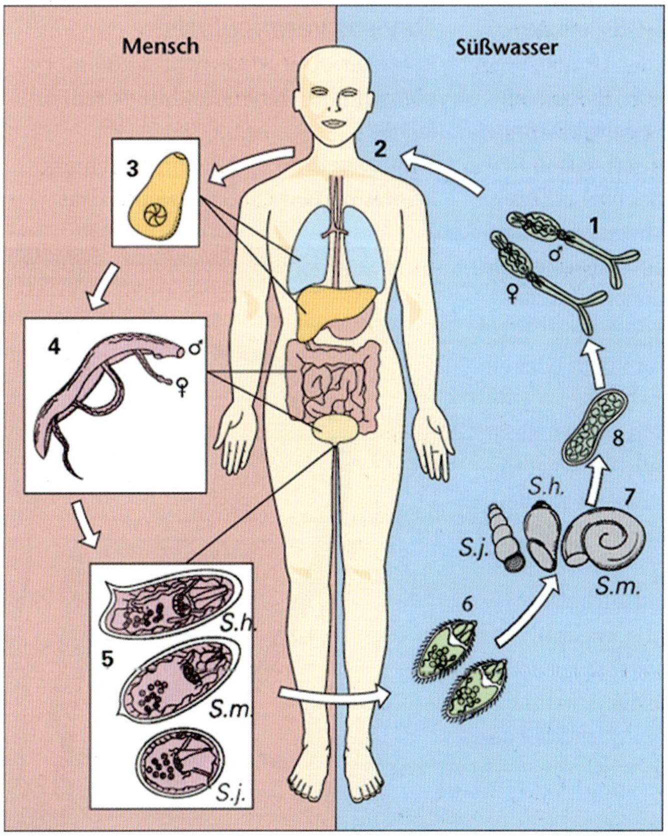

Abb. 37.2: *S.-mansoni*-Entwicklungszyklus: Zerkarien (1), die frei im Wasser schwimmen, dringen in die ungeschützte Haut ein (2). Dort werden sie zu schwanzlosen Schistosomulae (3) und wandern über das Blut in Lunge und Leber. Schließlich reifen sie in Blasen (*Schistosoma haematobium*) oder Darmvenen (*S.* mansoni, S. japonicum) heran (4). Nach 6–12 Wochen produzieren sie speziestypische Eier (5), die sich durch die Wand ins Blasen- oder Darmlumen bewegen und mit Urin oder Stuhl ausgeschieden werden (6). Im Süßwasser werden sie dann von Wasserschnecken als Zwischenwirten (7) aufgenommen und entwickeln sich zu Sporozysten (8). Wiederum folgt darauf die Freisetzung von Zerkarien (1). [2]

Rundwürmer (Nematoden)

Spulwurm *(Ascaris lumbricoides)*

Reservoir: *A. lumbricoides* lebt in Menschen und Tieren (z. B. Hunden).

> Im Gegensatz zu den Bandwürmern trägt ein Mensch immer Hunderte von Spulwürmern gleichzeitig in sich.

Pathogenese: Der adulte Wurm ist groß (etwa 15–40 cm lang) und macht einen charakteristischen Entwicklungszyklus durch: Die Eier werden mit dem Kot ausgeschieden und gelangen in Wasser und Nahrung. Mit Aufnahme von Wasser sowie Nahrung oder per Schmierinfektion gelangt der Wurm in den Menschen. Die Larve, die sich aus den Eiern im Menschen entwickelt, wandert vom GIT über das Blut in die Alveolen der Lunge. Von dort wird sie hochgehustet und wieder verschluckt (**„tracheale Wanderung“**). Wieder im Darm angekommen, entwickelt sich im Dünndarm aus der Larve der adulte Wurm, der wiederum Eier produziert, die mit dem Stuhl ausgeschieden werden (▶ Abb. 37.3).
Typische Krankheitsbilder: Es kann zu unklaren, uncharakteristischen Darmbeschwerden mit Übelkeit, Erbrechen, Durchfall, Gewichtsabnahme und Anämie kommen. In der Lunge verursacht der Spulwurm eine flüchtige **eosinophile Pneumonie.** Komplikationen bestehen sehr selten, jedoch kann sich eine Cholangitis, eine Hepatitis, ein Ileus oder eine Pankreatitis entwickeln.
Diagnostik: Diagnostisch müssen die Eier im Stuhl mikroskopisch nachgewiesen werden. Außerdem besteht wie bei fast allen Wurminfestationen eine Bluteosinophilie.
Prophylaxe: Wieder sind allgemeine Hygienemaßnahmen wichtig, wie z. B. Lebensmittel- und Trinkwasserhygiene.
Therapie: Zur Therapie des Askaridenbefalls stehen Mebendazol, Albendazol oder Pyrantel zur Verfügung.

Hakenwurm *(Ancylostoma duodenale)*

Reservoir: Auch dieser Wurm lebt in Menschen und Tieren.
Pathogenese: Der adulte Wurm ist mit **etwa 0,7–1,8 cm klein.** Die Eier werden mit dem Kot ausgeschieden und gelangen so in das Wasser, wo sie sich zu Larven entwickeln. Diese dringen von dort perkutan in die Blut- sowie Lymphbahn ein und vollziehen ebenfalls die **tracheale Wanderung.** Durch Verschlucken gelangen sie in den GIT, wo sie geschlechtsreif werden. Man trägt immer Hunderte Würmer gleichzeitig. Der Wurm hakt sich im Darm ein und ernährt sich von Blut, wobei jeder Wurm pro Tag ca. 0,1–0,2 ml Blut schmarotzt.
Typische Krankheitsbilder: Es kommt zur sog. **Ankylostomiase,** die sich in einer Gewichtsabnahme, unklarer Bauchsymptomatik, Obstipation, Ekel etc. äußert. Durch das Blutsaugen der Hakenwürmer entwickelt sich eine Eisenmangelanämie.
Diagnostik: Auch hier können nur die Eier aus Stuhlisolaten mikroskopisch nachgewiesen werden.
Therapie: Die Therapie besteht aus Mebendazol, Albendazol oder Pyrantel.

Madenwurm *(Enterobius/ Oxyuris vermicularis)*

Reservoir: Der Madenwurm kommt bei Mensch und Tier vor und ist extrem infektiös.
Pathogenese: Der Madenwurm muss keinen Wirtswechsel vollziehen. Das Weibchen legt nachts seine Eier in die Analfalte, was zu Juckreiz führt. Man kratzt sich, und der Erreger wird durch Schmierinfektion am Betroffenen selbst und an andere verbreitet.
Typische Krankheitsbilder: Das typische Symptom ist der **Pruritus ani,** der durch die anal abgelegten Eier entsteht. Es entwickelt sich die sog. **Enterobiose,** die i. d. R. harmlos verläuft. Es kann v. a. bei Kindern zu einer Appendizitis kommen. Bei Frauen können Entzündungen der Vagina, der Ovarien oder des Uterus auftreten. Im schlimmsten Fall kann sich sogar eine Darmperforation entwickeln.
Diagnostik: Bei starkem Befall zeigen sich die madenförmigen Würmer im Stuhl und sind schon mit bloßem Auge erkennbar. Am besten eignet sich jedoch die sog. **Tesa-Probe der Analfalte.** Besonders morgens befinden sich immer einige Eier auf der Perianalhaut. Man kann nun auf einem Klebestreifen, den man auf diese aufgeklebt, mikroskopisch die Eier nachweisen (▶ Abb. 37.4).
Prophylaxe: Man sollte wie bei fast allen Würmern hygienische Grundregeln, wie z. B. das Händewaschen, befolgen. Außerdem muss die ganze Familie gemeinsam und konsequent behandelt werden.

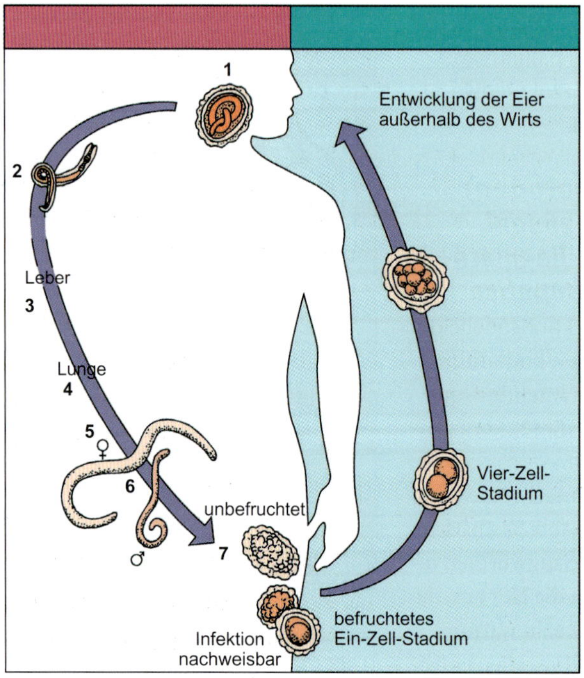

Abb. 37.3: Entwicklungszyklus von *A. lumbricoides*. 1. Orale Eieraufnahme. 2. Wanderung in den GIT und Schlüpfen der Larven. 3. Über das Blut und die Leber gelangen die Larven in die Lunge. 4. Tracheale Wanderung. 5. Ankunft im Darm. 6. Entwicklung der Larve zum adulten Wurm. 7. Eierausscheidung. [10]

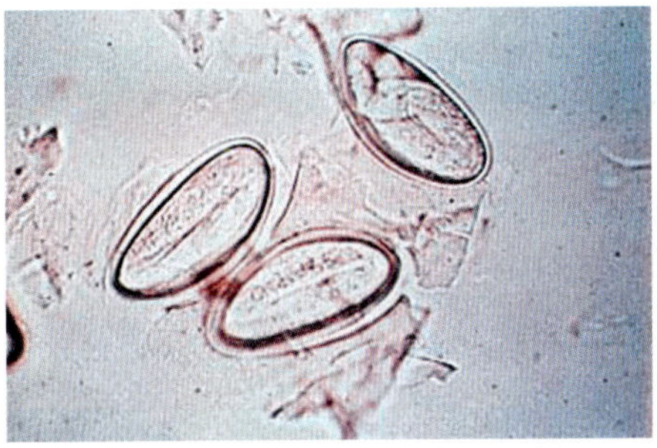

Abb. 37.4: Mikroskopischer Nachweis der *E.-vermicularis*-Eier. [26]

Therapie: Auch hier wird mit Mebendazol, Albendazol oder Pyrantel behandelt.

Fadenwürmer *(Filarien)*

Im Folgenden werden *Filaria bancrofti* (Wuchereria bancrofti) und Onchocerca volvulus vorgestellt.

Reservoir: Infektionsquelle sind hauptsächlich Stechinsekten. *O. volvulus* wird insb. von ganz speziellen Stechinsekten übertragen, den Kriebelmücken.

Pathogenese: Der Mensch ist Hauptwirt der Fadenwürmer. Werden infizierte Menschen von blutsaugenden Insekten gestochen, gehen die sog. **Mikrofilarien** (Syn. für die Larven) in die Insekten über, die als Zwischenwirte dienen. Diese können nun andere Menschen stechen, und die Mikrofilarien gelangen dann auf diesem Weg wieder in die Blut- und Lymphgefäße des Menschen.

Typische Krankheitsbilder:

- *F. bancrofti* bzw. *W. bancrofti* verstopft die Lymphgefäße und verursacht **Lymphödeme.** Im schlimmsten Fall entwickelt sich durch Chronifizierung die sog. **Elefantiasis** bes. der unteren Extremität.
- *O. volvulus*, der zweite wichtige Vertreter der Fadenwürmer, ist ein Bindegewebsparasit. Er befällt die kleinen Blutgefäße des Auges, wodurch eine **Endophthalmitis** entsteht. Als solches ist er der Erreger der **Onchozerkose** bzw. **Flussblindheit,** die zur Erblindung führen kann. Des Weiteren führt er zur Dermatitis und zu Knoten in der Subkutis **(Onchozerkome).**

Diagnostik: Häufig ergibt sich die Diagnose durch das klinische Bild. Zudem wird sie durch Nachweis der Mikrofilarien im Blut (v. a. bei *W. bancrofti*), in Hautproben oder Auge (v. a. bei *O. volvulus*) gestellt.

Therapie: Die *F.-bancrofti*-Infektion kann mit Albendazol und Diethylcarbamazin (DEC) behandelt werden. Die *O.-volvulus*-Infektion wird mit Ivermectin therapiert.

Trichinen

Bei den Trichinen handelt es sich um gewebepathogene Rundwürmer. Es sind derzeit acht Arten beschrieben, von denen die für den Menschen wichtigste, **Trichinella spiralis,** im Folgenden besprochen wird. Die durch die Trichinen ausgelöste Trichinellose findet sich am häufigsten in Südosteuropa mit jährlichen Inzidenzen von 5–10 Fällen pro 100.000 Einwohner.

Reservoir: Mit *Trichinella*-Larven kontaminiertes rohes Fleisch, wie z. B. Schweine- oder Rindfleisch.

Pathogenese: Der Mensch infiziert sich durch Verzehr von Fleisch, welches eingekapselte *Trichinella*-Larven enthält. Im Rahmen der Verdauung werden die Larven frei und heften sich an das Dünndarmepithel an, wo die Larven geschlechtsreif werden. Die Weibchen setzen tgl. etwa 1.000 Larven ab, die durch die Lamina propria wandern; über das Blut- und Lymphsystem können sie in jedes Körperorgan gelangen. Dort angekommen, befallen sie die quergestreifte Muskulatur. Zunächst liegen sie längsgestreckt in der Muskelzelle, dann rollen sie sich spiralig ein. Jetzt sind die Larven bereits infektiös. Der menschliche Körper seinerseits kapselt den Erreger ab. Im Verlauf von mehreren Monaten bis Jahren verkalkt diese Kapsel. In ihrem Inneren können die Larven bis zu 30 Jahre überleben und darauf warten, von einem neuen Wirt erneut oral aufgenommen zu werden.

Typische Krankheitsbilder: Die Schwere der **Trichinellose** hängt von der Anzahl der Larven ab. Eine geringe Anzahl kann leichte Symptome verursachen, während eine große Larvenzahl (> 2.000), wenn auch selten, zum Tod führen kann. Des Weiteren lässt sich die Trichinellose in zwei Phasen einteilen. Die intestinale Phase äußert sich in Übelkeit, Erbrechen, Durchfall und leichtem Fieber. In der extraintestinalen Phase kommt es zu Atem- sowie Schluckbeschwerden, Fieber, Gesichtsödem, Ödemen der Augenlider, Konjunktivitis, Myositis und einem Hautexanthem. Komplikationen bestehen in der Entwicklung einer Meningoenzephalitis, einer Myokarditis und einer Pneumonie.

Diagnostik: Der Nachweis der Trichinellen im Stuhl oder Blut ist zwar möglich, gelingt jedoch nur selten. Hauptdiagnostikum ist der mikroskopische Nachweis der Trichinellen in Muskelbiopsien.

Prophylaxe: Als wichtigste therapeutische Maßnahme gilt die korrekte Behandlung jedweden Fleischs: Da die Trichinenlarven sehr widerstandsfähig sind, muss potenziell kontaminiertes Fleisch entweder auf unter –25 °C gekühlt (über mindestens 20 Tage) oder, was viel sicherer ist, auf über 80 °C erhitzt werden (durch Braten oder Kochen).

Therapie: Die Behandlung besteht in Mebendazol und Thiabendazol in Kombination mit Kortikosteroiden.

- Der Mensch ist Hauptwirt des Rinder- und Schweinebandwurms. Er kann aber nur Träger jeweils eines Wurms sein.
- Bei der Täniose zeigen sich uncharakteristische Symptome wie Anämie, Apathie und Gewichtsverlust.
- Die *Schistosoma*-Larven dringen perkutan in den Menschen ein und führen je nach Spezies zu Darm- oder Blasenbilharziose.
- *F. hepatica* wird oral v. a. durch den Genuss von Wasserpflanzen aufgenommen. Es kann sich eine Leberzirrhose entwickeln, die das Risiko für die Entwicklung eines HCC erhöht.

ZUSAMMENFASSUNG

Allgemeine Hygiene

Was Hygiene ist

Im Gegensatz zu vielen anderen Disziplinen in der Medizin, die sich mit der Diagnostik und Therapie von Infektionskrankheiten beschäftigen (z. B. Innere Medizin, Chirurgie), kümmert sich die Hygiene um die **Prävention** von Infektionskrankheiten. Man unterscheidet:

- **Primäre Prävention:** Verhinderung des primären Auftretens einer Erkrankung
- **Sekundäre Prävention:** Entdeckung symptomloser Krankheitsfrühstadien und deren Therapie
- **Tertiäre Prävention:** Verhinderung einer Verschlimmerung der bestehenden Erkrankung

Während in der Dritten Welt bis zu 40 % der Todesfälle auf Infektionskrankheiten zurückzuführen sind, liegt die Mortalität an Infektionskrankheiten hierzulande bei nur knapp 1 %. Das ist u. a. eine Folge der umgesetzten hygienischen Maßnahmen.

Aufgaben der Hygiene

Zunächst einmal besteht die Aufgabe der Hygiene in einer adäquaten Gesundheitserziehung. Diese ebnet den Weg in ein hygienisches Denken und Handeln. Weitere zentrale Aufgaben der Hygiene sind:

- Die **Epidemiologie,** die sich mit der Inzidenz und Prävalenz häufiger Krankheiten in Bevölkerungsgruppen zu bestimmten Zeiträumen beschäftigt. Ein großer Teilbereich innerhalb der Epidemiologie ist die sog. **Seuchenlehre (Infektionsepidemiologie,** s. u.).
- Die Krankenhaushygiene, die sich v. a. mit dem Auftreten nosokomialer Infektionen beschäftigt (► Kap. 40)
- Die **Lebensmittel-** und **Wasserhygiene** (s. u.): Die Lebensmittelhygiene ist ein wesentlicher Faktor für die Gesundheit und ein langes Leben. Die Wasserhygiene beschäftigt sich neben dem **Brauchwasser** (z. B. Wasser für Reinigung, Pflege etc.), das den größten Teil ausmacht, mit dem **Abwasser,** dem **Badewasser** und dem **Trinkwasser,** welches das wichtigste Lebensmittel ist.
- Die **Umwelthygiene:** Als ein Teilgebiet der Umweltmedizin soll sie hier nicht ausführlich besprochen werden. Nur so viel: Sie beschäftigt sich mit den Menschen gefährdenden biologischen, chemischen und physikalischen Einflüssen. Den gesetzlichen Rahmen für die Umwelthygiene bildet hierzulande das **Immissionschutzgesetz.**
- Die Umsetzung des **Infektionsschutzgesetzes:** Das am 1.1.2001 in Kraft getretene Gesetz dient der Verhinderung der Verbreitung von übertragbaren Krankheiten (Näheres hierzu unter: www.rki.de). Um diesem Ziel gerecht zu werden, beschäftigt sich ein wesentlicher Teil des Gesetzes mit dem Meldewesen und ein weiterer mit dem Umgang mit infektiösen Materialien und Menschen:
  - Für unter **§ 6 IfSG** genannte Krankheitserreger besteht durch den Arzt eine **namentliche Meldepflicht innerhalb von 24 h** bei **Verdacht, Erkrankung** und **Tod.** Sie erfolgt an das Gesundheitsamt. Nach dem gleichen Gesetz besteht auch eine Meldepflicht für gehäuft auftretende nosokomiale Infektionen, dann aber **nicht namentlich.**
  - Für unter **§ 7 IfSG** gelistete Krankheitserreger oder zwar nicht gelistete, aber gehäuft auftretende Erreger besteht bei **Nachweis** die Pflicht zur Meldung durch das zuständige **Labor.** Meist erfolgt sie namentlich an die **Gesundheitsämter,** seltener **nichtnamentlich** bei bestimmten Erregern (z. B. HIV) an das **RKI.**
  - In **§ 30 IfSG** sind der Begriff der **Quarantäne** und die **Quarantänekrankheiten** festgelegt. Die **Cholera,** das **Gelbfieber** und die **Pest** (und früher die **Pocken)** gelten als Quarantänekrankheiten. Nach diesem Paragraphen kann eine erkrankte Person ohne richterlichen Beschluss, aber auf Anraten des zuständigen **Amtsarztes zwangsweise abgesondert** werden.
  - Nach **§ 44 IfSG** bedarf der Umgang mit pathogenem Material einer behördlichen Genehmigung.

Epidemiologie

Definitionen

Als Erstes werden wichtige allgemeine Begriffe zum Auftreten und zum Verlauf von Infektionskrankheiten vorgestellt:

- **Inkubationszeit:** Zeit zwischen Infektion und dem Auftreten erster Krankheitssymptome
- **Inzidenz** und **Prävalenz:** Die Inzidenz umfasst die Zahl der Neuerkrankten in einem bestimmten Zeitraum, die Prävalenz erfasst die Zahl der Erkrankten in einem bestimmten Zeitraum **oder** zu einem bestimmten Zeitpunkt **(Punktprävalenz).** Häufig werden Inzidenz und Prävalenz auf ein bestimmtes Bevölkerungskollektiv umgerechnet (z. B. auf 100.000).
- **Morbidität** und **Mortalität:** Die Morbidität bezeichnet die Anzahl der an einer bestimmten Erkrankung leidenden Personen über einen festgelegten Zeitraum (z. B. 1 Jahr), bezogen auf ein bestimmtes Bevölkerungskollektiv (z. B. 10.000 oder 100.000). Die Mortalität gibt an, wie viele Menschen an einer Erkrankung zu einem bestimmten Zeitraum versterben. Bezogen wird sie meist auf die Gesamtbevölkerung.
- **Letalität:** Sie ist ein Maß für die an einer bestimmten Erkrankung Verstorbenen, bezogen auf die Gesamtzahl aller Erkrankten zu einem bestimmten Zeitraum. Meist als prozentuale **Sterberate** angegeben.
- **Kontagiosität (Infektiosität):** Sie zeigt die Ansteckungsfähigkeit für einen bestimmten Keim auf (manifest Erkrankte/inapparent Infizierte).
- **Manifestationsindex:** Er gibt die Zahl der an einer bestimmten Infektionskrankheit Leidenden im Verhältnis zu allen mit der Krankheit Infizierten wieder.
- **Präpatenz:** Zeit zwischen Infektion und dem Auftreten erster Geschlechtsprodukte der Erreger (z. B. Wurmeier).

Wichtige Definitionen der Seuchenlehre sind:

- **Ausbruch:** eine Zunahme von Krankheitsfällen über die örtliche und zeitliche Norm hinaus mit vermuteter gemeinsamer Ursache
- **Cluster:** eine örtliche und zeitliche Häufung von Infektionen
- **Endemie:** ein örtlich begrenztes, aber zeitlich unbegrenztes Auftreten einer Infektionskrankheit

- **Epidemie:** ein örtlich und zeitlich begrenztes Auftreten einer Infektionskrankheit. Man unterscheidet weiter:
  - **Explosivepidemie:** Diese Form der Epidemie tritt zur selben Zeit bei einem großen Teil der Bevölkerung (quasi explosionsartig) auf.
  - **Tardivepidemie:** Die Epidemie beginnt zunächst schleichend.
- **Pandemie:** eine weltweit auftretende, aber zeitlich begrenzte Infektionskrankheit
- **Sporadisches Auftreten:** Es finden sich vereinzelte Fälle einer Infektionskrankheit.

Des Weiteren kann man infektionsepidemiologisch Seuchen unterscheiden nach:

- **Extensität:** Zahl der erkrankten Menschen (Quantität)
- **Intensität:** Anzahl der Erkrankten, die an einer Erkrankung versterben
- **Jahreszeitliche (perenniale) Schwankungen:** Gewisse Seuchen treten zu bestimmten Jahreszeiten gehäuft auf (gilt z. B. für die Grippe oder die FSME).
- **Säkulare Schwankungen:** Im Verlauf mehrerer Jahre und unter bestimmten klimatischen Bedingungen treten Seuchen mal häufiger und mal seltener auf.

Erregerreservoire

Infektionserreger können sich an verschiedenen Orten in der Umwelt aufhalten:

- In der **unbelebten Umwelt:** z. B. in der Erde, in Staub und in der Luft. Die Mehrzahl der hier anzutreffenden Erreger ist allerdings apathogen.
- In **Nahrungsmitteln** (und damit auch **Trinkwasser**): Mikroorganismen finden sich hier z. B. aufgrund fäkal-oraler oder tierischer Kontamination.
- In und auf **Tieren:** Werden Infektionserreger vom Tier auf den Menschen übertragen, so bezeichnet man diesen Sachverhalt als **Anthropozoonose.**
- In und auf dem **Menschen:** Beim Menschen als Infektionsquelle unterscheidet man:
  - **Gesunde Keimträger:** Der Keimträger erkrankt trotz Infektion selbst nicht, kann die Keime aber übertragen.
  - **Dauerausscheider:** Nach durchgemachter Erkrankung werden weiterhin lebens- und infektionsfähige Keime in die Umwelt ausgeschieden. Prominentests Beispiel sind **Salmonellendauerausscheider.**
  - **Erkrankte Menschen:** Während der Inkubationsphase, der manifesten Erkrankung oder manchmal auch nach der Rekonvaleszenz kommt es zu einer Keimübertragung.

Übertragungswege

Man kann grob unterscheiden zwischen:

- **Endogenen Infektionen:** Unter besonderen Bedingungen (z. B. einer Immunschwäche oder einer Verlagerung der Keime an untypische Körperbereiche) kommt es zu einer Infektion durch die körpereigene Flora.
- **Direkter Übertragung:** durch Kontakt- oder Schmierinfektion (z. B. beim Geschlechtsverkehr oder durch kontaminierte Hände oder andere Körperteile). Prävention der Schmierinfektion: Kondome benutzen, Hände waschen und desinfizieren etc.
- **Indirekter Übertragung:** Hier lässt sich unterscheiden zwischen:
  - Indirekter Übertragung über die Luft (erregerhaltige Aerosole und Staubpartikel), unbelebte kontaminierte Gegenstände und verunreinigte Lebensmittel (einschl. Trinkwasser)
  - Indirekter Übertragung über belebte **Vektoren.** Das sind in der Mehrzahl Arthropoden wie Flöhe, Läuse, Wanzen und Zecken.

Infektionswege

Unter einem Infektionsweg versteht man eine Übertragung von der Quelle der Infektion hin zu dem sich nun Infizierenden. Man kennt:

- **Homogene Infektionswege:** Quellen und Ziele der Infektion sind nur Wirbeltiere (einschl. des Menschen)
- **Heterogene Infektionswege:** Am Infektionsweg sind auch Insekten und Spinnentiere (z. B. Zecken) beteiligt.

Infektionsketten

Der Begriff beschreibt die Übertragung von Patient zu Patient. Folgende zwei Zustände werden zunächst unterschieden:

- **Homonome Infektionskette:** In diesem Fall sind nur Menschen betroffen.
- **Heteronome Infektionskette:** Neben Menschen sind auch Tiere von der Infektionskrankheit betroffen.

Aus der Zusammenschau aus Infektionsweg und -kette lassen sich vier Situationen definieren:

- **Homogen-homonome Infektionskette:** Übertragung einer nur beim Menschen auftretenden Infektionskrankheit nur von Mensch zu Mensch (gilt z. B. für alle sexuell übertragbaren Krankheiten)
- **Homogen-heteronome Infektionskette:** direkte Übertragung von Tier zu Mensch und Auftreten der Krankheit bei Tier und Mensch (z. B. Tollwut: Übertragung auf den Menschen durch den Biss infizierter Füchse oder Hunde)
- **Heterogen-homonome Infektionskette:** Übertragung von Mensch zu Mensch indirekt über einen Vektor (z. B. die Malaria über die *Anopheles*-Mücke)
- **Heterogen-heteronome Infektionskette:** Übertragung von Tier zu Mensch über einen Vektor (z. B. die Pest über den Rattenfloh)

- Zentrale Aufgabe der Hygiene ist die Prävention von Infektionskrankheiten.
- Die Inzidenz umfasst die Zahl der Neuerkrankten in einem bestimmten Zeitraum, die Prävalenz erfasst die Zahl der Erkrankten in einem bestimmten Zeitraum oder zu einem bestimmten Zeitpunkt (Punktprävalenz).
- Eine Epidemie ist ein örtlich und zeitlich begrenztes Auftreten einer Infektionskrankheit.
- Wichtigste präventive Maßnahme gegen Epidemien ist die Unterbrechung von Infektionsketten durch hygienische Maßnahmen.

ZUSAMMENFASSUNG

Zunächst einige allgemeine Begriffsbestimmungen: **Asepsis** bezeichnet alle Maßnahmen zur Verhinderung der mikrobiellen Kontamination (Sterilisation), **Antisepsis** die Reduktion pathogener Erreger (Desinfektion). Davon abzugrenzen sind die nachfolgend nicht näher erläuterten Begriffe **Dekontamination** (Entfernung oder Reduktion von Mikroorganismen, die einen Gegenstand kontaminieren), **Entwesung** (Vernichtung von Ungeziefer) und **Konservierung** (Vermeidung mikrobiellen Verderbs bei Lebensmitteln und Pharmazeutika).

Desinfektion

Desinfektion bedeutet die Inaktivierung pathogener Mikroorganismen und beinhaltet eine Keimzahlreduktion um den Faktor 10^5, sodass praktisch keine Infektionsgefahr mehr besteht. In Anlehnung an die Resistenzstufen von Mikroorganismen (▶ Tab. 39.3) werden bei den Desinfektionsmitteln verschiedene Wirkungsbereiche unterschieden (▶ Tab. 39.1). Man unterscheidet zwischen physikalischen (Pasteurisation, Dampfdesinfektion etc.) und chemischen Desinfektionsmitteln. Bei behördlich angeordneten Entseuchungen **müssen** vom **RKI** gelistete Desinfektionsmittel zur Anwendung kommen (die vom RKI gelisteten Mittel finden sich unter www.rki.de). In allen anderen Fällen, insbesondere bei prophylaktischen Desinfektionsmaßnahmen, **sollten** von der **VAH** (Verbund für angewandte Hygiene) gelistete Desinfektionsmittel zum Einsatz kommen (die jeweils aktuelle Liste findet sich unter www.mhp-verlag.de). Dabei handelt es sich um nach den Richtlinien der **DGHM** (Deutsche Gesellschaft für Hygiene und Mikrobiologie) bewertete und geprüfte Mittel. Wichtig: Es besteht keine Verpflichtung für den Einsatz der VAH-Mittel. Verwendet man jedoch andere Präparate, müssen sie gewissen Grundanforderungen genügen (z. B. Zulassung durch das Bundesinstitut für Arzneimittel und Medizinprodukte **[BfArM]** beim Einsatz am Menschen oder dem **Medizinproduktegesetz** bei Instrumentendesinfektionsmitteln). In der Medizin spielen v. a. die chemischen Desinfektionsmittel eine Rolle. Bei ihnen ist neben einem breiten Wirkspektrum, einer kurzen Einwirkzeit, einer guten Haut-, Schleimhaut- und Materialverträglichkeit, einer guten Praktikabilität und Umweltverträglichkeit und einer langsamen Neubesiedlungsremanenz v. a. kein Aktivitätsverlust durch Seifen und Eiweiße gefordert. Chemische Desinfektionsmittel wirken wie folgt:

- Durch Interaktion mit DNA und RNA
- Mittels Proteindenaturierung und Enzymblockade
- Des Weiteren durch Zerstörung der Zellmembran

Im Gegensatz zu Antibiotika haben chemische Desinfektionsmittel multiple Wirkmechanismen (s. o.) und greifen an mehreren Zielen an. Sie sind im Überschuss einsetzbar, und es gibt kaum Resistenzen gegen sie. In ▶ Tabelle 39.2 sind verschiedene chemische Desinfektionsmittel und deren bevorzugte Einsatzgebiete aufgeführt.

Die med. eher unbedeutenden thermischen Desinfektionsverfahren, die bestenfalls die Wirkungsbereiche A, B und C erreichen können, umfassen:

- **Pasteurisation:** Bei Temperaturen unter 100 °C werden thermolabile Flüssigkeiten wie **Blutkonserven** oder Milch aufbereitet.
- **Dampfdesinfektion:** Matratzen, Geschirr und Wäsche werden bei gesättigtem Wasserdampf und Temperaturen um 100 °C desinfiziert.

Selten werden chemische und thermische Verfahren kombiniert (z. B. Aldehyde oder Phenole bei 50 °C für Matratzen, Geschirr und Wäsche).

Beispiel: Die Händedesinfektion

Die Händedesinfektion, sowohl die hygienische als auch die chirurgische, erfolgt meist mit einem alkoholischen Desinfektionsmittel. Zum Einsatz kommt entweder 60- bis 70-prozentiges **Ethanol** oder 50- bis 70-prozentiges **Propanol,** seltener dagegen die Iodverbindung **Polyvinylpyrrolidon.**

Die hygienische Händedesinfektion

Sie reduziert die **transiente** (vorübergehende) Hautflora. Es wird mit einer Mindesteinwirkzeit von 30 s desinfiziert (und erst dann ggf. gewaschen). Sie tötet keine Parasiten oder Bakteriensporen. Hier müssen die Hände zusätzlich gewaschen werden, um sie von diesen zu befreien. Bei HAV, HBV, Rotaviren, Adenoviren und *M. tuberculosis* muss das Desinfektionsmittel ggf. länger einwirken, oder es sind spezielle Mittel zu verwenden (z. B. Sterillium Virugard®). Die hygienische Händedesinfektion muss vor invasiven Eingriffen, vor und nach Kontakt mit Eintrittsstellen von Drainagen und Kathetern, vor Kontakt mit immunsupprimierten Patienten und nach Kontakt mit kontaminierten Gegenständen und Flächen sowie Blut, Sekreten und Exkreten angewandt werden.

Die chirurgische Händedesinfektion

Auch sie wird mit einem alkoholischen Desinfektionsmittel durchgeführt und

Tab. 39.1: Wirkungsbereiche der Desinfektionsmittel.

Wirkungsbereich	Erfasstes Erregerspektrum
A	Vegetative Bakterien- und Pilzformen, Pilzsporen
B	Gruppe A + Inaktivierung von Viren
C	Gruppe B + Inaktivierung von *B. anthracis* (der Milzbranderreger)
D	Gruppe C + Inaktivierung von *C. perfringens* (der Gasbranderreger)

Tab. 39.2: Chemische Desinfektionsmittel (die bevorzugten Einsatzbereiche sind fett hervorgehoben).

Substanzgruppe	Einsatzbereich	Wirklücke	Hautverträglichkeit
Alkohole (Ethanol, n-Propanol, Isopropylalkohol)	**Haut,** Hände, kleine Flächen	Sporen, unbehüllte Viren	Gut
Aldehyde	Instrumente, **Flächen,** Raumluft, **Gewebefixierung**	Keine	Gering, Allergien
Phenole	Ausscheidungen, **Flächen,** Instrumente, Wäsche	Sporen, unbehüllte Viren	Mäßig
Chlor und Chlorverbindungen	**Wasser,** Flächen, Wäsche, Ausscheidungen	Keine	Gering
Iodophore	**Haut,** Schleimhäute	Sporen, unbehüllte Viren	Gut

Tab. 39.3: Resistenzstufen, dazugehörige Keime und Sterilisationsmaßnahmen.

Resistenzstufe	Eingeschlossene Keime	Sterilisation bei
I	Alle vegetativen Bakterien und alle Viren, alle Pilze und ihre Sporen und alle Protozoen, nicht jedoch Bakteriensporen	100 °C für wenige Sekunden bis Minuten
II	*B.-anthracis*-Sporen	100 °C für 5 min
III	Anaerobe Sporenbildner	Entweder bei 1 bar und 100 °C für 10 h oder 2 bar und 121 °C für 10–20 min oder 3 bar und 134 °C für 5 min
IV	Thermophile (med. irrelevante) Erdsporen	Bei 3 bar und 134 °C für 30 min

dient der Reduktion der transienten und z. T. auch der residenten (dauerhaft vorhandenen) Hautflora. Erst werden die Hände gründlich gewaschen und ggf. mit einer Bürste mechanisch gereinigt und dann ca. 3 min desinfiziert: zunächst 1 min hinauf bis zum Ellbogen, dann 1 min bis zur Unterarmmitte und schließlich 1 min nur noch die Hand.

Sterilisation

Die Sterilisation dient der Abtötung oder Entfernung aller lebens- und vermehrungsfähigen Vegetativ- und Dauerformen von apathogenen und pathogenen Mikroorganismen. Es wird mindestens eine Keimzahlreduktion um den Faktor 10^6 gefordert. Verfahren:

- **Mikrobenentfernung mittels Filtration:** Man unterscheidet **Membranfilter,** die Bakterien und große Viren entfernen, von **Tiefen-** und **Ultrafeinfiltern,** die auch kleine Viren abfiltrieren können.
- **Chemische Sterilisation:** Zum Einsatz kommen das giftige und durch Proteindenaturierung wirkende **Ethylenoxid** und das für die Sterilisation thermolabiler Gegenstände geeignete **Formaldehydgas.** Beide Stoffe haben Nachteile: Ethylenoxid hat eine extrem lange **Desorptionszeit** (Entlüftungszeit), und das Formaldehydgas wirkt allergen.
- **Plasmasterilisation:** Bei 44 °C und Trockenheit wird in einem hochenergetischen Feld H_2O_2 in die Plasmaphase überführt. Dabei entstehen Hydroperoxidradikale, die zur Sterilisation thermolabiler Materialien (z. B. Papier oder Zellstoff) eingesetzt werden.
- **Thermische Sterilisation:** Man unterscheidet zwischen der **Heißluftsterilisation** und der Sterilisation mit feuchter Luft **(Autoklavieren).** Bei beiden Verfahren unterscheidet man vier Arbeitsschritte: die **Erwärmungszeit** bis zum Erreichen der Betriebstemperatur, die **Ausgleichzeit** bis zum Erreichen der Solltemperatur im Kern des Sterilguts, die **Einwirkzeit** und die **Kühlzeit.** Ausgleich- und Einwirkzeit werden gemeinsam als **Sterilisierzeit** bezeichnet.
  - **Heißluftsterilisation:** Bei trockener Hitze von 180 °C über 30 min oder 200 °C über 10 min können z. B. Metalle oder Porzellan, aber kein Gummi oder Lebensmittel sterilisiert werden.
  - **Autoklavieren:** Da gesättigter Wasserdampf zu einer Verbesserung der Wärmeleitfähigkeit führt, kann kürzer und bei geringerer Temperatur sterilisiert werden. Um die erforderliche Sterilisationstemperatur für den Wasserdampf zu erreichen, wird er unter Überdruck gesetzt. Das wird mit einem Druckkessel (Autoklaven) erreicht. Da nicht jeder Keim gleichermaßen auf Wasserdampf reagiert, wurden bestimmte Resistenzstufen definiert (▶ Tab. 39.3). Eingesetzt wird dieses Verfahren für alle feuchtigkeitsunempfindlichen hitzestabilen Materialien.

Der Erfolg aller Verfahren soll mit Hilfe von Chemo-, Farb- und Thermoindikatoren sowie Sporenpäckchen kontrolliert werden.

> Ein Sporenpäckchen (Sporenstreifen) enthält Bazillen (*B. subtilis* oder *B. stearothermophilus*). Sie werden dem Sterilisationsvorgang beigefügt. Anschließend werden sie für 14 Tage bebrütet. Dann wird nachgesehen, ob doch etwas wachsen konnte (Sterilisierung nicht erfolgreich!).

Anschließend wird das sterilisierte Material **(Sterilgut)** sicher vor einer Rekontamination verpackt.

Aufbereitung von Medizinprodukten

Innerhalb der Aufbereitung von Medizinprodukten werden folgende Schritte unterschieden:

- Reinigung
- Desinfektion
- evtl. Sterilisation

Reinigung und Desinfektion werden gemeinsam auch als Dekontamination bezeichnet. Die Sterilisation ist bei Einbringen der Produkte in primär keimfreie Körperareale, wie z. B. die Blutbahn, die Bauchhöhle und das Kniegelenk, erforderlich. Es werden manuelle (weniger standardisiert; Einsatz chemischer Desinfektionsmittel) und maschinelle Aufbereitungsverfahren (standardisiert; Einsatz thermischer Desinfektionsmittel) unterschieden.

- Desinfektion: Inaktivierung von pathogenen Mikroorganismen und Keimzahlreduktion um den Faktor 10^5
- Sterilisation: Abtötung oder Entfernung aller lebens- und vermehrungsfähigen Vegetativ- und Dauerformen von apathogenen und pathogenen Mikroorganismen
- Der Begriff der Dekontamination umfasst im Rahmen der Medizinprodukteaufbereitung Reinigung und Desinfektion.

ZUSAMMENFASSUNG

Die Hauptaufgabe der Krankenhaushygiene ist die Erkennung und Verhütung **nosokomialer Infektionen.** Sie gilt als wesentliches Instrument der Qualitätssicherung in der Medizin. Als nosokomial wird eine Infektion bezeichnet, die in einem zeitlichen Zusammenhang mit einer stationären (≥ 48 h nach Krankenhausaufnahme) medizinischen Aufgabe steht und nicht bereits vorher bestand (§ 2 IfSG).
In Deutschland finden sich rund 0,5–1 Mio. nosokomiale Infektionen pro Jahr. Das entspricht einem Anteil von ca. 3,5 % aller hospitalisierten Patienten. Auf Intensivstationen liegt die Prävalenz nosokomialer Infektionen an allen Patienten sogar bei bis zu 20 %. Schätzungen zufolge sterben in Deutschland zwischen 10.000 und 40.000 Menschen pro Jahr daran. Aus allen nosokomialen Infektionen resultieren jährliche Folgekosten von ca. 1,5 Mrd. Euro. Knapp 30 % aller nosokomialen Infektionen sollen laut Schätzungen durch konsequente hygienische Maßnahmen zu verhindern sein (v. a. durch hygienische Händedesinfektion). Risikopatienten für nosokomiale Infektionen sind v. a. Immunsupprimierte. Häufige Quellen für die Erreger der nosokomialen Infektionen sind der Patient selbst, Mitpatienten und das medizinische Personal. Weitere Quellen umfassen die patientennahe Umgebung, Instrumente, Medikamentenlösungen, das Wasser und die Luft im Krankenhaus. In knapp 70 % aller Fälle stammen die Erreger einer nosokomialen Infektion von der patienteneigenen Flora und in nur 30 % von außen.

Wichtige nosokomiale Infektionen

Harnwegsinfektionen

Sie machen rund 30–40 % aller nosokomialen Infektionen aus. In mehr als 90 % der Fälle ist ein Blasenverweilkatheter schuld. Grob gesagt lässt sich spätestens nach 30 Tagen bei jedem Patienten mit Katheter eine Bakteriurie feststellen. Daraus errechnet sich eine Bakeriurieinzidenz von 3–10 % pro Tag. Präventive Maßnahmen: Zunächst sollten eher Silikonkatheter als Latexkatheter Verwendung finden. Soll ein Katheter länger als 5 Tage liegen, dann sollte er suprapubisch gelegt werden. Des Weiteren sollte vor und nach Manipulation am Kathetersystem eine hygienische Händedesinfektion erfolgen und ein geschlossenes Harnableitungssystem verwendet werden. Daneben muss die Katheterisierung streng aseptisch erfolgen. Die Indikationsstellung für den Katheter ist täglich zu prüfen, ein routinemäßiger Wechsel ist jedoch nicht vorgesehen und auch nicht sinnvoll. Als Kurzzeiterreger finden sich häufig *E. coli*, Enterokokken, *P. aeruginosa*, *C. albicans*, Klebsiellen, *Proteus* etc. Häufige beobachtete Langzeiterreger sind *Proteus* und ebenfalls *E. coli*. Als Zeichen einer symptomatischen HWI müssen in der Urinkultur ≥ 10^5 **Kolonien/ml** mit **nicht mehr als zwei Uropathogenen** vorkommen, ansonsten muss dies als Kontamination der Kultur gewertet werden.

Nosokomiale Pneumonien

Sie machen ca. 15 % aller nosokomialen Infektionen aus. Grob kann man aus hygienisch-nosokomialer Sicht zwischen einer postoperativen und einer beatmungsassoziierten Pneumonie unterscheiden. Wesentliche Risikofaktoren für die Ausbildung einer nosokomialen Pneumonie: schlechte Immunitätslage, Alter < 1 und > 65 Jahre, bestehende schwere Grunderkrankung, vorbestehende Atemwegserkrankung oder auch maschinelle Beatmung. Die wichtigsten Erreger nosokomialer Pneumonien sind *St. aureus*, *P. aeruginosa*, *E. coli*, *Enterobacter*, Klebsiellen, Legionellen und *C. albicans*. Hygienisch präventive Maßnahmen einer nosokomialen Pneumonie beinhalten Folgendes:
Zunächst einmal sind eine hygienische Händedesinfektion bei allen Manipulationen am Beatmungssystem und das Tragen von Einmalhandschuhen erforderlich. Des Weiteren sollten Kondenswasser aus dem Beatmungssystem entfernt werden. Beim Umgang mit Medikamentenverneblern muss strikt aseptisch vorgegangen werden. Die Aufbereitung von Beatmungszubehör sollte **thermisch** erfolgen und das Material anschließend trocken gelagert werden. Neben basishygienischen Maßnahmen sollten am Patienten unterstützende Maßnahmen durchgeführt werden (physikalisches Atemtraining, Aufgabe des Rauchens, Beseitigung einer prädisponierenden Grunderkrankung, Optimierung des Ernährungszustands, Verringerung der Immunsuppression, regelmäßiges Abhusten, frühzeitiges Mobilisieren und auch Oberkörperhochlagerung [45°], wenn dies möglich ist).

Nosokomiale Wundinfektionen

Sie werden auch als postoperative Wundinfektionen oder Operationsgebietsinfektionen bezeichnet. Etwa 2–5 % aller Operierten sind davon betroffen. Die Einteilung erfolgt in oberflächliche Infektionen, tiefe Infektionen sowie Infektionen von Räumen und Organen innerhalb des Organismus. Aus den postoperativen Wundinfektionen resultiert ein verlängerter Krankenhausaufenthalt (7,4 Tage), was neben der Gefahr für den Patienten (die Letalität liegt bei knapp 5 %) auch aus krankenhausökonomischer Sicht von Interesse ist (DRGs). Wichtigste Erreger nosokomialer Wundinfektionen sind: *St. aureus*, KNS, Enterokokken, Enterobakterien und *P. aeruginosa*. Um als nosokomiale Wundinfektion zu gelten, darf eine Infektion **bis 30 Tage nach der OP** und **bei liegender Endoprothese bis zu 1 Jahr nach der OP** auftreten. Risikofaktoren für nosokomiale Wundinfektionen sind ein hoher Kontaminationsgrad der OP-Wunde, eine lange OP-Dauer und eine schlechte/veraltete OP-Technik, des Weiteren eine schlechte Vaskularisation des Gewebes, eine bestehende Infektion außerhalb des OP-Gebiets, ein schweres Grundleiden des Patienten, ein hohes Alter, Adipositas, eine Immunsuppression und polytraumatisierte Patienten. Die Risikofaktoren summieren sich unter einem **Risikoindex,** der eine Zahl zwischen 0 und 3 annehmen kann. Folgende Faktoren werden zur Berechnung des Index herangezogen:

- Die OP-Dauer (eine Überschreitung der Dauer gleichartiger OPs um mehr als 75 % gilt als gefährdend)
- Ein Kontaminationsgrad von III oder IV (s. a. Grundlagen der OP-Hygiene)
- ASA-Score ≥ 3

Folgende präventive Maßnahmen zur Verhütung einer postoperativen Wundinfektion stehen zur Verfügung:

- Minimierung der lokalen Risikofaktoren (chirurgische Technik)
- Perioperative Antibiotikaprophylaxe 30–60 min vor der OP als Einmalgabe, bei längerer OP-Dauer als dreimalige Gabe von Cephalosporinen der 1./2. Generation plus evtl. Metronidazol
- Verminderung der mikrobiellen Kontamination im OP-Gebiet

Nosokomiale Blutstrominfektionen (Sepses)

Etwa 90 % dieser Infektionen werden durch infizierte **zentrale Venenkatheter** (ZVK) verursacht. Das höchste Risiko besteht für einen nicht getunnelten Katheter (Subklavia- und Jugulariskatheter). Pro ZVK besteht für die gesamte Liegezeit des Katheters ein Risiko von 3–8 % zur Ausbildung einer Sepsis. Pro Patient entstehen durch die nosokomiale Sepsis Kosten von bis zu 40.000 Euro. Des Weiteren erhöht sie die Sterblichkeit während des Krankenhausaufenthalts signifikant. Wichtigste Erreger nosokomialer Blutstrominfektionen sind in erster Linie **koagulasenegative Staphylokokken,** gefolgt von *St. aureus*, Enterokokken, Enterobakterien, *P. aeruginosa* und *C. albicans*. Folgende Ausgangspunkte einer Katheterinfektion sind möglich (▸ Abb. 40.1):

- Die extraluminal kontaminierte Katheterspitze
- Die kontaminierte Infusionslösung
- Die kontaminierte Kathetereintrittsstelle
- Die Verbindungsstellen (Konnexionen) des Kathetersystems
- Die mikrobielle Hautflora
- Daneben die Hände des medizinischen Personals
- Eine Kontamination beim Einführen
- Auf hämatogenem Wege

Diagnostiziert wird die Sepsis zum einen durch die klinischen Symptome Rubor, Calor, Dolor und Tumor. Zum anderen kann die Infektion der Katheterspitze sowohl mit der **Agar-Roll-Methode der Katheterspitze nach Maki** (> 15 KBE/Segment) als auch mit der **Differenzial-time-to-positivity-Methode** mittels Blutkulturen bei noch liegendem Katheter (hierzu werden aus einer peripheren Vene und aus dem betroffenen Zugang Blutkulturen genommen; Letztere müssen 1–1,5 h früher im Blutkulturautomaten positiv sein) nachgewiesen werden. Zur Verhinderung von Blutstrominfektionen stehen folgende Maßnahmen zur Verfügung (▸ Abb. 40.1):

- Benutzung eines antimikrobiellen Katheters (mit Chlorhexidin, Silbersulfadiazin, Minocyclin oder auch Rifampicin imprägniert)
- Streng aseptisches Vorgehen bei der Anlage des Katheters
- **Keine** systemische Antibiotikaprophylaxe vor der Insertion
- Nicht mehr benötigte Katheter sollten sofort entfernt werden.
- Ein ZVK sollte nicht routinemäßig gewechselt werden, wohl aber, wenn er unter Notfallbedingungen gelegt worden ist.
- Die Indikationsstellung für den Katheter sollte auch hier täglich neu geprüft werden.
- Es sollen transparente oder Gazeverbände benutzt werden. Diese sollten täglich inspiziert und Gazeverbände zusätzlich palpiert werden. Transparente Verbände sollten routinemäßig nach 7 Tagen gewechselt werden. Der Umgang mit ihnen sollte unter aseptischen Bedingungen erfolgen.
- Das Infusionssystem einer Lipidlösung sollte nach spätestens 24 h, das von Blut und Blutprodukten nach spätestens 6 h (unter Benutzung des Standardfilters DIN 58360) und das aller anderen Lösungen nach spätestens 72 h gewechselt werden. Katheterinfektionen werden wie folgt behandelt:
  - Bei KNS und Enterokokken darf ein begrenzter Versuch einer antibiotischen Therapie **mit noch liegendem Katheter** unternommen werden.
  - Bei *St. aureus,* gramnegativen Erregern und *C. albicans* muss der Katheter sofort entfernt werden.

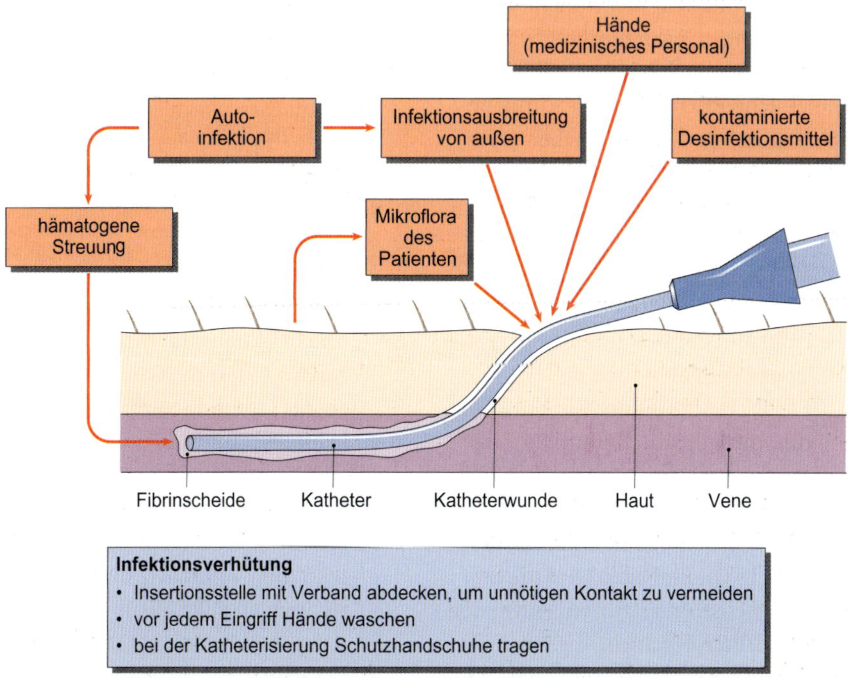

Abb. 40.1: Katheterinfektion. Ursachen und Präventionsmöglichkeiten. [2]

Hygienische Aspekte ausgewählter Erreger

Nosokomiale Infektionen durch *Staphylococcus aureus*

Der Erreger *St. aureus* besiedelt vorwiegend die vordere Nasenhöhle des Menschen (20–35 % tragen den Erreger ständig, 30–70 % tragen ihn intermittierend, und nur 10–40 % tragen ihn nie). Er ist ein bedeutender Erreger nosokomialer **Wundinfektionen** und **Pneumonien.**

Von ganz besonderem Interesse ist der methicillinresistente *St. aureus*, der ein verändertes PBP **(PBP2a)** exprimiert und folglich resistent gegen alle β-Lactam-Antibiotika ist. Häufig ist er auch noch gegen weitere Antibiotika resistent. Der Umgang mit MRSA-Patienten birgt eine explizite Gefahr für sog. **Risikopatienten,** bei denen sich aus der Kolonisation eine Infektion entwickeln kann (MRSA-Prävalenz in der Bevölkerung: 0,4 %, in Alten- und Pflegeheimen 2,4 % und im Krankenhaus ca. 25 % [Daten für Deutschland von 2003]). Wichtige Hygienemaßnahmen sind:

- Die Isolierung von Patienten
- Ein Personal- und Patientenscreening zur Erfassung des Ausmaßes und der Infektionsquelle
- Die hygienische Händedesinfektion, das Tragen von Mundschutz und Schutzkittel
- Die regelmäßige Desinfektion von Geräten und Arbeitsflächen, die mit dem MRSA-Patienten in Kontakt waren
- Die Sanierung von Patienten **und** Personal (Benutzen von **Skinsan Scrub®** zum tgl. Waschen und Verwendung von **Mupirocin-Nasensalbe**)
- Bei OPs an MRSA-Patienten müssen ebenfalls besondere Vorkehrungen getroffen werden (die OP sollte an das Ende des Tages gelegt werden, und es müssen Desinfektionsmittel gemäß der DGHM-Liste verwendet werden, ein besonderer OP-Saal ist nicht erforderlich).
- Einmalartikel des Patienten sind gesondert zu entsorgen.
- Es müssen besondere Vorkehrungen beim Transport von MRSA-Trägern getroffen werden.
- Banal, aber wichtig: Viele der hier genannten Hygieneregeln gelten auch für Besucher.

Legionella pneumophila Serogruppe 1

Der Erreger kommt im klinischen Bereich in wässrigen Umgebungen vor (Wasserversorgungssysteme, Klimaanlagen) und verursacht v. a. **Pneumonien.** Er wird nur durch **Aerosole** (z. B. in der Dusche) und **nicht** von Mensch zu Mensch übertragen. Die Prävention der durch Legionellen ausgelösten Infektionen besteht in der Kontrolle und Behandlung des Trinkwassers (Chlorierung, thermische Aufbereitung: Erhitzen auf > 60 °C, Filterung und UV-Bestrahlung/Ionisation).

Pseudomonas aeruginosa

Der Erreger kommt innerhalb medizinischer Einrichtungen in wässriger Umgebung vor (Wasserauslässe, Siphons und Beatmungszubehör), und die Infektion erfolgt meist **exogen** durch Wasser und Geräte. Die hauptsächlich durch ihn hervorgerufenen nosokomialen Infektionen sind **Pneumonien, Wundinfektionen** und **Harnwegsinfektionen.** Die Prävention besteht in Desinfektionsmaßnahmen, Stärkung der Immunabwehr und Kontrolle des Wassers.

Grundlagen der allgemeinen Krankenhaushygiene

Es müssen mehrere Bereiche unterschieden werden, welche die Hygiene im Krankenhaus beeinflussen:

- Bauliche Maßnahmen: Wichtig ist der Zustand des Wasserleitungssystems und der RLT-Anlage, welche die Qualität der Luft und des Wassers entscheidend beeinflussen. Richtlinien und Verordnungen legen hier fest, wie sowohl Luft als auch Wasser in unterschiedlichen Bereichen der Klinik beschaffen sein müssen. Daneben muss die Bausubstanz den unterschiedlichen Anforderungen der einzelnen Krankenhausbereiche angepasst sein (z. B. in der Röntgenabteilung aufgrund der Strahlung oder in der Hämatoonkologie aufgrund der besonderen Suszeptibilität der Patienten für Keime).
  - Die RLT-Anlage sorgt für die Konditionierung und Keimfreiheit der Luft in der Klinik. In sog. **Eingriffsräumen** genügt die zweifache Luftfilterung in der Klimazentrale der RLT. In **OP-Einheiten** wird die Luft durch einen zusätzlichen endständigen dritten Hochleistungsfilter gereinigt. Hier ist die Luft nahezu keimfrei. Die Luft wird hier in Form eines Laminarstroms **(Laminar air flow)** mit Überdruck von der OP-Decke in den Raum eingeleitet. Der vom Laminarstrom erfasste Bereich umfasst OP- und Instrumententisch (3,2 × 3,2 m). Es sollte ein 15facher Luftwechsel pro Stunde stattfinden.
- Personal: Wichtig: Es muss ausreichend Personal eingesetzt werden kann, da es besonders unter Zeitdruck zu Verstößen gegen hygienische Grundregeln kommt. Außerdem muss das Personal ausreichend im Umgang mit Hygieneregeln geschult sein und wichtige Hygienemaßnamen umsetzen:
  - **Betriebsgenossenschaftliche Verordnungen (BGV),** insb. die **BGV A1,** die Anweisungen zum Verhalten enthält, um Infektionen beim Personal zu vermeiden.
  - Die **Biostoff- und Gefahrstoffverordnung** sowie die Technischen Regeln für Biologische Arbeitsstoffe **(TRBA 250)**
  - Im Rahmen des **Qualitätsmanagements** sollte eine **Hygienekommission** gegründet werden, deren Aufgabe es ist, einen für das entsprechende Krankenhaus maßgeschneiderten **Hygieneplan** zu entwerfen. Dieser Plan legt die Umsetzung der Hygienemaßnahmen im Krankenhaus fest.

> Eine **Hygienekommission** setzt sich aus dem ärztlichen Direktor, dem Hygienearzt, den Hygienebeauftragten und Hygienefachkräften der einzelnen Kliniken sowie Abgesandten der Verwaltung zusammen.

  - **Richtlinie für Krankenhaushygiene und Infektionsprävention des RKI**
  - Nach **§ 6 IfSG** muss eine Meldung an das Gesundheitsamt bei einer Häufung (≥ 2 Fälle) von nosokomialen Infektionen erfolgen.
  - **§ 23 IfSG** verpflichtet Krankenhäuser zur Erfassung nosokomialer Infektionen. Hiernach sind die Einrichtungen zur Führung einer **Keim- und Resistenzstatistik** verpflichtet, insb. in bestimmten gefährdeten Klinikbereichen, mit de-

ren Hilfe die Effektivität der Krankenhaushygiene gemessen werden kann **(Surveillance).** Aufzeichnungen hierüber müssen Kliniken 10 Jahre aufbewahren.
- Die **Unfallverhütungsvorschriften (UVV)** für den Gesundheitsdienst.

Im Fall grober Verstöße gegen die hygienischen Regeln des Krankenhauses kann es bei einem Rechtsstreit zu einer **Beweislastumkehr** kommen, d. h., vonseiten des Krankenhauses (des Arztes) muss nachgewiesen werden, dass es nicht zu einer Schädigung des Patienten gekommen ist.

Grundlagen der OP-Hygiene

Operative Eingriffe werden zunächst einmal in verschiedene Kontaminationsklassen eingeteilt (▶ Tab. 40.1).

Hygieneanforderungen bei Operationen

Zunächst sollte die OP-Abteilung vom übrigen Krankenhaus abgetrennt sein und folgende Bestandteile umfassen: OP-Säle, Personalumkleideräume mit Schleuse, Aufenthaltsräume, unreine Arbeitsräume, Entsorgungs- und Übergaberäume für unreine Güter und Flächen und/oder Räume für Narkoseein- und -ausleitung, Patientenübergabe, Bettenabstellplatz, Sterilgutlagerung und Händedesinfektion.

Maßnahmen am Patienten

Präoperativ soll der Krankenhausaufenthalt für den Patienten so kurz wie möglich sein, um die Wahrscheinlichkeit einer nosokomialen Infektion zu senken. Bereits bestehende Infektionen sollen behandelt werden. Eine Hautreinigung soll außerhalb des OP-Trakts stattfinden, und eine Haarentfernung im OP-Gebiet muss unmittelbar präoperativ erfolgen. Die Entfernung sollte **nicht** mittels Nassrasur durchgeführt werden, da hierdurch besiedelbare Mikrotraumen entstehen. Die Desinfektion der Haut im OP-Gebiet sollte mit einem Iodpräparat erfolgen. Das OP-Gebiet sollte dann mit sterilen (flüssigkeitsdichten) Tüchern abgedeckt werden.

Tab. 40.1: Einteilung operativer Eingriffe.

Gruppe I	Nicht kontaminierte Region (aseptisch): z. B. Gelenk-OPs
Gruppe II	Sauber kontaminierte Region (bedingt kontaminiert): z. B. bei OPs im Respirationstrakt oder oberen GIT
Gruppe III	Kontaminierte Region: z. B. bei OPs an offenen Frakturen und am unteren GIT
Gruppe IV	Manifest infizierte Region: z. B. OPs an Phlegmonen, Abszessen, massiv kontaminierte Wunden und mit MRSA, VRE etc. kolonisierte Regionen

Verhalten des Personals

Im Umkleideraum müssen auf der unreinen Seite Oberbekleidung und Schuhe abgelegt werden. Auf der reinen Seite sollten dann eine hygienische Händedesinfektion durchgeführt und keimfreie Bereichskleidung angelegt werden. Ringe, Schmuck und Uhren sind **strikt** abzulegen. Schmuck an Hals und Ohren kann wegen der hygienischen Unbedenklichkeit angelegt bleiben. Vor Verlassen des Umkleideraums sind erneut eine hygienische Händedesinfektion durchzuführen und ein Mund-Nasen-Schutz anzulegen. Dieser ist vor jeder OP, nach Verschmutzung und Durchfeuchtung zu wechseln. Im OP-Saal sind eine chirurgische Händedesinfektion durchzuführen sowie ein steriler OP-Kittel und sterile Handschuhe anzulegen. Ist mit einer Durchfeuchtung oder Läsion der OP-Oberbekleidung zu rechnen, dann sollten flüssigkeitsdichte Kittel verwendet werden. Gegebenenfalls sollten zwei Paar Handschuhe und eine Schutzbrille getragen werden. Tritt dann tatsächlich eine Kontamination der OP-Oberbekleidung auf, so müssen Kittel und Handschuhe gewechselt, das OP-Feld neu abgedeckt und evtl. unsteril gewordene Instrumente ausgetauscht werden. Diese Schritte sind auch erforderlich, wenn von einer unreinen in eine reine Phase der OP übergewechselt wird. Grundsätzlich sollten die Zahl der Personen im OP-Saal minimiert, das Sprechen auf das Notwendige beschränkt, Hektik und große Personenbewegungen vermieden und die Türen geschlossen gehalten werden. Nach Eingriffen der Gruppe IV soll die komplette OP-Oberbekleidung gewechselt werden. Für alle anderen Eingriffe gilt, dass bei einer OP-Zeit von ≤ 60 min eine 1-minütige chirurgische Händedesinfektion für den nächsten Eingriff reicht. Dauerte die OP länger, so muss erneut 3 min chirurgisch desinfiziert werden. Nach jeder OP sollen die patientennahen Flächen sowie sichtbar kontaminierte Flächen und der Fußboden desinfiziert werden. Am Ende eines OP-Tags sollten alle begehbaren Fußbodenflächen und insb. in Verdacht stehende und tatsächlich kontaminierte Flächen desinfizierend gereinigt werden.

- ▶ Als nosokomial wird eine Infektion bezeichnet, die mehr als 48 h nach einer stationären Krankenhausaufnahme auftritt, mit einer medizinischen Maßnahme in Verbindung steht und nicht bereits vorher bestanden hat.
- ▶ Die wichtigsten Gruppen nosokomialer Infektionen sind HWI, Atemwegsinfektionen (v. a. Pneumonien), Wundinfektionen, Katheterinfektionen und Sepses.
- ▶ In ca. 70 % aller Fälle stammen die Erreger einer nosokomialen Infektion von der patienteneigenen Flora.
- ▶ Nach § 6 IfSG muss eine Meldung durch den Arzt an das Gesundheitsamt bei einer Häufung (≥ 2 Fälle) nosokomialer Infektionen erfolgen.

ZUSAMMENFASSUNG

Lebensmittelhygiene

Lebensmittel sind Stoffe, die dazu bestimmt sind, in unverändertem, zubereitetem oder verarbeitetem Zustand von Menschen zur Ernährung oder zum Genuss verzehrt zu werden. Das wichtigste Lebensmittel ist das Trinkwasser. Die Lebensmittelhygiene bezeichnet Vorkehrungen und Maßnahmen, die bei Herstellung, Lagerung und Vertrieb von Lebensmitteln ein einwandfreies und gesundheitlich unbedenkliches Erzeugnis sichern sollen.

Lebensmittelbedingte Infektionen und Intoxikationen

Zu einer Kontamination mit potenziell gefährlichen Stoffen kann es sowohl bei der Produktion als auch bei der Lagerung eines Lebensmittels kommen. Folgende Aufstellung gibt eine Auswahl möglicher Kontaminenten wieder:

- **Lebensmittelbedingte Infektionen** (die vermehrungsfähigen Erreger bedingen die Krankheitssymptome): Der häufigste Erreger der letzten Jahre war das Norovirus, dicht gefolgt von den enteritischen Salmonellen, *Campylobacter* und dem bei Kindern häufigsten Erreger, dem Rotavirus.
- **Lebensmittelbedingte mikrobielle Intoxikationen** (die giftigen Erregerprodukte, nicht die Erreger bedingen die klinischen Symptome):
  - Durch *St. aureus* (durch die hitzelabilen Enterotoxine A–E)
  - Durch *B. cereus* (entweder durch das hitzestabile emetische Toxin oder durch das hitzelabile diarrhoische Enterotoxin)
  - Durch *C. botulinum* (durch das hitzelabile Neurotoxin)
  - Durch Mykotoxine (Aflatoxine, Patulin, Ergot-Alkaloide)
- **Lebensmittelbedingte nichtmikrobielle Intoxikationen** (durch anorganische und organische Substanzen):
  - Durch Arsen, Blei, Cadmium und Quecksilber
  - Durch Pestizide (z. B. Lindan, DDT oder Nitrofen)
  - Durch organische Verbindungen (z. B. durch Dioxin und Acrylamid)

Anzufügen ist allerdings, dass es auch Lebensmittel gibt, die natürlicherweise Mikroorganismen enthalten, die beim Menschen keine Erkrankungen auslösen. Im Gegenteil: Manche der apathogenen Erreger verfeinern Geschmack und Qualität der Lebensmittel (z. B. Käse). Daneben kommt es auch durch einfache **chemische** (z. B. Oxidation), **physikalische** (z. B. Austrocknung) und andere als die o. g. **biologischen Vorgänge** (durch Ratten, Mäuse etc.) zu einem **Lebensmittelverderb.**

Prävention

Im Ausland, insb. in den Tropen, kann man Lebensmittel nur dann einigermaßen unbedenklich zu sich nehmen, wenn sie wenigstens gekocht oder (bes. bei Früchten) geschält worden sind **(Boil it, cook it, peel it, or forget it).** Im Inland muss man die Prävention etwas dezidierter sehen. Der Endverbraucher sollte hier Grundregeln im Umgang mit Lebensmitteln einhalten:

- Es muss richtig eingekauft werden (optisch und gustatorisch einwandfreie Lebensmittel).
- Die Lebensmittel müssen gründlich gereinigt werden.
- Sie müssen insb. im Kühlschrank getrennt gelagert werden, um eine **Kreuzkontamination** zu verhindern.
- Sie müssen korrekt erhitzt werden: hoch genug (mindestens 65 °C Kerntemperatur) und lange genug. Ein Warmhalten bei niedrigen Temperaturen fertig gegarter Speisen ist in jedem Fall zu vermeiden.
- Sie müssen korrekt gekühlt werden.
- Sie müssen korrekt gewaschen und geschält werden.
- Sie müssen vor Kontamination geschützt werden.

Daneben müssen die Lebensmittel während der Herstellung und der Lagerung beim Produzenten ausreichend vor der Kontamination mit potenziell gefährlichen Keimen und/oder deren Produkten geschützt werden. Zur Verfügung stehen:

- Ansäuerung und Einsalzen
- Zugabe chemischer Konservierungsmittel
- Kühlen und Gefrieren
- Bestrahlung und thermische Sterilisation
- Räuchern und Trocknen

Normative Grundlagen der Lebensmittelhygiene

Für die Herstellung, den Umgang und den Handel mit Lebensmitteln existiert eine Vielzahl von Gesetzen und Verordnungen.

Infektionsschutzgesetz und Lebensmittelhygiene

- **§ 6 IfSG: Meldepflichtige Erkrankungen:** namentliche Meldung bei Verdacht auf und Erkrankung an einer mikrobiell bedingten Lebensmittelvergiftung oder einer infektiösen Gastroenteritis, wenn:
  - Der Erkrankte in der Lebensmittelherstellung tätig ist
  - ≥ 2 Erkrankte auftreten, die eine gemeinsame Ursache vermuten lassen **(Häufung)**
  - Folgende Erkrankungen auftreten: Botulismus, Cholera, TSE, akute Virushepatitis, HUS, Poliomyelitis, Typhus, Paratyphus, Diphtherie, virusbedingtes hämorrhagisches Fieber, Masern, Meningokokkenmeningitis und -sepsis, Milzbrand, Pest und Tollwut
- **§ 31 IfSG: Tätigkeits- und Berufsverbot** für Salmonellenausscheider im Gaststättengewerbe oder z. B. auch HBV-Träger, die als Zahnärzte arbeiten
- **§ 42 IfSG: Tätigkeits- und Berufsverbot:** beim Herstellen, Behandeln oder In-Verkehr-Bringen von Lebensmitteln in Küchen, Gaststätten und sonstigen Einrichtungen mit oder zur Gemeinschaftspflege bei Personen mit:
  - Ausscheidung von Salmonellen, Shigellen, EHEC, Cholerabakterien
  - Erkrankung oder Verdacht auf Typhus, Paratyphus, Cholera, Shigellenruhr, Salmonellose, eine andere infektiöse Enterits, Hepatitis A oder E
  - Infizierten Wunden oder Hautwunden, wenn die Möglichkeit besteht, dass deren Erreger über Lebensmittel übertragen werden

Weitere normative Grundlagen

Neben dem Lebensmittel- und Bedarfsgegenständegesetz (LMBG) beschäftigen sich das Gentechnikgesetz, die Aflatoxin- und die Hühnereiverordnung und die Le-

Tab. 41.1: Grenzwerte für Substanzen im Wasser.

Substanz	Grenzwert (mg/l)	Negative Wirkungen bei Überschreiten des Grenzwerts
Arsen	0,01	Keratosen, Brechdurchfälle, Kreislaufkollaps, Atemlähmung, karzinogen
Blei	0,04	Blutbildungsstörungen, ZNS- und PNS-Störungen, negative Wirkungen auf Spermatogenese und Niere
Cadmium	0,005	Wirkung auf Leber und Niere, karzinogen, Auslöser der **Itai-Itai-Krankheit**
Chrom	0,05	Wirkung auf Leber und Niere, karzinogen, Auslöser von **Chromatgeschwüren**
Fluorid	1,5	Wenig stärkt den Zahnschmelz, viel löst eine **Fluorose** aus
Kupfer	2	Schwindel, Übelkeit, Erbrechen, Diarrhö, Leberzirrhose
Nickel	0,02	Allergien, evtl. karzinogen
Nitrat/Nitrit	Nitrat: 50 Nitrit: 0,1	Bei Kleinkindern: **Methämoglobinämie**; bei Erwachsenen: evtl. karzinogen
Pflanzenbehandlungs- und Schädlingsbekämpfungsmittel	Ges. 0,0005 Einz. 0,0001	Diverse Wirkungen
Polyzyklische aromatische Kohlenwasserstoffe (PAK)	Ges. 0,0001	Karzinogen
Quecksilber	0,001	Zellgift für Leber, Nieren, Milz und ZNS, Auslöser der **Minamata-Krankheit**
Selen	0,01	Selten Leberschäden
Trichlormethan	Ges. 0,05	Wirkung auf ZNS, Leber und Niere, karzinogen
Zyanid	0,05	Blockiert die Zellatmung in den Mitochondrien

bensmittelhygieneverordnung (LMHV) mit der Herstellung, dem Umgang und dem Handel mit Lebensmitteln. Die LMHV verpflichtet z. B. alle lebensmittelverarbeitenden Betriebe, ein „Gefahrenanalyse- und Kritische-Kontrollpunkte-System" (Hazard analysis and critical control points, **HACCP)** zu installieren. Danach sollen kritische Punkte im Herstellungsprozess untersucht werden und nicht nur das Endprodukt.

Trinkwasserhygiene

Ein gesunder Mensch verbraucht abhängig von Alter, Geschlecht, Belastungszustand und klimatischen Bedingungen im Durchschnitt etwa 1,5–2,5 l Trinkwasser pro Tag. Aber was macht Trinkwasser aus? Trinkwasserquellen sind zunächst einmal aufbereitetes (s. u.) Grund- oder Oberflächenwasser, Mineralwasser (gelöste geogene Stoffe > 1 g/kg), Quellwasser und Tafelwasser (enthält Zutaten wie Karbonate und CO_2). Wie Trinkwasser beschaffen zu sein hat, regelt hierzulande die **Trinkwasserverordnung.** Danach dürfen an Keimen max. 100 KBE/ml enthalten sein. Es dürfen sich weder Enterokokken, *E. coli*, *P. aeruginosa* noch *L. pneumophila* in 100 ml Trinkwasser finden. Auf Intensiv-, Transplantations- und Verbrennungsstationen in Krankenhäusern darf *L. pneumophila* sogar in 1 ml Trinkwasser nicht zu finden sein.

> *E. coli* ist ein Indikator für die fäkale Verunreinigung von Trinkwasser, Pseudomonaden und Legionellen (sog. Pfützenkeime) finden sich vermehrt im Trinkwasser, das lange in Rohren zum Endverbraucher stagnierte.

Für chemische Stoffe im Trinkwasser bestehen ebenfalls Grenzwerte (► Tab. 41.1). Daneben sollte der pH-Wert zwischen 6,5 und 9,5 liegen.

Prävention und Behebung von Wasserverunreinigungen

Eine Möglichkeit, Trinkwasser vor einer Verunreinigung zu schützen, ist die Einrichtung von **Wasserschutzzonen:**

- Zone I: Schutz der Fassungsanlage
- Zone II: Schutz vor pathogenen Mikroorganismen **(50-Tage-Linie)**
- Zone III: Schutz vor schwer abbaubaren Chemikalien

Daneben ist es wichtig, Abwässer in **Kläranlagen** zu reinigen, um zu verhindern, dass das mit Mikroben und Chemikalien verunreinigte Wasser zu Trinkwasser werden kann. Folgende Methoden stehen hier zur Abwasseraufbereitung zur Verfügung:

- Desinfektion (durch Chlor, Ozon und UV-Strahlung)
- Filtration (Abtrennung fester Partikel aus dem Wasser)
- Flockung (Entfernung organischer und anorganischer Stoffe aus dem Wasser)
- Ionenaustauschung (Enthärtung des Trinkwassers)

Einfach, aber banal: Abwasser und Trinkwasser dürfen sich nicht mischen können.

Lufthygiene

Da es sich dabei um ein Teilgebiet der Arbeits- und Umweltmedizin handelt, soll hier nur so viel zum Thema festgehalten werden: Die Lufthygiene beschäftigt sich mit:

- Der mikrobiellen
- Der chemischen und
- Der physikalischen Belastung der Luft.

Im Krankenhaus wird die Luft mit Hilfe einer RLT-Anlage konditioniert, um sie insb. den hohen hygienischen Ansprüchen des Krankenhauses anzupassen (► Kap. 40).

- Trinkwasser ist das wichtigste Lebensmittel.
- Die Trinkwasserverordnung legt in Deutschand fest, wie Wasser beschaffen sein muss, um Trinkwasserqualität zu haben.
- Abwasser wird mittels Desinfektion, Filtration, Flockung und Ionenaustauschung aufbereitet.

ZUSAMMENFASSUNG

Fallbeispiele

42 FALL 1: EIN MORGEN IN DER NEUROLOGISCHEN AMBULANZ

FALLBESCHREIBUNG

Ein 57-jähriger Patient kommt in Begleitung seiner Frau am Montagmorgen in die Ambulanz der neurologischen Uniklinik, in der Sie Assistenzarzt sind. Die Frau berichtet, dass ihr Mann seit Freitag zunehmend über Kopfschmerzen klage. Am Sonntag sei er mehrmals eingeschlafen, als sie mit ihm geredet habe, und in der Nacht vom Sonntag auf Montag habe er sich mehrfach erbrochen. Sie hegen bereits einen Verdacht, was der Mann haben könnte, und lassen seine Körpertemperatur messen. Diese liegt bei 39,6 °C. Des Weiteren beugen Sie seinen Kopf und stellen dabei eine Resistenz fest, den sog. Meningismus. Daneben können Sie beobachten, dass der Patient in dem gut ausgeleuchteten Untersuchungsraum seine Augen vor dem Licht schützt. Sie hegen den Verdacht auf eine bakterielle Meningitis.

Welche Erreger sind bei diesem Patienten zu erwarten?

Zu erwarten sind Meningokokken, Pneumokokken und – angesichts des Alters des Patienten immer zu bedenken – Listerien.

Bei welchem bakteriellen Meningitiserreger muss eine antibiotische Prophylaxe für Kontaktpersonen erfolgen und wie sähe diese aus?

Sollte der hochgradige Verdacht auf eine Meningokokkenmeningitis- oder -sepsis bestehen, bestände die Indikation für eine antibiotische Prophylaxe: Allgemein erhalten Kinder und Erwachsene 2 Tage lang Rifampicin. Erwachsene Patienten können alternativ eine einzige Dosis Chinolone erhalten. Anstatt dieser beiden Medikamente ist für Schwangere nur eine Einmalgabe Ceftriaxon möglich (wegen der möglichen Schäden des ungeborenen Kindes durch die o. g. Medikamente).

Mit welchem Antibiotikum würden Sie die kalkulierte Therapie beginnen?

Gegen die meisten bakteriellen Meningitiserreger wirkt ein Cephalosporin der 3. Generation. Da die Möglichkeit einer Listerienmeningitis besteht, sollte zusätzlich Ampicillin gegeben werden.

Welche diagnostischen Maßnahmen sind bei diesem Verdacht indiziert?

Es sind zunächst Blutkulturen anzulegen. Diese bleiben aber (wie häufig bei bakteriellen Meningitiden) negativ. Nach Ausschluss eines erhöhten Hirndrucks sollte eine Liquorpunktion erfolgen. Deren Laboranalyse ergibt: Glukose ↓, Laktat ↑, Gesamtprotein ↑, ca. 2.000 neutrophile Granulozyten/mm^3, viele sporenlose grampositive Stäbchen. Gesamteindruck des Liquors: eitrig-trüb.

Welche Therapie ist dann mit Sicht auf das diagnostische Ergebnis indiziert?

Die Liquoranalyse legt den dringenden Verdacht nahe, dass der Patient unter einer Listerienmeningitis leidet. Daher sollte gezielt und hochdosiert Ampicillin (weiter) gegeben werden, da Cephalosporine im Gegensatz zu den meisten anderen Meningitiserregern nichts ausrichten können. Eine adjuvante Kortisongabe ist nicht vorgeschrieben (wie z. B. bei Pneumokokken). Eine antibiotische Prophylaxe für Kontaktpersonen wie bei Meningokokkenmeningitiden ist nicht vorgesehen.

FALLBESCHREIBUNG

Als Nächstes betritt eine 62-jährige Frau in Begleitung ihrer 20-jährige Enkelin ihr Behandlungszimmer. Auch sie klagt über persitierende Kopfschmerzen und auch in diesem Fall berichtet die Angehörige, dass sich ihre Großmutter im Verlauf der letzten Stunden mehrfach erbrochen habe. Im Gegensatz zum vorherigen Patienten findet sich bei Ihrer Untersuchung weder ein Hinweis auf Fieber, Meningismus noch Lichtscheu. Auf nähere Nachfrage berichtet die Enkelin, dass ihre Großmutter letzte Woche mehrfach Durchfall gehabt habe, an mehr erinnere sie sich jedoch nicht. Sie hegen den Verdacht, dass es sich möglicherweise um eine virale Meningitis handeln könnte.

An welche auslösenden Erreger denken Sie bei diesen Angaben?

Die Ursache der Meningitis könnten Enteroviren sein.

Welche diagnostischen Maßnahmen sind bei diesem Verdacht indiziert?

Auch in diesem Fall sollte umgehend eine Liquoranalyse erfolgen, aber selbstverständlich nur, wenn kein erhöhter Hirndruck vorliegt (durch CT oder Augenspiegel abgeklärt). Die durchgeführte Analyse ergibt hier Folgendes: Der Liquor ist klar. Glukose und Laktat sind unauffällig, das Gesamtprotein im Liquor ist leicht erhöht. Es zeigen sich etwa 700 mononukleäre Zellen/mm^3 im Liquor, und neutrophile Granulozyten finden sich nur vereinzelt. Der Erreger kann molekularbiologisch mit der RT-PCR nachgewiesen werden. Das bringt Klarheit über den Verursacher, führt aber zu keinerlei diagnostischen Konsequenzen.

Welche Therapie ist dann mit Sicht auf das diagnostische Ergebnis indiziert?

Es kann lediglich symptomatisch therapiert werden. Eine kausale antivirale Therapie steht (zurzeit) nicht zur Verfügung.

Was muss jetzt weiter erfolgen?

Es sollte eine Einweisung zur stationären Weiterbehandlung erfolgen. Eine Isolierung der Patientin ist nicht erforderlich. Nach dem Infektionsschutzgesetz muss keine Meldung erfolgen.

Wie ist die Prognose bezüglich der Genesung der Patientin?

Es ist mit einer vollständigen Genesung zu rechnen, da alle viralen Meningitiden (bis auf die Herpesmeningoenzephalitis) gutartig verlaufen.

FALLBESCHREIBUNG

Als Letztes kommt in der Vormittagssprechstunde ein 50-jähriger Patient mit Überweisung vom Hausarzt. Als Erstes lassen Sie die Körpertemperatur des Patienten messen. Diese liegt bei 40,2 °C. Als Sie ihn dann orientierend neurologisch untersuchen, finden sich Gesichtsfeldausfälle, Motilitätsstörungen der Augen, Sensibilitätsausfälle über den ersten beiden Trigeminusästen und einen ausgeprägten Meningismus. Während der Patient in Ihrem Wartezimmer gewartet habe, hätten seine Kopfschmerzen noch weiter an Intensität zugenommen, berichtet Ihnen seine Frau später. Wie sie weiter angibt, sei bei ihm darüber hinaus vor 7 Monaten ein Lymphom diagnostiziert worden, dessentwegen er seither eine Chemotherapie an der Uniklinik erhalte. Außerdem habe er schon seit einigen Wochen immer wieder so einen Reizhusten, der nicht weggehen wolle, und mindestens doppelt so lange wache er morgens immer wieder schweißgebadet auf. Im Übrigen habe er in den letzten Monaten auch einiges an Gewicht verloren, so seine Frau. Sie hegen einen ersten Verdacht, worum es sich handeln könnte.

Welchen Erreger vermuten Sie bei diesen klinischen Symptomen und der von der Ehefrau geschilderten Anamnese?

Es besteht der Verdacht einer basalen Meningitis durch *M. tuberculosis.*

Welche kalkulierte Therapie würden Sie einleiten, noch bevor das Ergebnis der Diagnostik eintrifft?

Es sollte umgehend mit einer antimykobakteriellen Kombinationschemotherapie begonnen werden. Mittel der Wahl sind Streptomycin, Isoniazid, Rifampicin, Ethambutol oder Pyrazinamid.

Welche diagnostischen Maßnahmen sind bei diesem Verdacht indiziert?

Zunächst sollte eine Liquoranalyse durchgeführt werden (auch hier nach Ausschluss eines erhöhten Hirndrucks). In diesem Fall zeigt sich der Liquor leicht viskös, ist aber weder gelblich-eitrig noch wirklich klar. Die Glukose ist stark erniedrigt, während Laktat und Gesamteiweiß stark erhöht sind. Es lassen sich etwa 250 mononukleäre Zellen/mm^3 und knapp 150 neutrophile Granulozyten/mm^3 isolieren. Des Weiteren finden sich säurefeste Stäbchen im Liquor. Zur näheren Untersuchung wird Liquor molekularbiologisch und durch Kultur untersucht. Dies bestätigt, dass es sich um *M. tuberculosis* handelt. Daneben bietet sich eine Röntgenuntersuchung der Lunge oder ein CT des Thorax und Abdomens an, um das Ausmaß der Tuberkulose zu erfassen. Dabei zeigt sich im CT des Patienten ein kleinherdiges Infiltrat, das am ehesten einer Miliartuberkulose entsprechen könnte (▸ Abb. 42.1).

Daneben fällt der Tuberkulintest bei dem Patienten positiv aus. Man könnte auch noch bronchoskopisch Lungengewebe entnehmen und in der Ziehl-Neelsen- oder HE-Färbung untersuchen. Das erbringt jedoch keine weiteren richtungweisenden Erkenntnisse.

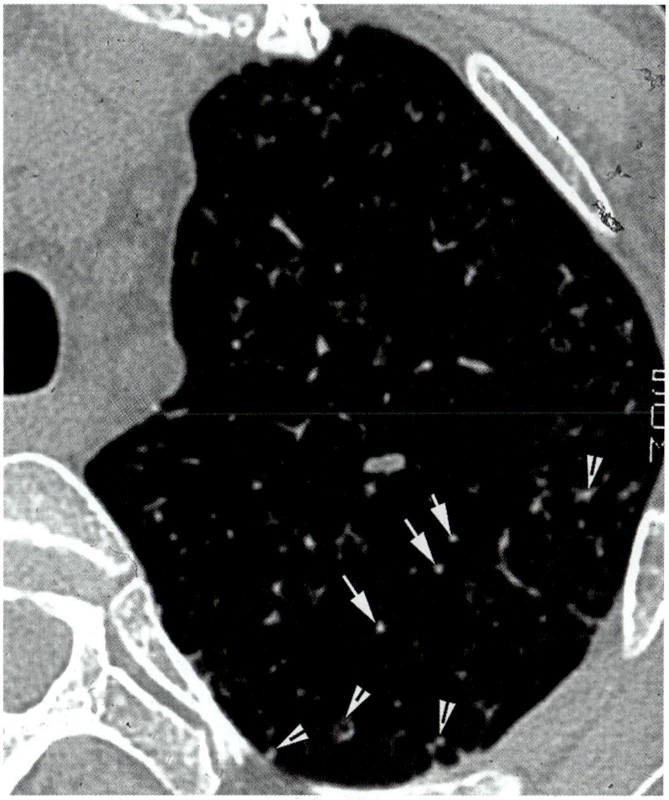

Abb. 42.1: Miliartuberkulose der Lunge im hochauflösenden CT. Die Pfeilspitzen zeigen die tuberkulotischen Herde, die anderen Pfeile markieren Gefäßanschnitte. [23]

Welche kalkulierte Therapie ist im Hinblick auf die durchgeführte Diagnostik indiziert, und wie lange sollte sie durchgeführt werden?

Die bereits als kalkulierte Antibiotikatherapie begonnene Therapie sollte zumindest über 9 Monate fortgesetzt werden. Falls die Immunsuppression durch die Chemotherapie länger andauert, sollte anschließend eine Rezidivprophylaxe mit Isoniazid für die Dauer der Immundefizienz fortgeführt werden.

Muss eine Meldung oder eine Isolierung erfolgen?

Eine Meldung nach dem Infektionsschutzgesetz muss aktuell nicht erfolgen. Eine Isolierung sollte zumindest in den ersten Wochen unter antimykobakterieller Therapie erfolgen, solange der Patient noch infektiös ist.

43 FALL 2: VENEROLOGISCHE SPRECHSTUNDE

FALLBESCHREIBUNG

Ein 22-jähriger Mann kommt in Ihre dermatologische Praxis. Ihm sei vor ein paar Tagen an sich etwas aufgefallen, das seitdem nicht weggehen wolle. Zuerst mag er nicht recht mit der Sprache herausrücken, dann berichtet er ihnen aber Folgendes: Vor knapp 3 Tagen habe er morgens vor dem Toilettengang bemerkt, dass ein gelblicher Tropfen aus seinem Penis ausgetreten sei. Von da an habe er auch tagsüber einen kontinuierlichen gelben Ausfluss aus seinem Penis bemerkt, der nicht aufhören wollte. Dazu habe seine „Penisöffnung" geschmerzt, und es habe den ganzen Tag gejuckt. Als die ganze Geschichte nicht weggehen wollte, sei er dann zu Ihnen in die Praxis gekommen. Auf gezielte Nachfrage berichtet er, dass er vor ca. 1 Woche im Rahmen eines Junggesellenabschieds eines Freunds in einer Diskothek gewesen sei. Dort habe er sich ordentlich „die Kante gegeben" und sei dann mit einer ihm völlig Unbekannten im Bett gelandet. Von da an wisse er nicht mehr viel. Er glaube aber nicht, dass er mit einem Kondom verhütet habe. Zum Ende Ihres Gesprächs bitten Sie den Patienten, den Unterkörper frei zu machen, damit Sie sich den „Befund" einmal anschauen können. Dabei bietet sich ihnen folgendes Bild (► Abb. 43.1).

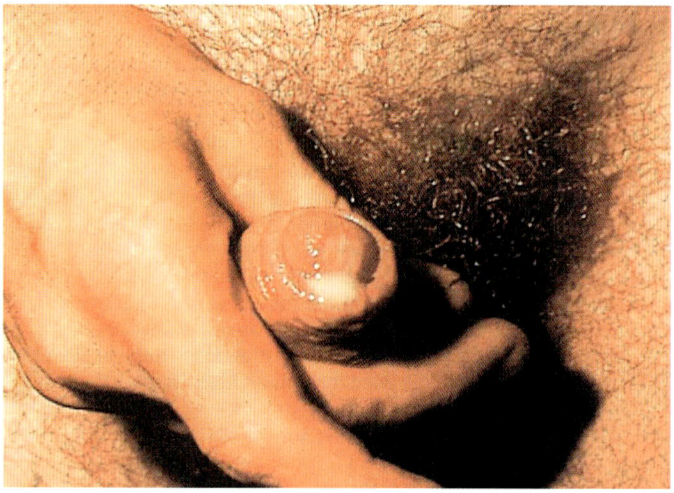

Abb. 43.1: Befund. [20]

An welche möglichen Erkrankungen denken Sie angesichts der hier geschilderten Symptomatik und Informationen?

Durch das sich bietende klinische Bild ist die wahrscheinlichste Diagnose eine Urethritis acuta anterior durch Gonokokken. Des Weiteren kann es sich um eine nichtgonorrhoische Urethritis (NGU) durch *C. albicans,* Chlamydien, Mykoplasmen oder Trichomonaden handeln.

Welche diagnostischen Maßnahmen würden Sie bei der hier gegebenen Anamnese einleiten?

Zunächst sollte aus dem Ausfluss Material für einen mikroskopischen Direktnachweis gewonnen und dem Mikrobiologen übersandt werden. Viel sicherer und außerdem beweisend ist jedoch die Kultur. Im Direktnachweis zeigen sich bei dem Patienten intraleukozytäre gramnegative Diplokokken, was die Diagnose einer Gonorrhö nahelegt.

Welche weiteren diagnostischen Schritte würden Sie einleiten und warum?

Da man verallgemeinernd sagen kann, dass eine Geschlechtskrankheit selten allein kommt, ist es immer auch ratsam, an eine HIV-Infektion oder aber eine Koinfektion mit den Erregern der NGU zu denken. Deshalb sollten entsprechend weiteres Untersuchungsmaterial für die Erreger der NGU und Blut für die Untersuchung auf HIV abgenommen werden. Die entsprechenden Untersuchungen bleiben bei dem Patienten aber ohne pathologischen Befund.

Welche Therapie würden Sie unter Berücksichtigung der diagnostischen Ergebnisse einleiten?

Bei dem Patienten bietet sich eine Einzeitbehandlung mit Spectinomycin, Cephalosporinen oder Gyrasehemmern an. Diese sollte durchaus schon vor dem Eintreffen des mikrobiologischen Befunds im Sinne einer kalkulierten Therapie eingeleitet werden.

Was sieht es mit einer Partnerbehandlung aus?

Sie fragen den Patienten, ob er eine Partnerin hat. Dies bejaht er und erzählt Ihnen außerdem, dass er in der Zwischenzeit mit ihr geschlafen habe. Allerdings möchte er nicht, dass sie erfährt, dass er fremdgegangen sei. Sie raten ihm dennoch, seiner Frau die Geschichte zu berichten und sich gemeinsam einen erneuten Termin bei Ihnen geben zu lassen, damit sie sich ebenfalls einer Therapie unterziehen kann.

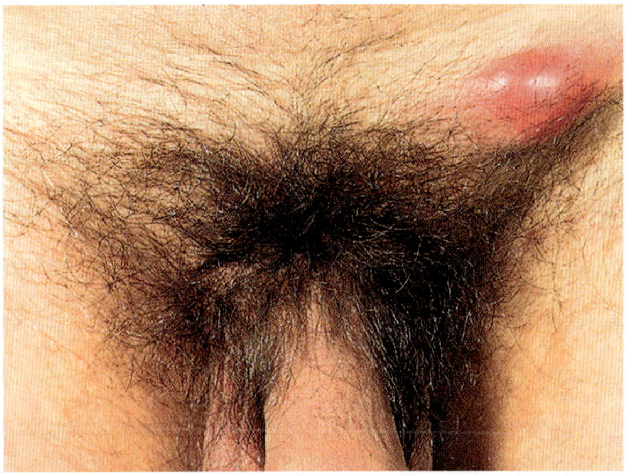

Abb. 43.2: Befund. [24]

FALLBESCHREIBUNG

Ein weiterer, 30-jähriger Patient stellt sich bei Ihnen vor. 2 Wochen sei es her, da habe sich eine leichte Schwellung in seiner linken Leiste entwickelt. Anfangs habe er sich nichts Schlimmes dabei gedacht. Als diese Schwellung aber nicht kleiner, sondern im Gegenteil immer größer, röter und druckschmerzhafter wurde, sei er dann umgehend nach Überweisung zu Ihnen gekommen. Sie lassen sich die Schwellung zeigen und sehen den in ► Abbildung 43.2 dargestellten Befund. Auf gründliche Nachfrage erzählt Ihnen der Patient, dass er vor ca. 2 Monaten mit einem Freund auf Rucksacktour durch Zentralafrika gewesen sei und dort mit einer Prostituierten geschlafen habe. Sie fragen weiter und erfahren, dass er vor etwa 1 Monat Bläschen an der Penisspitze gehabt habe, die aber von selbst wieder verschwunden seien.

An welche mögliche Erkrankung des Patienten denken Sie bei den in Erfahrung gebrachten Informationen?

Die Erkrankung, an welcher der Patient leidet, könnte ein Lymphogranuloma inguinale durch trachomatische Chlamydien der Serotypen L_{1-3} sein.

Welche weiteren Differenzialdiagnosen fallen Ihnen zu dem präsentierten Befund ein?

Hier gilt ebenfalls der Satz, dass eine Geschlechtskrankheit selten allein kommt. Insofern sollte man auch an eine Syphilis (selbst wenn sich kein Primäraffekt finden lässt) und eine HIV-Infektion denken (schließlich hat der Patient in einem HIV-Infektions-Hotspot mit einer Prostituierten geschlafen).

Welche diagnostischen Schritte leiten Sie jetzt ein?

Neben der Anamnese und dem präsentierten klinischen Bild sollte dem Patienten Blut abgenommen werden. Hier lassen sich ihm chlamydienspezifische Antikörper nachweisen. Eine durch einen Spezialisten veranlasste Punktion des Lymphogranuloms bleibt bei dem Patienten ohne Chlamydienbefund. Daneben sollte das Blut auf HIV oder Treponemen untersucht werden. Die Serologie auf diese Erreger bleibt allerdings ohne pathologischen Befund.

Welche Therapie leiten Sie bei dem Patienten ein?

Es sollte für 3–4 Wochen Doxycyclin gegeben werden.

Wie sieht es mit einer Partnerbehandlung aus?

Eine Partnermitbehandlung ist natürlich auch hier dringend angeraten.

FALLBESCHREIBUNG

Als Nächstes kommt zu Ihnen ein 25-jähriger Patient. Vor knapp 1 Jahr hätten sich, beginnend am Penisschaft, immer mehr kleine Anhängsel gebildet und von dort auf den Hodensack ausgebreitet. Auf Nachfrage erzählt der Patient Ihnen, dass er sich nicht in einer festen Partnerschaft befinde. Als Sie sich den Befund zeigen lassen, bietet sich Ihnen das Bild kleiner warzenförmiger Papeln von der Corona glandis bis zur Peniswurzel und zum angrenzenden Hodensack. Zum Teil konfluieren sie zu verrukösen Plaques.

An welche Erkrankung denken Sie, wenn Sie einen solchen Befund vorfinden?

Die Klinik entspricht am ehesten Condylomata acuminata durch humane Papillomaviren.

Welche Differenzialdiagnose müssen Sie unbedingt in Betracht ziehen?

Eine Differenzialdiagnose, die man unbedingt in Betracht ziehen sollte, ist die Sekundärsyphilis mit ihren Condylomata lata (► Abb. 43.3).

Welche diagnostische Maßnahme veranlassen Sie?

Da abgesehen von der Differenzialdiagnose Condylomata lata Anamnese und Klinik eindeutig sind, kann i. d. R. auf eine histologische Untersuchung der Läsionen verzichtet werden.

Welche Therapie empfehlen Sie dem Patienten?

Operative Verfahren, die Condylomata anzugehen, sind Exzision, Exkochleation, Kryotherapie, Kürettage und der Laser. Daneben können dem Patienten Virustatika wie Cidofovir, 5-Fluorouracil, Imiquimod und Interferon-α empfohlen werden. Als zytotoxische Externa stehen Podophyllotoxinlösungen und Ätzmittel (z. B. Trichloressigsäure) zur Verfügung.

Was ist mit einer Behandlung der sexuellen Partner, die der Patient während des letzten Jahrs hatte?

Der Patient erzählt, er habe während des letzten Jahres insgesamt mit drei Frauen geschlafen. Sie empfehlen ihm, diese zu informieren, damit sie sich in ärztliche Behandlung begeben.

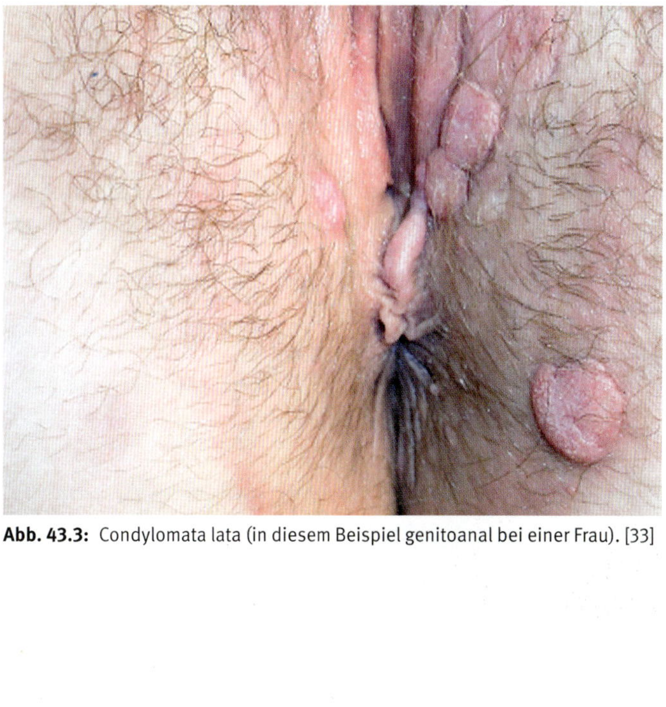

Abb. 43.3: Condylomata lata (in diesem Beispiel genitoanal bei einer Frau). [33]

44 FALL 3: PÄDIATRISCH-INFEKTIOLOGISCHE SPRECHSTUNDE

FALLBESCHREIBUNG

Eine Frau kommt mit ihrer 12-jährigen Tochter zu Ihnen in die kinderärztliche Praxis. Sie erzählt Ihnen, dass ihre Tochter seit knapp 4 Tagen über starke Halsschmerzen klage. Außerdem würde sie seitdem kaum noch etwas essen, und selbst das Trinken und Schlucken würden ihr Schmerzen bereiten. Sie nehmen Diagnostikleuchte und Spatel zur Hand und fordern die Tochter auf, den Mund so weit wie möglich zu öffnen. Dabei bietet sich Ihnen der in ▶ Abbildung 44.1 dargestellte Befund.
An Gesicht und Oberkörper lässt sich bei der weiteren körperlichen Untersuchung nichts Auffälliges entdecken. Die Mutter berichtet, ihre Tochter habe in den letzten 6 Monaten mehrfach an derartigen Halsentzündungen gelitten, von denen mehrere bereits antibiotisch behandelt werden mussten.

Was ist die wahrscheinlichste Diagnose für das sich Ihnen bietende klinische Bild?

Insbesondere bei fehlendem scharlachspezifischem Exanthem handelt es sich am wahrscheinlichsten um eine (rezidivierende) Angina lacunaris.

Welche kalkulierte Therapie würden Sie einleiten?

Man sollte umgehend eine Therapie mit oralem Penicillin einleiten.

Welche diagnostischen Maßnahmen leiten Sie ein?

Es sollte ein Rachen- und Mandelabstrich genommen werden. Dieser sollte anschließend mikrobiologisch untersucht werden (kulturelle Anzucht des Erregers aus dem Abstrichmaterial).

Worauf müssen Sie als Diagnostiker noch achten?

Besonders, weil das Mädchen sehr viele rezidivierende Mandelentzündungen hatte und aktuell wieder hat, sollte man langsam daran denken, dass Streptokokken auch nichteitrige Folgeerkrankungen mit sich bringen können wie die akute Glomerulonephritis und das rheumatische Fieber. Ein erstes Screening in diese Richtung umfasst die Abnahme von Blut und die Anfertigung eines großen Blutbilds für die Bestimmung von Kreatinin, Harnstoff, BSG, CRP, Leukozyten etc. Diese Befunde bleiben bei dem Mädchen aber ebenso negativ wie eine Auskultation des Herzens.

Welche Therapie veranlassen Sie unter Berücksichtigung der diagnostischen Ergebnisse?

Die anfänglich begonnene Penicillintherapie sollte über mindestens 10 Tage fortgeführt werden. Im entzündungsfreien Intervall sollte dem Mädchen angeraten werden, sich einer elektiven Tonsillektomie zu unterziehen, um erneuten Mandelentzündungen, aber auch der Entwicklung einer Sepsis oder nichteitriger Folgekrankheiten vorzubeugen.

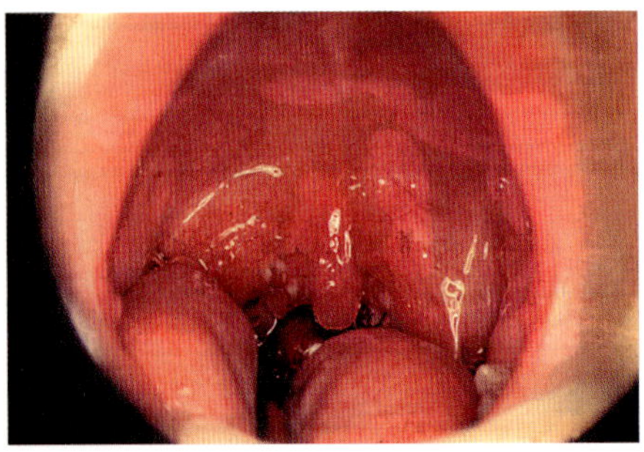

Abb. 44.1: Eitrige Stippchen auf den Tonsillen. [19]

FALLBESCHREIBUNG

Die Mutter eines weiteren, 7-jährigen Jungen berichtet ihnen, ihr Sohn seit knapp 4 Tagen Fieber habe, das immer bei knapp 39 °C liege. Außerdem sei sein Hals von außen recht dick geworden. Sie schauen dem Jungen mit Spatel und Diagnostikleuchte zunächst in Mund und Rachen und sehen dabei den in ▶ Abbildung 44.2 gezeigten Befund.
Sie haben einen ersten Verdacht und palpieren zusätzlich die Lymphknoten an Kopf und Hals, die allesamt vergrößert sind. Außerdem sehen Sie bei Inspektion des Oberkörpers ein feinfleckiges Exanthem, sonst fällt Ihnen nichts Ungewöhnliches auf.

Welchen Verdacht hegen Sie?

Die sich präsentierende Klinik spricht für eine infektiöse Mononukleose bzw. ein Pfeiffer-Drüsenfieber.

Welche Diagnostik leiten Sie ein?

Sie sollten dem Jungen Blut abnehmen. Molekularbiologisch lässt sich bei ihm EBV-DNA nachweisen, und selbstverständlich finden sich EBV-spezifische Antikörper (insb. Anti-VCA-IgM).

Woran müssen Sie diagnostisch noch denken?

Da es häufig zu einer Hepatosplenomegalie kommt, bietet sich natürlich eine Palpation von Leber und Milz an. Bei der Milz ist hier allerdings Vorsicht geboten: Bei zu kraftvoller Manipulation kann sie rupturieren. Außerdem sollten im abgenommenen Blut die Erythrozyten, Granulozyten und Thrombozyten untersucht werden, da es als Komplikation zu einer Zytopenie kommen kann. Darüber hinaus kann man die Lunge röntgen und ein EKG schreiben lassen, da es selten als weitere Komplikationen zu einer interstitiellen Pneumonie oder einer Myokarditis kommen kann. Viel seltenere Komplikationen wie Meningoenzephalitis und Nephritis können ebenfalls abgeklärt werden.

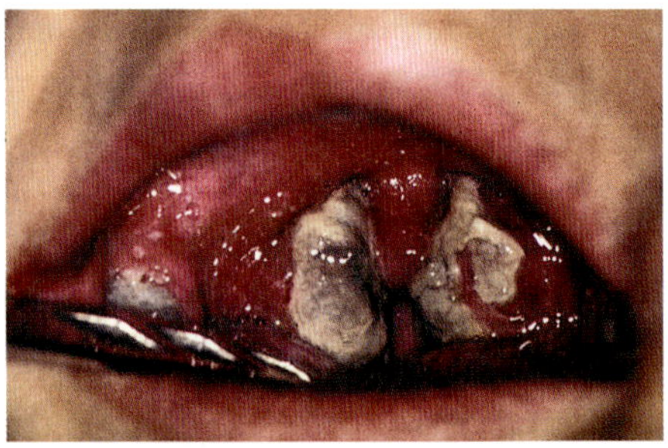

Abb. 44.2: Gräuliche, pseudomembranöse, die Tonsillen und angrenzendes Gewebe bedeckende Beläge. [19]

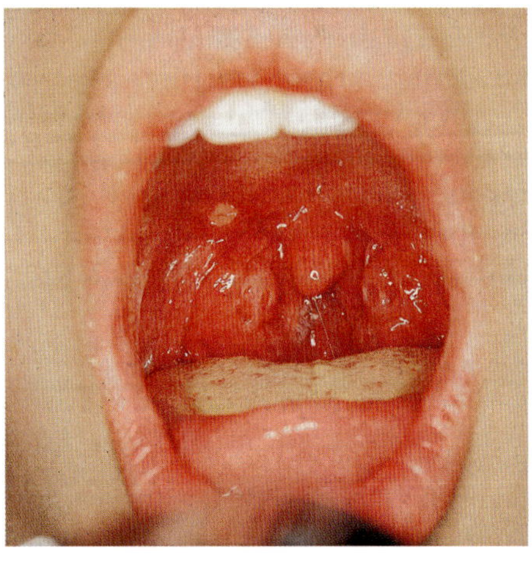

Abb. 44.3: Ulzerovesikuläre Effloreszenzen, die sich v. a. auf die Gaumenbögen, die Uvula und die Tonsillen begrenzen. [19]

Welche Therapie empfehlen Sie dem jungen Patienten?

Hier heißt es Bettruhe einhalten und lediglich symptomatisch therapieren. Auf jeden Fall sollte zur Verhinderung einer bakteriellen Superinfektion der Tonsillen zusätzlich mit Antibiotika behandelt werden. Auf eine Ampicillingabe sollte allerdings verzichtet werden (cave: Ampicillinexanthem!).

FALLBESCHREIBUNG

Der Vater eines 10-jährigen Jungen erzählt ihnen, sein Junge habe die gesamten letzten 4 Tage Fieber gehabt, gestern sogar 40,3 °C, weswegen er dann auch Angst bekommen habe und letztlich heute zu Ihnen gekommen sei. Sie bitten den Jungen, den Mund ganz weit zu öffnen. Dabei bietet sich Ihnen der in ► Abbildung 44.3 zu sehende Befund.

Welche Verdachtsdiagnose haben Sie im Kopf?

Am wahrscheinlichsten handelt es sich um eine Herpangina durch Coxsackie-A-Viren.

An welche Differenzialdiagnose müssen Sie denken?

Als Differenzialdiagnose sollte auch immer an eine Stomatitis aphthosa gedacht werden, die durch Herpesviren verursacht wird. Hier zeigen sich ähnliche Effloreszenzen, die allerdings auf die Lippen und das Vestibulum oris begrenzt sind.

Welche Diagnostik veranlassen Sie?

Meist reicht hier die klinische Diagnose aus. Wenn man möchte, kann man das Virus aus den Effloreszenzen isolieren oder im Untersuchungsmaterial die Virus-RNA mit der RT-PCR nachweisen.

Welches Symptom der Erkrankung müssen Sie unbedingt ausschließen?

Man sollte bedenken, dass es im Rahmen der Herpangina selten zu einer hämorrhagischen Konjunktivitis kommen kann. Eine solche liegt jedoch genau wie Erbrechen bei diesem jungen Patienten nicht vor.

Wie sieht es mit der Therapie aus?

Man kann wieder einmal nur symptomatisch therapieren. Man sollte dem Jungen auf jeden Fall eine Antipyrese (z. B. mit Paracetamol) und Bettruhe anraten.

45 FALL 4: RÜCKKEHR AUS DEN TROPEN

FALLBESCHREIBUNG

Eine 50-jährige Frau kommt zu Ihnen in die Allgemeinarztpraxis, weil mit ihr etwas nicht in Ordnung sei. Auf Nachfrage berichtet sie Ihnen zögerlich, dass sie erst vor Kurzem von einem Aufenthalt aus den Tropen heimgekehrt sei.
Bei weiterem Nachfragen erfahren Sie, dass die Frau vor etwa 1,5 Wochen von einem zweiwöchigen Urlaub in Haiti heimgekehrt sei. Seit etwa 2 Tagen habe sie nun dauerhaft hohes Fieber, leide unter Kopf- und Rückenschmerzen, habe Schüttelforst und Schweißausbrüche und habe zusätzlich auch noch Bauchschmerzen. Sie denken an eine Malaria und nehmen der Frau unverzüglich Blut ab, um einen dicken Blutausstrich **(„dicker Tropfen")** anfertigen zu lassen (▶ Abb. 45.1).

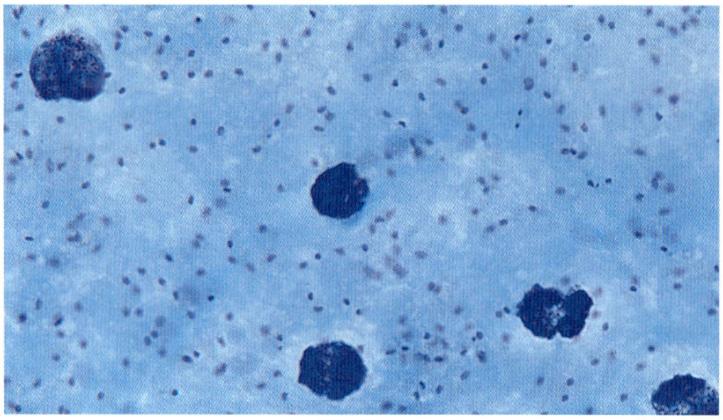

Abb. 45.1: Nach Giemsa gefärbter dicker Tropfen. [34]

Dicker Tropfen: angereicherter, bis zu zehnfach empfindlicherer und nach Giemsa gefärbter Blutausstrich im Vergleich zu nicht angereicherten Blutausstrichen zur Diagnostik einer Malaria im Allgemeinen. Dennoch werden bei Malariaverdacht auch nicht angereicherte nach Giemsa gefärbte Blutausstriche angefertigt, um die verschiedenen Plasmodienarten und ihre Entwicklungsstadien zu differenzieren.

Charakterisieren Sie kurz die möglichen, eine Malaria auslösenden Erreger.

Das Krankheitsbild der Malaria wird durch Plasmodien ausgelöst. Infrage kommen: *P. vivax, P. ovale, P. malariae* und *P. falciparum*. Bei den Plasmodien handelt es um Einzeller, die den Sporozoen zugeordnet werden. Da ihre Verbreitung an das Vorkommen ihres Vektors, die *Anopheles*-Mücke gebunden ist und diese eine Durchschnittstemperatur von mindestens 18 °C zum Überleben braucht, treten Malarianeuerkrankungen v. a. in den Subtropen und Tropen und hierzulande v. a. als importierte Krankheitsfälle auf. Die geschlechtliche Vermehrung der Plasmodien findet in der *Anopheles*-Mücke, die ungeschlechtliche im Menschen statt. Von den weltweit ca. 300 Mio. Malarianeuerkrankungsfällen entfällt der größte Teil auf den Erreger *P. falciparum,* den Erreger der Malaria tropica, der gefährlichsten aller Malariaerreger. *P. vivax* und *P. ovale* sind die Verursacher der Malaria tertiana, dem Dreitagefieber und *P. malariae* ist der Erreger der Malaria quartana, dem Viertagefieber.

Was ist im dicken Tropfen zu erkennen?

Zu erkennen sind einzelne kernhaltige Zellen, ein großer Teil zerstörter Erythrozyten und viele intra- sowie auch extraerythrozytäre Malariaplasmodien. Tatsächlich ist ein hoher Gehalt an Malariaplasmodien anzunehmen, wenngleich auch nicht vergessen werden darf, dass es sich beim dicken Tropfen um einen angereicherten Blutausstrich handelt.

Welcher Malariaerreger kommt aufgrund der Symptomkonstellation und des Ergebnisses des dicken Tropfens am ehesten infrage?

Das anscheinend dauerhaft hohe Fieber zusammen mit der relativ kurzen Inkubationszeit (knapp 3 Wochen) lässt vermuten, dass es sich um eine Malaria tropica handelt. Nicht nur dass *P. falciparum* insgesamt der häufigste Malariaerreger weltweit ist, er dominiert v. a. auch an dem Urlaubsort, den die Patientin besucht hat. Der angefertigte dicke Tropfen kann nicht sicher klären, um welchen Malariaerreger es sich handelt. Hierzu bedarf es weiterer diagnostischer Maßnahmen, wie etwa ein nicht angereicherter Blutausstrich, der bei hoher Vergrößerung beurteilt werden sollte.

Welche Symptome können Patienten generell bei Befall mit diesem Erreger noch zeigen?

Wie bereits angedeutet, handelt es sich bei der vermuteten Malaria tropica um die gefährlichste aller Malariaformen, da *P. falciparum* gern Leber, Lunge, Nieren, Endokrinium und das ZNS befällt. Dadurch kann es zum Leberversagen mit Ikterus, Gerinnungsstörungen und Hypoglykämie, respiratorischer Insuffizienz und Hypoxie, Nierenversagen, Bewusstseinstrübungen und Krampfanfällen kommen. Nicht zu vergessen: Im Gegensatz zu den anderen Malariaerregern neigt *P. falciparum* dazu, mehr als 5 % aller Erythrozyten zu befallen (**Hyperparasitämie;** manchmal bis zu 40–50 %). Das führt zu schweren Anämien mit Hämoglobinurie. Treten Symptome des Multiorganbefalls oder der Hyperparasitämie auf, spricht man auch von einer **komplizierten Falziparum-Malaria.** Diese scheint bei der Patientin jedoch nicht vorzuliegen.

FALLBESCHREIBUNG

Am nächsten Tag betritt ein etwa 30-jähriger Mann Ihre Praxis, den Sie als Hausarzt bereits seit vielen Jahren kennen. Er berichtet, dass er 6 Monate in Afghanistan als Entwicklungshelfer gearbeitet habe. Seit knapp 2 Monaten habe sich dieses schmerzlose „Ei“ an seinem rechten Handrücken entwickelt (▶ Abb. 45.2). Anfangs hätte er nur eine rote Stelle an der Hand gehabt. Diese sei in den letzten Wochen allerdings zu einer Beule herangewachsen und seit etwa 1 Woche jetzt auch noch offen. Er sei deshalb unverzüglich in ein Flugzeug gestiegen, um das „Ding“ in Deutschland abklären zu lassen.

Was vermuten Sie, steckt infektiologisch hinter dem Befund an der Hand des Patienten?

Vieles spricht für eine sog. Aleppo- oder Orientbeule, die Ausdruck der kutanen Leishmaniose ist.

Charakterisieren Sie bitte kurz den vermuteten auslösenden Erreger.

Bei dem vermuteten Erreger handelt es sich wahrscheinlich um *Leishmania tropica*. Dies ist ein Einzeller, der den Flagellaten zugerechnet wird. Er verursacht granulomatöse Erscheinungen an der Haut.

Wie wird der Erreger auf den Menschen übertragen?

Vektoren sind Sandmücken, die für eine Übertragung der Erreger zwischen Menschen und z. B. Hunden sorgen. Sie finden sich nur in „warmen“ Regionen Afrikas, Asiens, Lateinamerikas und im mittleren und nahen Osten, sodass die Übertragung aller Leishmanienarten auf diese Regionen beschränkt ist. Da der Mann sich in Afghanistan aufgehalten hat, handelt es sich bei der übertragenden Sandmückengattung wahrscheinlich um *Phlebotomus*.

Wie sichern Sie Ihren Verdacht diagnostisch?

Zum einen histologisch durch einen nach Giemsa gefärbten Abstrich vom Rand des Ulkus der Beule. Sicherer ist allerdings der kulturelle Erregernachweis oder der Nachweis mit der PCR von Material aus der Beule.

Wie gehen Sie gegen den Befund therapeutisch vor?

Wenn die Diagnose gesichert ist, kann der Befund zum einen exzidiert, kryotherapiert oder mit Wärme (lokal bei 55 °C für 5 min) behandelt werden. Zum anderen kann in die Beule Stibuglukonat, Paromomycin oder Imiquimod gespritzt werden, was den Erreger ebenfalls wirksam bekämpfen kann.

Wie ist die Ausheilungsprognose des Befunds unter Therapie und spontan?

Unter geeigneter Therapie kommt es zu einer vollständigen Rückbildung der Läsion. Zurück bleibt nur eine flache Narbe. Dieses Ergebnis tritt allerdings auch durch eine Spontanheilung (nach bis zu 2 Jahren) ein. Für den Einsatz einer Therapie spricht v. a., dass sie die Läsion klein hält und Superinfektionen verhindert.

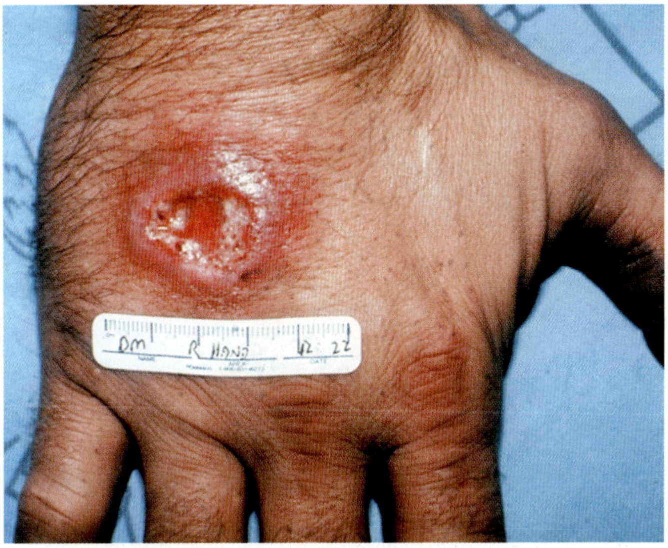

Abb. 45.2: Befund am rechten Handrücken des Patienten. [35]

FALLBESCHREIBUNG

Am Nachmittag kommt eine weitere Patientin, die längere Zeit im Ausland war. Sie erzählt, dass sie für 4 Wochen für eine Fotostrecke im kolumbianischen Dschungel gewesen und gestern heimgekehrt sei. Schon vor 1 Woche habe sie sich allerdings krank gefühlt. Sie habe Gliederschmerzen gehabt, ihr sei übel gewesen und sie habe sich mehrfach erbrochen, weshalb sie die Infektion mit einem Durchfallerreger vermutet habe. Gestern und vorgestern sei es ihr gut gegangen. Nachdem sie allerdings heute mit hohem Fieber aufgewacht und ihre Haut leicht gelblich gewesen sei, sie auch an mehreren Stellen Einblutungen gehabt habe und ihr Urin rot verfärbt war, habe sie es mit der Angst bekommen.

Was ist Ihr Verdacht und was müssen Sie als Erstes erledigen?

Vieles spricht für ein hämorrhagisches Fieber. Sie sollten die Patientin umgehend in ein erfahrenes Zentrum für Tropeninfektionen einweisen und bereits den Verdacht auf ein hämorrhagisches Fieber namentlich an das Gesundheitsamt melden.

Welche Infektionserreger kommen für die geschilderte Symptomatik infrage? Welcher ist am wahrscheinlichsten?

Am ehesten infrage kommen die beiden Flaviviren Gelbfiebervirus und Denguevirus. Da ein sich ankündigendes derart schweres Krankheitsbild so gut wie nie beim Erwachsenen mit Denguevirusinfektion beobachtet wird, ist die wahrscheinlichste Differenzialdiagnose das Gelbfieber.

Was kann man diagnostisch und therapeutisch unternehmen?

Die Diagnose wird durch Anzucht und/oder PCR der Viren aus dem Blut gestellt. Die Diagnosefindung bleibt Speziallaboratorien vorbehalten. Therapiert werden kann das hämorrhagische Fieber nur symptomatisch unter Intensivbedingungen (also schnellstens Einweisung der Patientin in eine tropenmedizinisch-versierte Abteilung einer Klinik für Innere Medizin!).

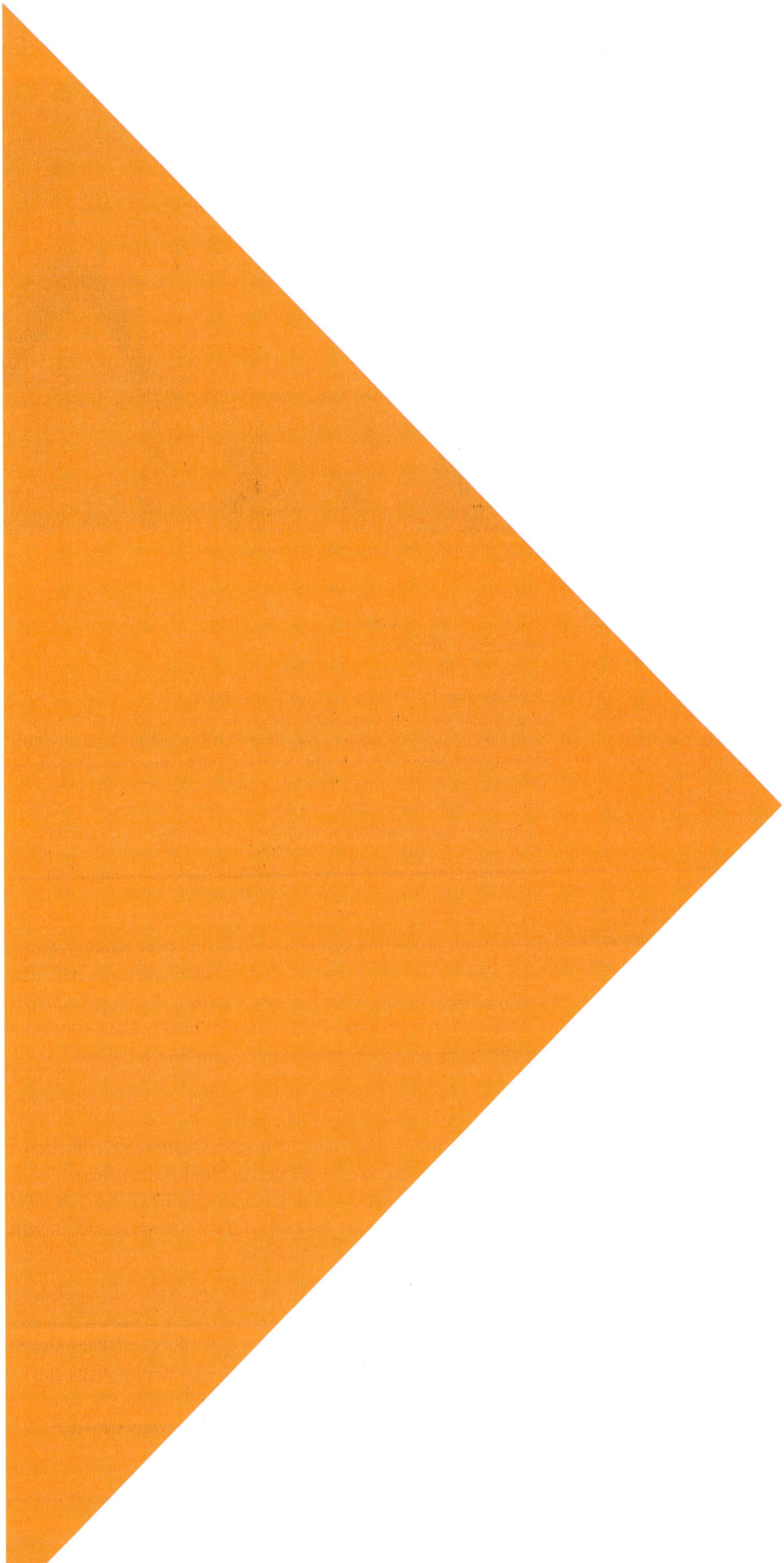

Anhang

Tab. 46.1 Wichtige von T-Helferzellen (und weiteren Leukozyten) produzierte Zytokine.

Zytokin	Bildungsort	Funktion	Zielzelle(n)
IL-1	Makrophagen	Stimulation von TH-Zellen Entzündungsmediator Endogenes Pyrogen Akute-Phase-Reaktion	Endothelzellen, Neurone des Hypothalamus
IL-2	TH1- und TH2-Zellen	T-Zell-Stimulation	T-Zellen
IL-3	TH1- und TH2-Zellen	Stimulation der Hämatopoese	KM-Vorläuferzellen
IL-4	Eosinophile, Basophile, TH2-Zellen, Mastzellen, NK-Zellen	B-Zell-Aktivierung Mastzellaktivierung Klassenwechsel zu IgE Förderung der TH2-Zell-Bildung Hemmung der TH1-Zell-Bildung	B-Zellen, Mastzellen
IL-5	TH2-Zellen	B-Zell-Reifung in Ak-produzierende Plasmazellen Klassenwechsel zu IgA Eosinophilenaktivierung	B-Zellen, Eosinophile
IL-6	TH1- und TH2-Zellen, Makrophagen	Akute-Phase-Reaktion B-Zell-Reifung T-Zell-Aktivierung	Hepatozyten, B-Zellen
IL-8	Makrophagen	Chemotaxis	Neutrophile
IL-10	TH2-Zellen, B-Zellen, Makrophagen	Immuninhibition Hemmung der Aktivierung von TH1-Zellen und Makrophagen	Makrophagen
IL-12	Makrophagen	Induktion der zytolytischen Aktivität von T- und NK-Zellen Bildung von TH1-Zellen	Makrophagen
IFN-γ	TH1- und TH2-Zellen, NK-Zellen	Makrophagenaktivierung Klassenwechsel zu IgG_{2a} und IgG_3 Induktion der Expression von MHC-Klasse-II-Molekülen Steigerung der Aktivität von NK-Zellen Hemmung der Entwicklung von TH2-Zellen	Makrophagen, B-Zellen
IFN-α	Leukozyten	Hemmung der Virusreplikation	Insbesondere virusbefallene Zellen
IFN-β	Fibroblasten	Hemmung der Virusreplikation	Insbesondere virusbefallene Zellen
TNF-α	T-Zellen, Makrophagen	Entzündungsmediator Makrophagenaktivierung Tumorzelllyse Septischer Schock Kachexie Granulome	Makrophagen, Endothelzellen
TGF-β	TH1- und TH2-Zellen, Makrophagen	Immuninhibition Klassenwechsel zu IgA Hemmung der T-Zell-Proliferation und der Makrophagenaktivierung	T-Zellen, Makrophagen
GM-CSF	TH1- und TH2-Zellen, Makrophagen	Granulozyten- und Makrophagenreifung	KM-Vorläuferzellen

Tab. 46.2 Die Toll-like-Rezeptoren in der Übersicht.

TLR	Bindender Antigenbestandteil
TLR 2	Lipoarabinomannan und Lipoproteine aus der Wand von Mykobakterien
TLR 3	Doppelstrang-RNA zahlreicher Viren
TLR 4	Lipopolysaccharid (LPS) gramnegativer Bakterien
TLR 5	Bakterielle Flagelline geißeltragender Bakterien
TLR 9	Bestimmte Nukleotidsequenzen, die für bakterielle DNA charakteristisch sind
TLR 7, TLR-8-Heterodimer	Einzelstrang-RNA, die für bestimmte Viren charakteristisch ist
TLR-2/TLR-6-Heterodimer	Peptidoglykan (Murein) grampositiver Bakterien und Zymosan von Hefen

Tab. 46.3 Lerntabelle Bakterien.

Bakterien	Typische Krankheitsbilder	Komplikationen	Therapie
Grampositive Kokken			
St. epidermidis	Katheterinfektionen	Endocarditis lenta, Sepses	Penicillin, Cephalosporine der 1. und 2. Generation, Glykopeptide bei MRSA, MRSE, ORSA etc.
St. saprophyticus	Harnwegsinfektionen insb. bei jungen Frauen		
St. aureus	Wund- und Hautinfektionen, Osteomyelitiden, Sepses, Pneumonien, Lebensmittelintoxikationen	SSSS, TSS	
Str. pyogenes (GAS)	Eitrige Angina, Scharlach, Hautinfektionen (Erysipel, Phlegmone), Puerperalsepsis	Rheumatisches Fieber, akute Glomerulonephritis, nekrotisierende Fasziitis	Penicillin
Str. agalactiae (GBS)	Zervizitis, Adnexitis, Urethritis, Prostatitis	Neugeborenensepsis und -meningitis	Ampicillin (in Kombination mit einem Aminoglykosid)
Str. faecalis (GDS)	Harnwegsinfektionen (Zystitiden, Pyelonephritiden), Wundinfektionen, nosokomiale Infektionen (Pneumonien, Sepses)	Endocarditis lenta	Ampicillin; bei Resistenz: Vancomycin; bei VRE: Linezolid, Streptogramine
Str. viridans	Endocarditis lenta, Karies		Penicillin in Kombination mit einem Aminoglykosid
Str. pneumoniae	Sinusitis, Konjunktivitis, Otitis media, Kanalikulitis, Pneumonie	Meningitis	Penicillin, Cephalosporine der 3. Generation (bei Meningitis und verändertem PBP)
Gramnegative Kokken			
N. menigitidis	Meningitis, Sepsis	Waterhouse-Friderichsen-Syndrom	Cephalosporine der 3. Generation
N. gonorrhoeae	Gonorrhö	Sterilität, Tubargravidität, gonorrhoische Gonarthritis, Ophthalmia neonatorum	Penicillin, Cephalosporine der 3. Generation
M. catarrhalis	Fieberhafte, eitrige Bronchitiden		Augmentan®
Gramnegative Stäbchen			
H. influenzae (Typ b)	Wie Str. pneumoniae	Meningitis	Augmentan®, Makrolide, Cephalosporine der 2. und 3. Generation
H. ducreyi	Ulcus molle (weicher Schanker)		Cephalosporine der 3. Generation, Makrolide
B. pertussis	Keuchhusten	Pneumonien	Makrolide
L. pneumophila	Legionärskrankheit, Pontiac-Fieber		Doppelte Dosis Makrolide oder ein Chinolon in Kombination mit Rifampicin
B. henselae	Katzenkratzkrankheit, bakterielle Angiomatose und Peliosis		Tetrazykline, Makrolide
Bakterielle Erreger von Darminfektionen			
H. pylori	Typ-B-Gastritis, Ulkus	Magenkarzinom, MALT-Lymphom	Tripeltherapie, bestehend aus den Komponenten: PPI, Metronidazol, Makroliden und Aminopenicillinen
Enteritische Salmonellen	Enteritis	Reaktive Arthritiden, Sepsis (selten)	Chinolone
Typhöse Salmonellen	Typhus abdominalis	Reaktive Arthritiden	Chinolone
Y. enterocolitica	Breiige, fieberhafte Diarrhöen	Reaktive Arthritiden	Chinolone
C. jejuni	Breiige bis blutige Diarrhö	Guillain-Barré-Syndrom	Chinolone, bei Resistenz Makrolide
ETEC	Reisediarrhö		Flüssigkeitssubstitution
EPEC	Säuglingsdiarrhö		Flüssigkeitssubstitution
EIEC	Diarrhö		Flüssigkeitssubstitution
EHEC	Hämorrhagische Diarrhöen	HUS, TTP	Bei Erwachsenen: Aminopenicilline, Chinolone, Cephalosporine, Co-trimoxazol etc.
Shigellen	Bakterielle Ruhr		Chinolone
V. cholerae	Cholera		Flüssigkeitssubstitution
B. fragilis	Peritonitis, tiefe Abszesse, Zahnwurzeleiterungen, Aspirationspneumonien		Metronidazol
P. aeruginosa	(Brand-)Wundinfektionen, Pneumonien bei CF, Augeninfektionen, Otitis externa maligna, nosokomiale Infektionen		Cephalosporine der 3. Generation, Carbapeneme, Chinolone, Tazobac®, bei Pneumonien: Aminoglykoside als Aerosol
Y. pestis	Pest		Chinolone, Tetrazykline
Brucellen	Maltafieber, Morbus Bang		Doxycyclin, Co-trimoxazol

Tab. 46.3 Lerntabelle Bakterien. (Forts.)

Bakterien	Typische Krankheitsbilder	Komplikationen	Therapie
Sporenlose grampositive Stäbchen			
C. diphtheriae	Diphtherie		Antiserum in Kombination mit Penicillin oder einem Makrolid
L. monocytogenes	Sepsis, Menigitis bei alten Menschen, Granulomatosis infantiseptica		Ampicillin
P. acnes	Akne		Schälende Substanzen, Tetrazykline
Aktinomyzeten	Endogene Infektionen: Fisteln, Mediastinitis		Aminopenicilline
T. whippelii	Morbus Whipple		Cephalosporine der 3. Generation, danach Co-trimoxazol
Nocardien	Pneumonie	Enzephalitis	Imipenem, Amikacin, Co-trimoxazol
Sporenbildende grampositive Stäbchen			
B. anthracis	Haut-, Lungen-, Darmanthrax		Penicillin
B. cereus	Lebensmittelintoxikationen		Flüssigkeitssubstitution
C. tetani	Tetanus		Tetagam® N
C. botulinum	Botulismus		Botulinusantitoxin
C. perfringens	Gasbrand, anaerobe Zellulitis, Darmbrand, Gelenkbrand, Lebensmittelintoxikationen		Hyperbare Sauerstofftherapie, Operation, Penicillin
C. histolyticum	Ähnlich Gasbrand		Penicillin
C. difficile	Antibiotikaassoziierte pseudomembranöse Enterokolitis		Vancomycin oral, Metronidazol oral oder intravenös
Mykobakterien			
Atypische Mykobakterien	Tuberkuloseähnliche Bilder mit Granulomen etc.		Ethambutol, Makrolide, Rifampicin etc.
M. tuberculosis	Tuberkulose	Tuberkulöse Meningitis	INH, Rifamicin, Ethambutol, Pyrazinamid, Streptomycin
M. leprae	Tuberkuloide und lepromatöse Lepra		Clofazimin, Dapson, Ethionamid, Rifampicin, Thalidomid, Terizidon etc.
Spirochäten			
B. recurrentis	Epidemisches Rückfallfieber		Tetrazykline, Makrolide, Penicillin
B. duttonii	Endemisches Rückfallfieber		Tetrazykline, Makrolide, Penicillin
B. burgdorferi	Lyme-Borreliose	Acrodermatitis chronica atrophicans Herxheimer, Lyme-Arthritis, progressive Enzephalomyelitis, Kardiomyopathie etc.	Cephalosporine der 3. Generation, Tetrazykline
L. interrogangs serovar *icterohaemorrhagiae*	Anikterische und ikterische Leptospirose (Morbus Weil)		Penicillin, Tetrazykline
T. pallidum spp. *pallidum*	Syphilis (Lues), Lues connata	Aortenaneurysmen, Metalues etc.	Penicillin, Cephalosporine der 3. Generation, Tetrazykline, Makrolide
T. pallidum spp. *carateum*	Pinta		Penicillin
T. pallidum spp. *endemicum*	Bejel		Penicillin
T. pallidum spp. *pertenue*	Frambösie		Penicillin
Weitere Bakterien			
C. trachomatis A – C	Trachom	Reaktive Arthritiden, atypische Pneumonien	Tetrazykline, Makrolide
C. trachomatis D–K	Zervizitis, NGU, Schwimmbadkonjunktivitis	Reaktive Arthritiden, atypische Pneumonien	Tetrazykline, Makrolide
C. trachomatis L	Lymphogranuloma inguinale (venerum)		Tetrazykline, Makrolide
C. pneumoniae	Atypische Pneumonien		Tetrazykline, Makrolide
C. psittaci	Atypische Pneumonien		Tetrazykline, Makrolide
C. burnetii	Q-Fieber		Tetrazykline, Makrolide
R. prowazekii	Epidemisches Fleckfieber		Tetrazykline, Makrolide

Tab. 46.3 Lerntabelle Bakterien. (Forts.)

Bakterien	Typische Krankheitsbilder	Komplikationen	Therapie
Weitere Bakterien			
R. rickettsii	Rocky Mountain spotted fever		Tetrazykline, Makrolide
R. typhi	Murines Fleckfieber		Tetrazykline, Makrolide
O. tsutsugamushi	Tsutsugamushi-Fieber (japanisches Fleckfieber)		Tetrazykline, Makrolide
E. chaffeensis	Humane monozytotrophe Ehrlichiose		Tetrazykline, Makrolide
E. ewingii	Humane granulozytotrophe Ehrlichiose		Tetrazykline, Makrolide
M. pneumoniae	Pharyngotracheitis, atypische Pneumonie	Guillain-Barré-Syndrom, Arthritiden, Myo- und Perikarditiden, Pankreatitiden	Tetrazykline, Makrolide
U. urealyticum	NGU, Prostatitiden		Tetrazykline, Makrolide
M. hominis	Salpingitiden		Tetrazykline, Makrolide
M. genitalium	Chronisch rezidivierende Urethritiden		Tetrazykline, Makrolide

Tab. 46.4 Gemeinsame Erkrankungen verschiedener Erreger.

Erkrankung	Häufige Erreger, die diese Erkrankung verursachen
Bakterielle atypische Pneumonien	Chlamydien, Coxiellen, Legionellen, Mykoplasmen
Virale atypische Pneumonien	Adenoviren, SARS-Coronaviren, Parainfluenzaviren, Respiratory-syncytial-Viren, Masern, Influenzaviren, Bunyaviren
Hämorrhagisches Fieber	Hantaviren, Ebola-Viren, Lassaviren, Marburg-Viren
Nichtgonorrhoische Urethritis	*C. trachomatis*, Mykoplasmen
Reaktive Arthritiden	Salmonellen, Yersinien, Borrelien, trachomatische Chlamydien, Rubellaviren, Parvovirus B19
Virale Gastroenteritiden	Rotaviren, Adenoviren, Noroviren, Sapoviren, Astroviren

Tab. 46.5 Bakterielle und virale Erreger, die nur beim Menschen vorkommen.

Erregertyp	Erreger
Bakterien	Meningokokken, Pneumokokken, Shigellen, typhöse Salmonellen
Viren	Maserviren, Mumpsviren

Tab. 46.6 Lerntabelle Viren.

Virus	Typische Krankheitsbilder	Komplikationen	Therapie
DNA-Viren			
HSV-1 (HHV-1), HSV-2 (HHV-2)	Herpes labialis et genitalis, Keratoconjunctivitis herpetica	HSV-Enzephalitis	Aciclovir
VZV (HHV-3)	Windpocken	Gürtelrose	Aciclovir, Valaciclovir, Famciclovir
CMV (HHV-5)	Pneumonie, Ösophagitis, Retinitis, Nephritis, Enzephalitis	Embryopathien	Ganciclovir
HHV-6	Dreitagefieber		Symptomatisch
HHV-7	Dreitagefieberähnliche Zustände		Symptomatisch
EBV (HHV-4)	Infektiöse Mononukleose (Pfeiffer-Drüsenfieber)	Burkitt-Lymphom, Hodgkin-Lymphom	Rituximab
		Lymphoepitheliales Nasopharynxkarzinom	
HHV-8	Kaposi-Sarkom		Verminderung der Immunsuppression
HBV	Akute und chronische Hepatitis	Leberzirrhose, hepatozelluläres Karzinom	Lamivudin plus IFN-α
Adenoviren	Katarrh bis Pneumonie, follikuläre Konjunktivitis, Diarrhöen, akute hämorrhagische Zystitis		Symptomatisch
HPV	Haut- und Schleimhautwarzen	Larynxkarzinom, Karzinom der Cervix uteri	Exzision, Exkochleation, Kryotherapie, Kürettage, Cidofovir, 5-Fluorouracil, Imiquimod, IFN-α, Podophyllotoxinlösungen und Trichloressigsäure
JC-Virus	Progressive multifokale Leukoenzephalopathie		Aktuell nicht möglich
BK-Virus	Tubulointerstitielle Nephritis		Aktuell nicht möglich
Variolavirus	Pocken		Symptomatisch
Molluscum-contagiosum-Virus	Dellwarzen		Exkochleation
Parvovirus B19	Ringelröteln	Passagere Anämien durch Aplasie der Erythropoese, Embryopathien, Myokarditiden	Immunglobuline
RNA-Viren			
Poliovirus	Poliomyelitis (Kinderlähmung)	Blande Meningitiden	Symptomatisch (demnächst Pleconaril)
Coxsackie-A-Virus	Herpangina		
Coxsackie-B-Virus	Myokarditis		
Rhinoviren	Schnupfen		Symptomatisch
HAV	Akute Hepatitis		Symptomatisch
HCV	Akute und chronische Hepatitis	Leberzirrhose, hepatozelluläres Karzinom, Glomerulonephritis, Vaskulitis, Kryoglobulinämie	Ribavirin plus IFN-α
FSME-Virus	Grippe bis hin zur Meningoenzephalitis		Immunglobuline für über 14-Jährige, sonst symptomatisch
Gelbfiebervirus	Akute Hepatitis, Nephritis		Symptomatisch
Denguevirus	Denguefieber, Dengue-hämorrhagisches Fieber	Dengue-Schock-Syndrom	Symptomatisch
(SARS-) Coronavirus	Banale Atemwegsinfekte bis hin zur atypischen Pneumonie		IFN-α
Norovirus	Gastroenteritis		Symptomatisch
Sapovirus	Gastroenteritis, v. a. bei Kindern		Symptomatisch
Astrovirus	Akute Gastroenteritis, v. a. bei Kindern		Symptomatisch
HEV	Akute Hepatitis, z. T. lebensbedrohlich für Schwangere		Hyperimmunglobulin
HDV	Koinfektion mit HBV (s. dort)		Siehe HBV
Rubellavirus	Röteln	Embryopathien	Immunglobuline, sonst symptomatisch
Parainfluenzavirus	Pseudokrupp, Bronchiolitis und atypische Pneumonie beim Kind		Symptomatisch
RSV	Bronchiolitis beim Säugling, Pneumonie beim Immunsupprimierten, Otitis media		Ribavirin bei schweren Verläufen

Tab. 46.6 Lerntabelle Viren. (Forts.)

Virus	Typische Krankheitsbilder	Komplikationen	Therapie
RNA-Viren			
Morbillivirus	Masern, evtl. mit atypischer Pneumonie	Subakut sklerosierende Panenzephalitis	Immunglobuline, sonst symptomatisch
Mumpsvirus	Parotitis epidemica (Ziegenpeter)	Orchitis, Pankreatitis, Meningoenzephalitis	Symptomatisch
Rabiesvirus	Tollwut		Hyperimmunglobulin, sonst symptomatisch
Marburg- und Ebola-Virus	Hämorrhagisches Fieber		Symptomatisch
Influenza-A/-B-Virus	Grippe bis hin zu hämorrhagischer Tracheobronchitis und atypischer Pneumonie	Reye-Syndrom (eine hepatische Enzephalopathie)	Amantadin, Oseltamivir, Zanamivir
Hantavirus	Nephropathia epidemica, hämorrhagisches Fieber, hantavirusbedingtes pulmonales Syndrom		Symptomatisch
Lassavirus	Eine Art „Grippe" bis hin zur Meningitis/Meningoenzephalitis, hämorrhagisches Fieber	Multiorganversagen	Ribavirin
Rotavirus	Akute Gastroenteritiden, v. a. bei Kindern		Symptomatisch
HTLV-I	Adulte T-Zell-Leukämie, tropische spastische Paraparese		Symptomatisch
HIV-1/-2	AIDS	Opportunistische Infekte, Tumoren, Demenz etc.	NRTI, NNRTI, PI, T20

Tab. 46.7 Virushepatitiden im Überblick.

Viraler Hepatitiserreger	Häufigkeit unter den viralen Hepatitiden	Bevorzugter Übertragungsweg der Viren	Inkubationszeit (Tage)	Häufigster Typ der Hepatitis
HAV	Bis zu 40 %	Fäkal-oral	15–50	Akute Hepatitis
HBV	6 %	Blut, perinatal, sexuell	30–180	Akute und chronische Hepatitiden
HCV	3 %	Blut, perinatal	15–180	Akute und häufiger chronische Hepatitiden
HDV	5 % aller HBV-Träger	Blut, perinatal, sexuell	30–180	Akute und häufiger chronische Hepatitiden
HEV	Selten (nur in speziellen Risikogebieten)	Fäkal-oral	15–60	Akute Hepatitis

Tab. 46.8 Lerntabelle Pilze.

Pilz	Typische Krankheitsbilder	Komplikationen	Therapie
Dermatophyten	Tinea (superficialis et profunda)		Topisch: Allylamine, Azole, Morpholine, Pyridone und Tolnaftat. Systemisch: Allylamine, Triazole und Griseofulvin
Candida albicans	Soor, intertriginöse Candidose, Vulvovaginitis, Onychomykose	Sepsis, Pneumonie	Azole, Allylamine, Morpholine, Polyene und Pyridone. Bei systemischer Candidose: Azole, Amphotericin B, Caspofungin und Flucytosin
Cryptococcus neoformans	Atypische Pneumonie	Meningoenzephalitis	Amphotericin B, Fluconazol und Flucytosin
Pneumocystis jirovecii (vormals *carinii*)	PcP	Hepatitis, Enzephalitis, Otitis media	Pentamidin als Aerosol, Co-trimoxazol
Aspergillus fumigatus	Otitis externa, Sinusitis, nichtinvasive Aspergillose (Lungenaspergillom und Pneumonie), allergische bronchopulmonale Aspergillose	Invasive Aspergillose	Amphotericin B in Kombination mit Caspofungin, Flucytosin, Itraconazol, Posaconazol und Voriconazol, Operation bei Lungenaspergillom
Aspergillus flavus	Mykotoxikose durch Aflatoxin B_1, Otitis externa, Sinusitis, allergische Aspergillose	Hepatozelluläres Karzinom, invasive Aspergillose	S. a. *Aspergillus fumigatus*, bei hepatozellulärem Karzinom Operation
Blastomyces dermatitidis	Nordamerikanische Blastomykose		Amphotericin B, Triazole
Coccidioides immitis	Kokzidioidomykose		Amphotericin B, Triazole
Histoplasma capsulatum	Histoplasmose	Sepsis	Amphotericin B, Triazole
Paracoccidioides brasiliensis	Südamerikanische Blastomykose		Amphotericin B, Triazole
Amanitaceae	Mykotoxikosen		Symptomatisch, gegen α-Amanitin steht Silibinin zur Verfügung

Tab. 46.9 Lerntabelle Parasiten.

Parasit	Typische Krankheitsbilder	Komplikationen	Therapie
Medizinisch relevante Arthropoden			
Flöhe (Hundefloh, Katzenfloh, Igelfloh, Menschenfloh etc.)	Stichreaktionen	Sekundärinfektionen, Vektoren für Krankheitserreger (*F. tularensis, R. typhi und Y. pestis*)	Entwesung, Antihistaminika, Prednisolon, Bekämpfung der Sekundärinfektionen
Sandflöhe *(Tunga penetrans)*	Tungose	Sekundärinfektionen	Operative Entfernung der Flohweibchen, Bekämpfung der Sekundärinfektionen
Grabmilben	Gewöhnliche Skabies (Krätze), Scabies crustosa (norvegica), Scabies granulomatosa, Scabies incognita	Sekundärinfektionen	Entwesung, Ivermectin (systemisch), Lindan, Permethrin (lokal), Bekämpfung der Sekundärinfektionen
Kopfläuse	Pediculosis capitis	Sekudärinfektionen, Dermatosen, Haarverfilzung	Entwesung, Kämmen der Haare mit Nissenkamm und Einsatz eines speziellen Shampoos (enthält Lindan, Permethrin)
Kleiderläuse	Pediculosis vestimentorum	Sekundärinfektionen, Vektoren für *B. recurrentis, R. prowazekii* und *B. quintana*	Entwesung, Ivermectin, Lindan, Malathion, Permethrin, Pyrethrum, Bekämpfung der Sekundärinfektionen
Filzläuse	Pediculosis pubis	Sekundärinfektionen	Entwesung Ivermectin, Lindan, Malathion, Permethrin, Pyrethrum, Bekämpfung der Sekundärinfektionen
Bettwanzen	Stichreaktionen	Sekundärinfektionen	Antihistaminika, Steroide und Entwesung, Bekämpfung der Sekundärinfektionen
Raubwanzen	Stichreaktionen	Sekundärinfektionen, Vektor für *T. cruzi*	Antihistaminika, Steroide und Entwesung, Bekämpfung der Sekundärinfektionen
Zecken *(Ixodes ricinus)*	Stichreaktionen	Sekundärinfektionen, Vektor für *B. burgdorferi*, FSME-Viren	Entfernung der Zecke, Bekämpfung der Sekundärinfektionen
Protozoen			
Leishmania donovani	Aleppo- oder Orientbeule, Kala-Azar, mukokutane Leishmaniose		Antimonpräparate, Amphotericin B, Pentamidin, Miltefosin
Trypanosoma brucei	Schlafkrankheit		Pentamidin, Suramin, Melarsoprol
Trypanosoma cruzi	Chagas-Krankheit	Megacor, Megaösophagus und Megakolon	Nifurtimox, Benznidazol
Giardia lamblia	Lambliose		Metronidazol
Trichomonas vaginalis	Vaginitis, Zervizitis, Adnexitis	Infertilität, Tubargravidität	Metronidazol
Entamoeba histolytica, Entamoeba dispar	Amöbenruhr	Amöbenabszesse in Leber, ZNS etc.	Metronidazol
Acanthamoeba	Amöbenkeratitis		Hornhauttransplantation
Cryptosporidia	Diarrhöen	Waisting-Disease bei Immunsupprimierten	Nitazoxanid und Flüssigkeitssubstitution
Toxoplasma gondii	Toxoplasmose	Fetopathie	Pyrimethamin plus Sulfadiazin
Plasmodium falciparum	Malaria tropica	Disseminierte intravasale Koagulation, zerebrale Malaria etc.	Mefloquin plus Chinin
Plasmodium vivax	Malaria tertiana		Chloroquin plus Chinin
Plasmodium ovale			
Plasmodium malariae	Malaria quartana		
Helminthen			
Taenia saginata	Täniase, Zystizerkose		Praziquantel
Taenia solium			
Echinococcus granulosus	Zystische Echinokokkose		Extraktion der Zysten, Mebendazol oder Albendazol
Echinococcus multilocularis	Alveoläre Echinokokkose		
Schistosoma mansoni/japonicum	Chronische Hepatitis, hämorrhagisch-ulzeröse Diarrhöen		Praziquantel
Schistosoma haematobium	Hämorrhagische Zystitis	Plattenepithelkarzinom der Harnblase	Metrifonat und Praziquantel
Fasciola hepatica	Chronische Hepatitis	Cholangiozelluläres Karzinom	Triclabendazol
Ascaris lumbricoides	Askaridose	Cholangitis, Hepatitis, Ileus oder Pankreatitis	Mebendazol, Albendazol, Pyrantel
Ancylostoma duodenale	Ankylostomiasis	Eisenmangelanämie	
Enterobius vermicularis	Appendizitis	Darmperforation (selten)	

Tab. 46.9 Lerntabelle Parasiten. (Forts.)

Parasit	Typische Krankheitsbilder	Komplikationen	Therapie
Helminthen			
Filaria bancrofti	Lymphödeme	Elephantiasis	Albendazol
Onchocerca volvulus	Endophthalmitis	Flussblindheit	Ivermectin
Trichinella spiralis	Trichinellose	Meningoenzephalitis, Myokarditis und Pneumonie	Mebendazol, Thiabendazol

Tab. 46.10 Lerntabelle der meldepflichtigen Erkrankungen (nach § 6 IfSG).

Meldepflicht bei:	Meldung von:	Meldung an:
Verdacht, Erkrankung und Tod	Akute Virushepatitis (Hepatitis A, B, C, D, E), aviäre Influenza („Vogelgrippe"), Botulismus, Cholera, Diphtherie, enteropathisches hämolytisch-urämisches Syndrom (eHUS), Masern, Meningokokkenmeningitis und -sepsis, Milzbrand, Paratyphus, Pest, Poliomyelitis (der Verdacht besteht bei jeder akuten schlaffen Lähmung – außer sie ist traumatisch bedingt), Tollwut, Typhus, übertragbare humane spongiforme Enzephalopathie (BSE, CJK), virusbedingtes hämorrhagisches Fieber	Gesundheitsamt
Verdacht und Erkrankung	Akute infektiöse Gastroenteritis oder mikrobiell bedingte Lebensmittelvergiftung (bei Personen, die eine Tätigkeit in einem lebensmittelverarbeitenden Betrieb arbeiten), ε 2 gleichzeitig auftretende Erkrankungen mit vermutlich gleichem infektiösen Auslöser mit der Gefahr der Epidemieauslösung/Gefahr für die Allgemeinheit (sofern der vermutete/wahrscheinliche Erreger nicht in § 7 IfSG gelistet ist)	
Erkrankung und Tod	Behandlungsbedürftige Tuberkulose (auch ohne bakteriologischen Erregernachweis); Ablehnung/Abbrechen einer Tuberkulosebehandlung	
Verletzung eines Menschen durch ein Wildtier oder bloßes Berühren eines solchen Tiers	Tollwutverdächtiges, -krankes Tier oder der Kadaver eines solchen Tiers	

Tab. 46.11 Lerntabelle meldepflichtiger (Labor-)Nachweise von bestimmten Erregern (nach § 7 IfSG).

Meldepflicht bei:	Meldung von:	Meldung an:
Namentlicher direkter/indirekter Nachweis eines Krankheitserregers bei akuter Infektion	Adenoviren (nur im Konjunktivalabstrich), *B. anthracis, B. recurrentis, Brucella sp., C. psittaci, Cl. botulinum* und Botulinumtoxinnachweis, *Cryptosporidium parvum*, darmpathogene *Campylobacter sp.*, Ebolavirus, EHEC, *E. coli* (alle weiteren darmpathogenen Stämme), Erreger hämorrhagischen Fiebers (wenn nicht andernorts erwähnt), *Francisella tularensis*, FSME-Virus, Gelbfiebervirus, *G. lamblia, H. influenzae*, Hantaviren, Hepatitisviren (A-E), Influenzaviren, Lassavirus, *Legionella sp., L. interrogans, L. monocytogenes* (in Abstrichen von Neugeborenen sowie in Blut und Liquor), Marburgvirus, Masernvirus, *M. africanum, M. leprae, M. tuberculis spp. bovis et hominis, N. meningitidis* (bei Nachweis aus Blut, hämorrhagischen Hautinfiltraten und Liquor), Noroviren (bei Virusnachweis im Stuhl), Poliovirus, Rabiesvirus, *R. prowazekii, Salmonella sp., Shigella sp., St. aureus* (bei Nachweis in Blut und Liquor), toxinbildendes *C. diphtheriae, Trichinella spiralis, V. cholerae* (nur O 1 und O 139), *Y. entercolitica et pestis*, ε 2 gleichzeitig auftretende und durch denselben infektiösen Auslöser mit der Gefahr der Epidemieauslösung/Gefahr für die Allgemeinheit (sofern nicht schon durch § 6 IfSG erfasst)	Gesundheitsamt, in Sonderfällen (z. B. HIV) RKI
Nichtnamentlicher direkter/indirekter Nachweis eines Krankheitserregers bei akuter Infektion	*Echinococcus sp.*, HI-Viren, *Plasmodia sp.*, Rubellavirus (nur bei Neugeboreneninfektionen), *T. gondii* (nur bei Neugeboreneninfektion), *T. pallidum*	

47 LITERATUR UND QUELLENVERZEICHNIS

Literatur und weiterführende Links

Zur näheren Information über die Bereiche Hygiene, Immunologie, Mikrobiologie und Reisemedizin:

Bachmann-Lepper, B.: Lernkarten Mikrobiologie. Elsevier/Urban & Fischer, 2. Auflage 2010.

Hahn, H., Kaufmann, S. H. E., Schulz, T. F., Suerbaum, S.: Medizinische Mikrobiologie und Infektiologie. Springer, 6. Auflage 2008.

Kretschmer, H., Kusch, G., Scherbaum, H.: Reisemedizin. Elsevier/Urban & Fischer, 2. Auflage 2005.

Male, D.: Immunologie auf einen Blick. Elsevier/Urban&Fischer, 2005.

Mims, C., Dockrell, H. M., Goering, R. V., Roitt, I., Wakelin, D., Zuckerman, M.: Medizinische Mikrobiologie Infektiologie. Elsevier/Urban&Fischer, 2. Auflage 2006.

www.aidsinfo.nih.gov

www.hiv.net

www.mhp-verlag.de

www.pei.de

www.rki.de

Für Details zur antimikrobiellen Chemotherapie:

Aktories, K., Förstermann, U., Hofmann, F., Starke, K.: Allgemeine und spezielle Pharmakologie und Toxikologie. Elsevier/Urban & Fischer, 10. Auflage 2009.

www.fachinfo.de

Zur näheren Information über die Bereiche Immunologie, Mikrobiologie und Reisemedizin:

Bachmann-Lepper, B.: Lernkarten Mikrobiologie. Elsevier/Urban & Fischer, 2. Auflage 2010.

Hahn, H., Falke, D., Kaufmann, S. H. E., Ullmann, U.: Medizinische Mikrobiologie und Infektiologie. Springer, 5. Auflage 2004.

Kretschmer, H., Kusch, G., Scherbaum, H.: Reisemedizin. Elsevier/Urban & Fischer, 2. Auflage 2005.

Male, D.: Immunologie auf einen Blick. Elsevier/Urban & Fischer, 2005.

Mims, C., Dockrell, H. M., Goering, R. V., Roitt, I., Wakelin, D., Zuckerman, M.: Medizinische Mikrobiologie Infektiologie. Elsevier/Urban & Fischer, 2. Auflage 2006.

Für Details zur antimikrobiellen Chemotherapie:

Aktories, K., Förstermann, U., Hofmann, F., Starke, K.: Allgemeine und spezielle Pharmakologie und Toxikologie. Elsevier/Urban & Fischer, 9. Auflage 2004.

Quellenverzeichnis

[1] Stefan Elsberger, Planegg in: Ulrich Welsch: Sobotta Lehrbuch Histologie. Elsevier/Urban & Fischer, 2. Auflage 2005.

[2] Mims, C., Dockrell, H. M., Goering, R. V., Roitt, I., Wakelin, D., Zuckerman, M.: Medizinische Mikrobiologie Infektiologie. Elsevier/Urban & Fischer, 2. Auflage 2006.

[3] Henriette Rintelen, Velbert in Holländer, G. A. (Hrsg.): Immunologie. Elsevier/Urban & Fischer, 2006.

[4] Male, D.: Immunologie auf einen Blick. Elsevier/Urban & Fischer, 2005.

[5] Stefan Elsberger, Planegg.

[6] Jörg Mair, Herrsching in Marre, R., Mertens, T., Trautmann, M., Zimmerli, W.: Klinische Infektiologie. Elsevier/Urban & Fischer, 2. Auflage 2008.

[7] Henriette Rintelen, Velbert und Mary-Anna Barrett-Dimes in Böcker, W., Denk, H., Heitz, P. U.: Pathologie. Elsevier/Urban & Fischer, 3. Auflage 2004.

[8] Stefan Dangl, München.

[9] Dr. Wolfgang Zettlmeier, Barbing in Aktories, K., Förstermann, U., Hofmann, F. B., Starke, K.: Allgemeine und spezielle Pharmakologie und Toxikologie. Elsevier/Urban & Fischer, 9. Auflage 2005.

[10] Murray, P. R., Rosenthal, K. S., Pfaller, M. A.: Medical Microbiology. Mosby, 5. Auflage 2005.

[11] Actor, J. K.: Elsevier's Integrated Immunology and Microbiology. Mosby, 2006.

[12] Hupp, J. R., Ellis, E., Tucker, M. R.: Contemporary Oral Maxillfacial Surgery. Mosby, 2008.

[13] Dr. Alexander Meves in Meves, A., Borgo, S., Prinz Vavricka, M.: 80 Fälle Dermatologie. Elsevier/Urban & Fischer 2007.

[14] Földi, M., Fölfi, E.: Földi's Textbook of Lymphology for Physicians and Lymphedema Therapists. Mosby, 2. Auflage 2006.

[15] Urologic Clinics of North America, Volume 33/Issue 1, Evans, L. A., Morey, A. F.: Hemostatic Agents and Tissue Glues in Urologic Injuries and Wound Healing. 1–12 (2006), with permission from Elsevier.

[16] Mason, R. J., Broaddus, V. C., Martin, T., King, T., Schraufnagel, D., Murray, J. F., Nadel, J. A.: Murray and Nadel's Textbook of Respiratory Medicine. Saunders, 2010.

[17] Gregory, P.: Sanders' Paramedic Textbook. Mosby, 2010.

[18] Ferri, F. F.: Ferri's Color Atlas of Clinical Medicine. Saunders, 2009.

[19] Muntau, A.: Intensivkurs Pädiatrie. Elsevier/Urban & Fischer, 4. Auflage 2007, freundlicherweise zur Verfügung gestellt von Prof. C. Klein, Direktor Dr. von Haunersches Kinderspital der LMU München, Lindwurmstr. 4, 80337 München.

[20] Murray, P. R., Rosenthal, K. S., Pfaller, M. A.: Medical Microbiology. Mosby, 6. Auflage 2009.

[21] Greewood, D., Slack, R. C. B., Peutherer, J. F., Barer, M. R.: Medical Microbiology. Churchill Livingstone, 17. Auflage 2007.

[22] Kumar, V., Abbas, A. K., Fausto, N., Aster, J.: Robbins & Cotran Pathologic Basis of Diesease. Saunders, 8. Auflage 2009.

[23] PD Dr. med. S. Tuengerthal, Röntgenabteilung Thoraxklinik Heidelberg, Amalienstr. 5, 69126 Heidelberg in Kauffmann, G., Moser, E., Sauer, R.: Radiologie. Elsevier/Urban & Fischer, 3. Auflage 2006.

[24] Meves, A.: Intensivkurs Dermatologie. Elsevier/Urban & Fischer, 2006.

[25] Swartz, M. H.: Textbook of Physical Diagnosis. Saunders, 4. Auflage 2001.

[26] Goljan, E. F.: Rapid Review Pathology. Mosby, 2. Auflage 2007.

[27] Prof. Dr. med. G. W. Kauffmann, Heidelberg in Kauffmann, G., Moser, E., Sauer, R.: Radiologie. Elsevier/Urban & Fischer, 3. Auflage 2006.

[28] Stevens, A. et al.: Core Pathology. Mosby, 3. Auflage 2009.

[29] Boon, N. A., Davidson, S. (Hrsg.): Davidson's Principles & Practice of Medicine. Churchill Livingstone, 20. Auflage 2006.

[30] Rakel, R. E., Rakel. D.: Textbook of Family Medicine. Saunders, 7. Auflage 2007.

[31] Halpert, R. D.: Gastrointestinal Imaging: The requisites. Mosby, 2006.

[32] Young, B. Steward, W., O'Dowd, G.: Weather's Basic Pathology. Churchill Livingstone, 5. Auflage 2010.

[33] Medical Clinics of North America, Volume 92/Issue 5, Trigg, B. G., Kerndt, P. R., Aynalem, G.: Sexually transmitted infections and pelvic inflammatory disease in women. 1083–1113 (2008), with permission from Elsevier.

[34] Hoffbrand, A. V., Pettit, J. F., Vyas, P.: Color Atlas of Clinical Hematology. Mosby, 4. Auflage 2009.

[35] Fitzpatrick, J. E., Morelli, J. G.: Dermatology Secrets in Color. Mosby, 3. Auflage 2007.

C

D

E

F

G

H

I

J

K

L

M

N

O

P

Q

R

U

V

W

X

Y

Z